［超復刻版］

体内戦争

並河俊夫

ヒカルランド

まえがき——新装復刻版に寄せて

この著書『[超復刻版]体内戦争』は、約40年前、著者並河俊夫が20代後半の時に書いたもので、経験があまりない時であり、しかも半世紀近くが過ぎたため、本の内容が現代社会と合わなくなっているところが多々あります。

また、科学の進歩により、かなり解明されたものもあるかと思われます。

ですが、大学教授をはじめ、多くの方々から著書『体内戦争』の再版の要望がありました。

そして、この度ヒカルランドの石井健資社長とのご縁で、新装復刻版として出版させて頂くことになりました。


本書のテーマは『東洋文化と西洋文化の融合』、さらに『西洋医学と東洋医学の融合』を考えたものです。融合の基本概念は《相対的一元論》という言葉で表しております。

即ち、《相対的一元論》とは、概念、時空間、物体、状態等を考慮する際、相反する事柄をバランス感覚で統一して考えることです。

例えば、相反する『右脳と左脳』が脳梁を介すると、一つの脳と捉えることが出来る。
また、相反する『酸性食品とアルカリ性食品』は中庸としてのバランス感覚で捉える。
さらに、寿命を時空間の概念で、相反する『物理的時間と生命的時間』を特殊な捉え方をすると、人間の平均寿命は80歳ではなく660歳となる。

このように、相反する相対的な事柄、概念等は中庸としてバランス感覚で見ることが出来る。
この延長線上に、《東洋医学と西洋医学をバランス感覚で捉えることが出来、更には相反するように思われる東洋文化と西洋文化ではあるが、この両者の融合した見方が可能になる。

この捉え方は【相対的一元論】と呼ぶものです。このような考えをもとに、この著書は展開されております。

著書は少々分かりにくいのですが、最後まで読んでくださることをお願いする所存であります。

尚、この著書は2020年から始まったコロナに関しては触れていませんが、それに関しては、私の著書の姉妹編である『過剰なゴミを体内から出す⁉』を参考にして下さい。

序文

我が国の教育を根底から見直す目的で臨教審（臨時教育審議会）が発足してから、すでに二年が経過した。時折発表される審議内容も、最近は世論に押されてか、ややトーン・ダウン気味ではあるが、それでもすでにいくつか改革の兆しも現われ、今後の成果が大いに期待される。早期解決を迫られている教育問題が、文字通り山積している今日ではあるが、いずれの問題も多数の原因が絡まりあっている上に、見る人の立場によって解釈も大きく異なり、とても簡単には解決できそうにもない。特に最近は、「心を大切にする教育」という言葉が先行するあまり、子どもたちの心理的側面ばかりが強調され過ぎ、かえって問題解決の糸口を見出しにくくしているようにみえる。かかる社会的風潮の中にあって、いわゆる教育評論家とは異なる観点から問題を捉え、その核心に迫らんとする著者の試みは、非常に大きな意義を持っていると考えられる。著者の視点は実にユニークで、ここに書かれた内容は斬新そのものと言ってよい。私塾を営む著者自身の体験が具体例として随所に現われ、説得力を増す役割を果している。ただ、著者の意図するところが、文面から正しく読者に伝わるかどうか若干の懸念はあるが、着眼の面白さと発想の豊かさがそれらをカバーし、読者を最後まで惹きつけ十分に楽しませてくれるものと確信している。文筆を業としない者が、いわゆる「ライター」の助けを借りることなく、独力でこれだけのものを書き上げたことは、それだけでも大変なことであり、絶讃に値することだと思う。草稿は原稿用紙五〇〇枚を超える大作であったが、諸般の事情で内容は大幅に割愛され、それが為に、かえってわかりにくくなった部分もあるかもしれない。今回カットされた部分にも興味深い話題は多い。それらを更に発展させ、機を改めて上梓されんことを切望する次第である。

昭和六十一年六月

横浜市立大学名誉教授
浅野　洋先生

はじめに

私は私塾において数学教育に携わりながら生徒と接し、しかも六十二年間の玄米を中心とした健康食品を通して、「教育と健康」の両者を教育的側面から見てまいりました。一般的傾向として、姿勢が良く、肉体的症状もなく、落ちつきがあり、集中力・持久力のある生徒は教育効果が大きく、肉体的・精神的に疾患のある生徒はそれが小さいのです。

最近の生徒は、十年前の生徒と比べて、集中力・持久力等の精神力においても、論理的思考力・応用力等の知力においても劣っているように感じられます。また、肉体的健康面においても頭痛持ちであったり、歯・骨が弱く、肩こり・鼻づまり等を訴える者が多くなっています。現に生徒の中には、運動不足の上に、栄養過多の食生活が原因となってか肥満的傾向の者も多くなり、さらに喘息・腎臓病等の病気にかかり、通院しながら塾に通うという者さえ現れてきています。

このような知力・精神力・体力の悪化を考慮せずして、単に外部環境としての教育教材・教育方法等の改善を行っていれば、生徒の教育効果は上がるのでしょうか。今こそ、私たちは教育の原点に返り、何のための教育であり、どのような教育方法が必要なのかを考えてみる必要があります。

本来、教育は個人の知性・精神・体をより良い方向へ導くためにあるものであり、これによって個人の集合体である社会全体をもより良い方向へ築きあげるためにあるものではないでしょうか。ところが、個人の肉体や精神が病んでいたら、個人の知性や性格、さらには社会全体も病んでしまいます。もちろん、逆に社会が病んでも、個人は病んでしまうでしょうが。

報道機関が伝えているように、家庭内暴力や校内暴力等で学校の一部が荒れていますが、これは、以上のような現実の延長線上に原因があるように思われます。また、現在の教育現場では、生徒が授業についてきている割合を「七・五・三」と表現しています。この「七・五・三」とは、小学校では七割、中学校では五割、高校では三割くらいの生徒しか学校の授業についてきていないことを表現しています。この一般的原因は、㈠家庭内の問題、㈡授業内容の高度化、㈢地域環境の悪化、㈣教師の質の低下、㈤価値観の多様化、等によるものと言われています。しかし、その他の原因として最も基本的で、最も大切なことがあると指摘したいのです。すなわち、生徒が粗暴化したり、学力が低下している原因は、その子ども自身の内部にあるということです。さらに具体的に述べれば、外部環境に左右されやすくなっている生徒自身の内部環境が悪化しているのです。本書で述べている内部環境とは、体液（血液・リンパ液・組織液）と細胞の両者を意味するものであるとすれば、人間の体である細胞と体液が悪化していると言えるのではないでしょうか。

多くの方々は、生徒が粗暴化し、学力を低下させている原因を外部環境に求め過ぎているように思われます。私は、その原因を生徒自身の内部環境（体液と細胞）の荒廃に求める必要があると主張したいのです。つまり、生徒自身の歯・目・内臓等が弱っているように、劣悪な体液の中に浸かっている脳自体が病んでいるのだと主張したいのです。

ところで、すべての物事は内部と外部の相互作用によって行われていると考えられるので、教育荒廃の原因も内部環境と外部環境の両者にあるのであろうと思われます。ですから、「この両者をどのように捉えるか」とか「どのように物事を考えたら良いのか」という物の見方・考え方を育てることも、今日の教育に必要なのだと主張したいのです。

ここに、本書の二大テーマを次のようにまとめておきます。

A　相対的一元論による物の見方・考え方

物事を捉えるには、固定的・局所的な見方だけに陥らずに、時代の流れの中で、相対的にしかも流動的な中庸としてのバランス感覚で見たり、考えたりすることです。

B　内部環境の重要視

今日の教育荒廃の主原因は、外部環境に左右されやすくなっている生徒自身の内部環境にあります。それは、内部環境（体液・細胞）が悪化し、脳細胞が持つ力、内部生命力が不安定になっているからです。

なお本書では、家庭環境の躾や食生活、そして人間の内部生命力（体液に浸かった細胞が持つ力）といったように、従来の書とは違った角度から教育を扱っているため、不正確で、不十分な内容となったところも多くあると思われます。ですから、多くの読者からのご批判・ご意見を頂ければ幸いです。

次に、本書を書くきっかけや数々のご指導を与えて下さった、恩師の横浜市立大学名誉教授の浅野洋先生には心から感謝申し上げます。また、貴重な助言を与えて下さった横浜市立大学病院の安達隆二・長田道哉両先生や、伊故海秀之・作山芳久・森寛史・折田充諸氏に深く感謝致します。

最後に、本書を出版するにあたってご支援下さいました日貿出版社専務豊島宗七氏、水野渥氏に心から感謝申し上げます。

最後に、日貿出版社から一九八六年に出版させて頂いた『体内戦争』を、このように復刻版として世に出して下さった『出版社ヒカルランド』の代表取締役である石井健資社長に感謝申し上げます。また、事務方の仲宗根悠作氏と植野悦子・山下英則氏の皆様に心から、感謝申し上げます。

目次

第四章　発展編㈡・内部生命力

第六章　推測編・内部環境から推測した子どもの能力

カバーデザイン　櫻井　浩（⑥Design）
本文仮名書体　文麗仮名（キャップス）

第〇章

導入編・現場からの報告

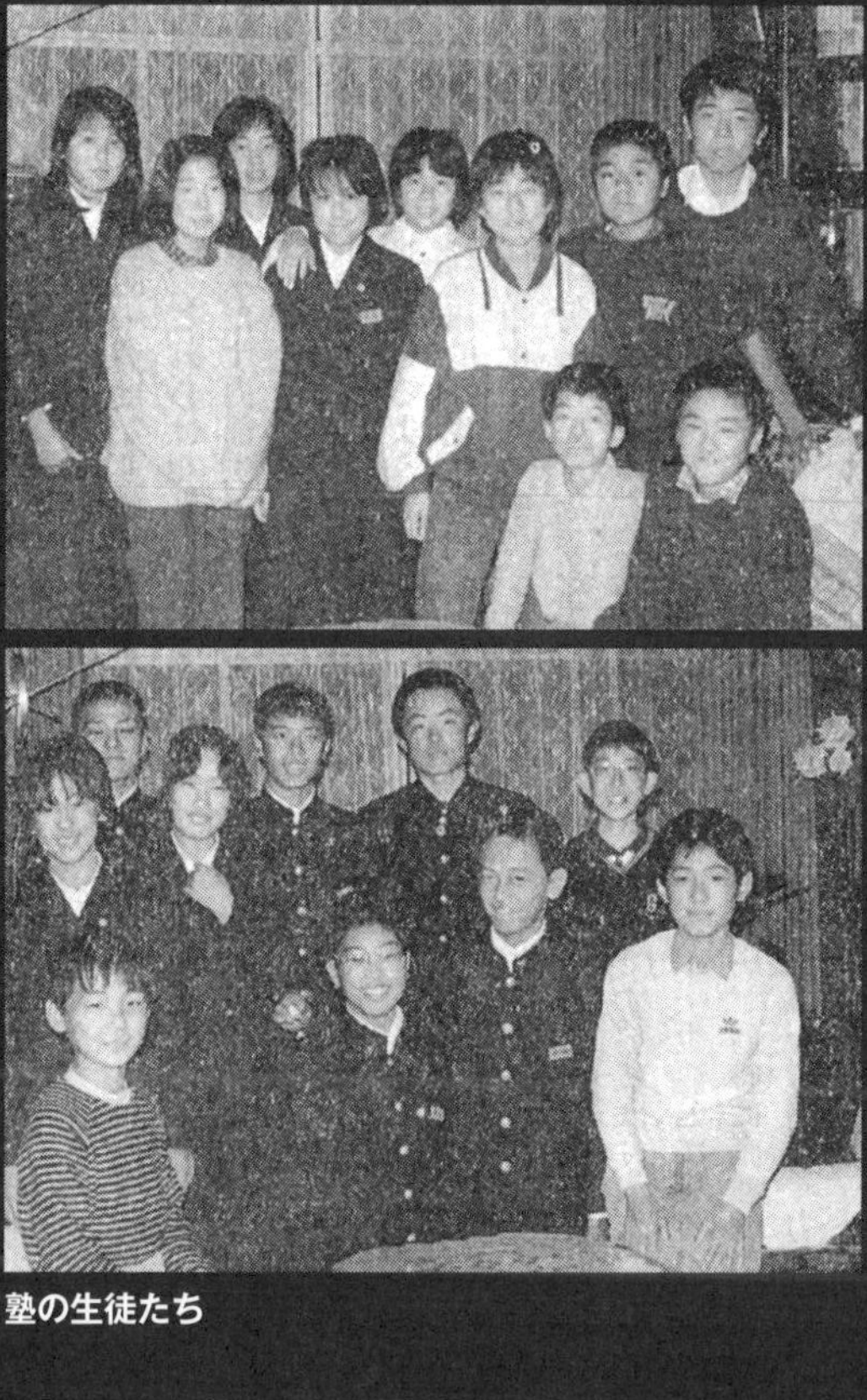

塾の生徒たち

一　健康的に生きるには

ジョン・ロックは、「健全な精神は、健全な体に宿る」と言いました。そこで、私は次のように言いたい。

「健全な精神と知性は健全な体に宿り、健全な体は健全な内部生命力が生み出す。この内部生命力は、健全な食生活・適度な運動・適切な精神的活動・教育によって、体液に浸かった細胞に宿るのです。また、これらは相互関係があり、表裏一体をなすものです。逆に、健全な体液に浸かった細胞が生み出す内部生命力は、食生活・運動・精神的活動・教育によって、健全な精神と知性に宿るのです」

子どもは数々の経験を重ねて成長し、大人になりますが、この間さまざまな要因により、一部の大人は持って生まれた笑顔を忘れているようです。もっと、自然界の動物たちのように、活力に満ちたあのバイタリティーあふれた健康的な生活ができないものなのでしょうか。

私たちは、今日のような情報化社会の中で、処理しにくいくらいの情報に押し流されながら生活に追われ、考える余裕・考え出す力・強い意志等を失いつつ、肉体・精神そして知性をも害しつつあります。結果的には、個人の集まりである社会全体も病み始めているのです。私は古代人のような生活をしたいわけではありません。私たちは、情報社会という現代社会の中で生活しているのですから、情報をいろいろな角度や高低から整理・整頓して、分析・解析をも行い、同時に直感的創造力を育てながら、自然と社会との調和を保って、「より本質に近いことは何か」を考え抜く力を身に付ける必要があるのです。

さらに、教育の場面では、物事を「相対的・統合的」にバランス良く考えられる知性を子どもに育てることが大切です。もちろん「知性と心」のバランスを考えた心の教育を子どもに行うことは、言うまでもありません。

現在の教育は、心や知性を育てるという段階で、しかも教育教材・教育技術等の外部環境のみに頼っています。しかし、これからの教育は、「教育と健康」という異なった部門のものを内部生命力（体液に浸かった細胞が持つ力）という立場から、特に食物や諸器官等が作り出している「体液・細胞」という立場から捉える必要があります。すなわち脳は、箱のような容器として、単に知識を詰め込むところとして捉えられるものではなく、内部生命力を持った、創造性あるものを生み出す生命体という立場から捉えられるものだと思われます。

以上のような考え方は、私たちがより健康的に生きるために必要な一つなのです。

二　内部生命力から捉えた教育……（蒸気機関車）

教育の歴史を顧みる時、教育が単に「教育の領域」のみで議論されるべきものでないことは、多くの人たちの認めるところであります。教育はその時代の文化・経済・政治等によって大きな影響を受けてきたからです。

現代の多くの学者や教育論者たちは、日本の教育を論ずる際、中学生の校内暴力や家庭内暴力、そして生徒の学力低下等の原因は多くの複合的要因によるものと指摘しています。しかし、原因として指摘されたものは、能力低下や粗暴化している生徒個人から見れば、外部環境であるように思われます。人間をはじめとして多くのものは、外部環境だけでなく内部環境にも影響を受けています。例えば、蒸気機関車が動き出すためには、外部環境である線路や枕木等が整備され、さらに良質の薪や石炭を必要とします。しかし、どのように外部環境を整えたとしても、内部生命力としての火種がなければ、この蒸気機関車は動き出しません。また、ある時期においては内部環境が外部環境に優越し、他の時期においては外部環境が内部環境に優越する場合もあります。特に、子どもが成人になる時期までは、内部環境のより一層の重視が大切であると思われます。何故なら、内部環境の一つである細胞が持っている力、すなわち内部生命力がその時期に、極めて活発に動いているからです。

従って生徒の教育では、単に外部環境だけに目を奪われることなく、内部環境から生じる内部生命力（火種）の重要さを認識することが特に大切です。その他、強い健全な意志と相対的でかつ統一的なバランスの取れた物の見方・考え方の育成が重要なのです。

三　内部生命力が不安定になりはじめた新品種生物

現代の日本人、とりわけ戦後育ちの若者は、衣食住の欧米化に伴い足が長くなり、平均身長が戦前に比べて十数センチも伸びています。しかも、肉体的変化だけではなく、物事の見方・考え方、そして精神面でも昔に比べて大きく変化しています。

このような変化に伴い、現代の若者の中には胃腸や足腰が弱くなり、しかも歯や骨自体が脆（もろ）くなっている人が多くなってきています。朝礼で気持ちが悪くなったり、倒れたりする生徒が多くなってきているのです。また、体育の授業で、腕立て伏せや懸垂が一回もできないとか、幅一メートルの二本の白線の中を真っすぐに走れなくなっているという報告があります。

こうした現代の子どもたちの変化は、人間の進化なのでしょうか。それとも、時代の流れによる自然退化なのでしょうか。このような変化は、箸（はし）が上手に使いこなせなかったり、マッチが擦れなかったり、靴の紐（ひも）が結べないのとは根本的に違うように私には思われるのです。後者は、時代の流れの中で、フォークやナイフそしてライターという様式の変化に伴い、練習という後天的教育を受けなかったために上手に使いこなせなくなったためで、後の教育によってほとんど解決される問題なのです。

しかし、前者で述べた胃腸、歯そして骨等の強さなどは、人間が他の動物たちと同じように自然界の中で生活するために、本能的に持ち備えていたものです。しかも、それは、後天的教育以前の問題である先天的内部生命力によるもの（実はこの内部生命力は、食生活等を用いれば強化され得るという意味で後天的ですが）と考えられます。

現代の子どもたちを見ていると、持って生まれた内部生命力が弱っているように思えます。この現象は人間だけに限らず、我々が栽培している植物や飼育している家畜にも見受けられます。このような生物の特徴は本来のそれらとは違って、一般的に水っぽいように感じられます。例えば、今のきゅうりやトマトが、水分以外の成分が昔のそれに比べ半分くらいしか含まれていないため、水っぽく、味が落ちているものとして挙げることができます。

ところで、品種改良によって稲や果物を作る時、特に最近盛んな遺伝子組み換えによる品種改良においても、絶対に欠くことのできないものがあります。それは原種です。どんな良い品種も永久に良い品種でいられるとは限らず、品種改良品同士から新しく作った品種は、他の病気に弱い傾向があるのです。そこで、その対策にはその原種との掛け合わせが必要なのです。このように、品種改良には原種が必要であるということを考慮すると、人間社会にもこの原種に相当するもの、すなわち健全な内部生命力を備えた人間が、今日求められているのです。

戦後、我が国では「体が大きく、力が強いことが絶対である」という風潮の下で、欧米人の分析的三大栄養学に基づいた、欧米の食生活が取り入れられてきました。その結果、私たち戦後生まれの者は、戦前の両親を仮に原種的親と見れば、現代病になりやすい品種改良の生物と見ることができるのです。すなわち、七〇代の人は改良品である第一世代と考えられ、その第一世代同士から生まれてきた四〇代の人たち以下は、新しい病気にかかりやすい第二世代の品種改良品なのです。今日の子どもたちの学力低下・粗暴化・不健康は、このような要因の現れなのかもしれません。まさに、現代の子どもたちは、内部生命力が不安定になりはじめた新品種生物なのです。

四　脳が病みはじめている

私たちは、内部生命力が不安定になっていれば、一般に仕事がはかどらないことを知っています。例えば、どこか身体の調子が悪ければ、私たちは肉体的労働も精神的労働も決して長続きしません。仮に無理して働いても、不満足な仕事になります。また、車の運転をしていて、ひやっとすることもあります。さらに、酒を飲めば脳の機能も一時的に落ち、飲む時期・量・方法を誤ると周囲の人たちに多大な迷惑をかける場合があります。ですから、スポーツ選手は、技術と精神を磨くだけではなく、試合日に合わせて体の調整に努めているのです。

さて、この内部生命力の母体である体は、何をもって作られたのでしょうか。私たちの体は細胞組織で作られていますが、私たちはあまりにもミクロ的単位まで目を向け過ぎてしまい、この体が毎日の食生活に依存していることを、忘れてしまっているのではないでしょうか。

食物に依存している体は、不安定な内部生命力のもとで、時として病む場合があります。すなわち、胃・肺・腎臓・肝臓・心臓等は時折病み、これらの臓器の悪化が進み、不幸に

表1

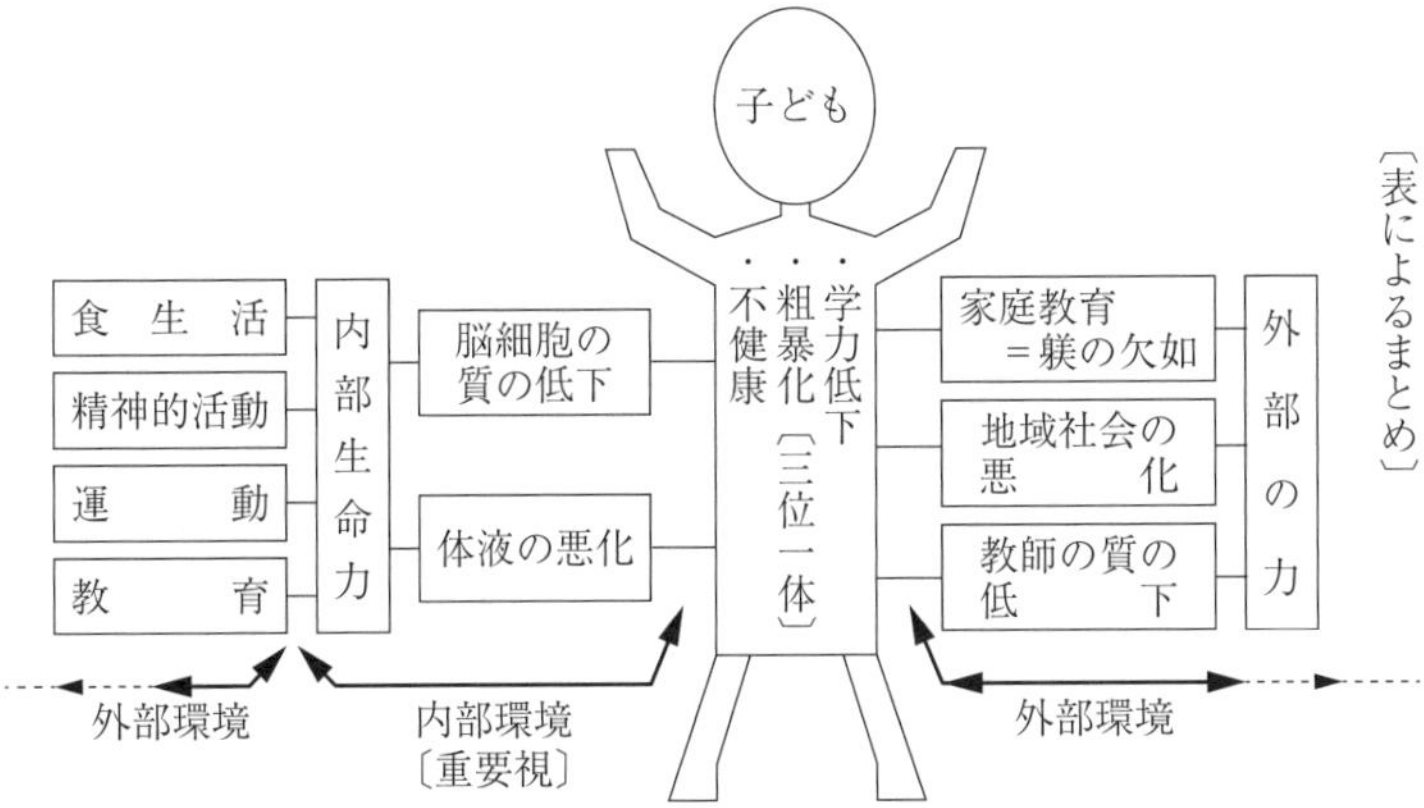

して死亡される方もいます。それでは、教育において最も大切な脳は病むことがないのでしょうか。

脳も他の臓器のように食物によって作られている以上、病に犯されることのない特殊な器官ではなく、他の臓器と同じように病むことがあるのです。脳は、突然の悪化により、時には私たちの命を奪ってしまうほどの病に冒されるのです。私たちは兄弟や他人の欠点にはよく気付きますが、自分自身についてはなかなか気付きません。これと同じように、脳は、他の臓器が病んでいることには気付きますが、自分自身が病んでいることにはあまり気付いていていないのです。

次の重要な事実を頭に入れておいて下さい。私たちが物事を考えたり、行動を取ったりするのは、頭脳の神経組織だけで行っているのではないのです。フランス人、ノーベル賞受賞者アレキシス・

カレル博士は、著書『人間この未知なるもの』（訳・桜沢如一、角川書店、現在絶版）の中で次のように述べています。

「事実において大脳中枢は単に神経組織のみでできているのではない。……故にすべての器官は、血液及び淋巴液の仲介によって脳皮質の中に存在しているのである。我々の精神状態は脳髄を満たしている液体の化学的成分や大脳細胞の構造に深く結びつけられているのである。……各器官の細胞が内部環境（注意、本書で用いている内部環境とは少し異なっています）にいろいろな物質を出して、我々の精神的或は心理的活動に働きかけるということも確かである」

第一章

基礎編・家庭でできる身近な教育

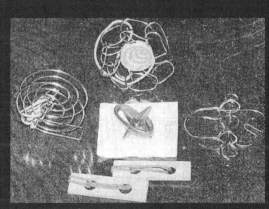

いろいろなパズル・ゲーム

一　理数系の教科が伸びにくい子ども

理数系が伸びにくい原因はいろいろあります。例えば、両親が共にこちらの教科を得意としていなかったために、その方面の分析力・論理性が両親にも欠け、そのような能力を伸ばす接し方ができなかったこと、また、その方面の資料や本等が外部環境として、子どもの目に触れる回数が少なかったことも挙げられます。

次に、親と同様に指導者の影響で、理数系の教科を得意、不得意にしている場合もあります。指導者、特に小学校の教師の影響力が強いようです。指導者も完璧ではありませんから、文系の教科は得意でも、理数系のそれを不得意とする方々がいるのはあたりまえです。仮に両方とも得意でも、苦手とする箇所は誰しもあります。昔は小学校の先生方は、ほぼ全教科を担当することになっていますから、当然自分の不得意な教科には力が入らない時もあり、時にはそのような苦手な教科を後にすることもあります。実際、横浜市旭区にある、某小学校の六年生のクラスでは、数学のある箇所で授業が進まず、その後四〇数日間、数学の時間がホームルームや特別活動に当てられ、数学の授業が一度も行われなかった、という話をある塾長さんから聞いたことがあります。

　これは極端な例ですが、もしこのような状態で数学の授業が受けられないならば、生徒たちはそれを不得意な教科としてしまうでしょう。これは指導者個人の問題ではなく、かつて小学校ではほぼ全教科を受け持たなくてはならないという仕組みに問題があるのです。いずれにせよ、このような場合からも、生徒が理数系を苦手とすることが起こってくるのです。

　理数系が苦手な子どもの成績を伸ばす一つの手段として、次に述べるパズル的能力を育てる方法があります。

二　パターン的能力とパズル的能力

「能力」があるとはどのようなことかという点に関しては、いろいろな議論がありましょうが、ここでは取り敢えず一般的評価（テストで高い点を取る）でそれを解釈して、進めることにします。

　ゆとり教育以前の教育は、受験教育に見られるような詰め込み式の暗記教育だと言われています。それは、共通一次試験に見られるように、限られた時間内に多くの問いに答えることのできるような人間を育てているとも言えます。会社に入り、スピーディーに事務を処理するには、この能力も必要です。本書では、このような事務的能力をパターン的能力（公式的能力）と呼ぶことにします。このパターン的能力は、条件反射的であり、外部刺激による教育で十分育てることができるものです。現代教育システムは、このパターン的能力を養うには実に効果的だったのです。

この能力を持った人たちは、共通一次試験をパスする技術を持っているのですが、一般的傾向として応用力や創造力には弱く、その結果新しい問題に対応しづらい傾向がありす。また、このような人は、会社において、上司の言われた仕事に対しては正確にできても、自分からは何もしないという受身的姿勢で物事を待つようです。

しかし、これからの教育は、今までのこのパターン的能力だけを期待しておりません。むしろ、この方面の能力を持った生徒たちが圧倒的に多いことによって、社会全体のバランスが欠けてしまっているところに、現在の教育問題の一つがあるのです。

現代のように流動的な時代においては、人間は情報を集め、分析・解析して、問題点を見出し得る能力やその問題を解決する能力が要求されています。このような能力はパズルを解く時に要求されるものに似ているので、前述のパターン的能力と対応させて、これをパズル的能力と呼ぶことにします。

このパズル的能力を持っている人たちは、非常に、新しい問題への着眼点や解決方法が良いように思われます。今日の現状を見ると、私はパターン的能力よりパズル的能力を伸ばすことに重点を置きたいのです。それは、一つには社会がこのパズル的能力の持ち主を必要としているからであり、もう一つには、こちらの能力を身に付けることによって自らの進路を主体的に設定するようになり、受身的姿勢にならないであろう、と考えられるからです。

それでは、どのようにしたら、現代の子どもに欠けているように思われるパズル的能力を身に付けさせ、あのパターン的能力とのバランスの取れた生徒に育てることができるのかについて、次に述べます。

三　読書とゲーム

一般にパズル的能力の強い生徒とパターン的能力の強い生徒が、㈠幼児期においてどのような読書やゲームに興味を示したか、㈡現在どのような傾向にあるのかを、入塾の際に提出された資料と塾内でのトランプゲームを参考にして考えてみます。

最初に読書に関してみると、パズル的能力のある生徒の幼児期における読書傾向は、一般的にＳＦ・乗り物・宇宙関係等の書物が多く与えられ、しかもそのような物に子ども自身も興味を示していたようです。次にゲームに関して調べてみると、こちらの能力を備えている子どもは、幼児の時に絵合わせ・積み木・ブロック・粘土等が多く与えられ、しかも親と一緒に遊びながら生活してきたのです。さらに、小学校時代においても、トランプ・オセロ・キュービック等に夢中になって遊んでいた傾向があります。

以上のデータから、このパズル的能力が身についた理由と現在どのような一般的傾向があるかを述べてみます。まず絵合わせには試行錯誤的要素があり、数学教育の平面図形的能力を育てることと結びつくようです。ブロック・積み木・粘土等には創作的能力を生み出す要素があり、空間図形的能力を育てるところがあるようです。ここに数学や物理等の理数系教科への基礎が養われるのです。

反対に、パターン的能力がパズル的能力より優れている人たちは、一体どのようなものに興味を示し、どのような傾向があるのでしょうか。最初に読書に関してみると、このパターン的能力を持った生徒たちは、パズル的能力を持った生徒とは違って、幼児期においてはアンデルセン・グリム童話等の物語を多く読み、その後の児童期においても、乗り物・推理小説以外の書物に多くの時間を費やしていた傾向が多いようです。

次にパターン的能力の生徒は、ゲームに関してみると、著しく情緒的ゲームに多くの時間を費やしているのです。幼児期において、特に女子に多く見受けられますが、こちらの生徒はお人形さんで飯事(ままごと)遊びをしたり、ピアノ・絵等に興味を示し、しかもこのような物

表2

理　数　系　型

資　料

(a)ゲーム

◦非常に好き　◦好き　◦普通　◦嫌い　◦無関心

幼児期

(順位)

◦粘土	◦積み木	◦絵合わせ	◦車	◦人形	◦音楽	◦植物
(2)	(1)	(4)	(3)	(×)	(6)	(5)

小学校

◦トランプ	◦碁	◦将棋	◦オセロ	◦パズル
(2)	(　)	(×)	(3)	(1)

(b)読　書

◦(1)非常に好き　(2)好き　(3)普通　(4)嫌い　(5)無関心

1ヶ月（数）

◦(1)10冊以上　(2)10～5冊　(3)5～1冊　(4)0冊

対　象

◦(1)物語　(2)自叙伝　(3)動物　(4)乗物　(5)ＳＦ

文　系　型

資　料

(a)ゲーム

◦非常に好き　◦好き　◦普通　◦嫌い　◦無関心

幼児期

(順位)

◦粘土	◦積み木	◦絵合わせ	◦車	◦人形	◦音楽	◦植物
(×)	(×)	(4)	(×)	(1)	(2)	(3)

小学校

◦トランプ	◦碁	◦将棋	◦オセロ	◦パズル
(1)	(×)	(×)	(×)	(2)

(b)読　書

◦(1)非常に好き　(2)好き　(3)普通　(4)嫌い　(5)無関心

1ヶ月（数）

◦(1)10冊以上　(2)10～5冊　(3)5～1冊　(4)0冊

対　象

◦(1)物語　(2)自叙伝　(3)動物　(4)乗物　(5)ＳＦ

に触れる傾向が多かったようです。

以上のことから、このパターン的能力を持った生徒の傾向について推論してみますと、一般にこちらの能力を持った生徒たちは、文学青年・少女タイプで、人間味のある情緒的な事柄を重要視し、「記号や数字」より「言葉」をより一層重要視する傾向があります。それ故に、このような生徒たちはSF・宇宙・乗り物関係等の延長線上にある数学・物理・化学・地学などの情緒性の少ない教科にあまり強い興味を示しません。その結果、パターン的能力の生徒はこれらの教科に対して、論理性を用いずに暗記式パターンで接する傾向が多く見受けられ、数学・物理等の教科があまり得意にならないようです。ですから、塾内でトランプゲームを行うと、明らかにこちらの生徒は、パズル的能力の生徒より、このゲームが弱いのです。もちろん、このような生徒たちの中には、論理性の欠如というよりゲームの勝敗自体に意義・価値を置いていない人もいます。しかも、こちらのパターン的能力を持った生徒らは、人間のドラマやロマンを感じさせる社会、特に歴史や英語（文法を除く）等の教科に対しては、彼らの能力を十分に発揮してくるのです。

ところで、ゲームや読書を通して話してきましたパターン・パズル的能力とは異なりますが、次のような傾向があったことも追加しておきます。一般に植物に興味を持ち、動物関係の書物を多く読んでいる生徒は、おひとよしで、人を押しのけて行うことをあまり好まない傾向が強く、一人で黙々と楽しんでいられるようです。また、自叙伝を多く読んでいる生徒の最大の特徴は、将来の夢を持ち、時には相当の野心的なところがあるようです。

また、話をパズル的能力とパターン的能力に戻すことにします。この両者の能力のどちらが良いか悪いか、と言っているのではありません。今日のような社会においてはいろいろな型の人間があらゆる所で要求され、活躍・貢献できるのです。この社会の要求も時代の流れと共に変化し、それによって個人の価値観も変わるわけです。このような中で時と場合によりますが、この能力の両方を育てたいと考える人もいるでしょう。

特に、今日の学校教育や受験教育はパターン的能力を重要視する傾向が強く、しかも時代の流れがこれとは逆のパズル的能力を要求する傾向にあるために、パターン的教育からパズル的教育に少し重点を置く必要がありそうです。

家庭教育においては、パターン的能力の生徒が（多くの日本人がこの傾向にあるようですが）、パズル的能力を持った生徒の興味あるものに触れられるよう外部環境を備え、両親が一緒になって遊んであげてはどうでしょうか。逆に、パズル的能力を持った生徒たちが人間味ある情緒的ロマンを持つように、パターン的能力を持った生徒たちの興味あるものにできるだけ触れられる外部環境を整えてあげることが必要でしょう。

要するに、今日の日本の現状と時代の流れの中で考えると、パターン的能力の生徒たちにはパズル的能力が、パズル的能力の生徒たちにはパターン的能力が必要なのです。一般的には両者のバランスを保った教育が必要なのです。

四　自然界は素晴らしい教育の場だ

老子、ニュートン、アインシュタインをはじめとする多くの先人たちは、自然界から多くの事柄を学びました。飛行機を生み出したライト兄弟は、オットーの研究を利用しながら自然界の鳥の飛ぶ姿を見て、鳥のように飛びたいという夢を抱き、そして鳥の体や羽の構造を子細に観察しながら、飛行機製作の先駆者となったのです。人間は自然界へ憧れながら、それを細かく観察・分析して、多くの事業を為し遂げたのです。

ところが、多くの学問に共通して必要な観察力・分析力が、今日の学生に欠けているのです。実際、数学が理解できない生徒の中には、この傾向があるのではないでしょうか。生徒が数学の問題を解けないのは、彼らに国語の読解力や数学を解く技術が欠けているだけでなく、問題を細かく、正確に見る力がない場合も多いのです。すなわち、物事を捉える観察力や分析力が欠如しているのです。この原因の一部としては、学校教育以前における、自然界への接し方にもあるように考えられます。私は、自然界がただ単に情緒的な触れ合いの場所を与えてくれていると考えているだけではなく、それが細かい観察力や分析力を育ててくれる場所でもあると考えています。

両親が子どもたちを自然の豊かな所に連れて行ったとします。この時、ただ単に花を摘んだり、セミやトンボを取る行為のみに楽しみを見い出させたり、また「この野原、きれいね。いい香りね」といった情緒的な見方だけで両親が子どもに接するのではいけないのです。このような両親の接し方では、子どもに観察力や分析力等の能力が身に付かないと思われます。ですから、両親は先ほどのように情緒的な接し方で子どもに触れる他、別の接し方が必要なのです。例えば、「この野原きれいね。あの辺に何の花が咲いているのかしら。この花の花びらは何枚で、その下に何があるのかしら」といったように、自然を観察する習慣を身に付けさせるように子どもに接することが大切です。

五　復習ノートによる教育

次にいくら子どもがパターン的能力・パズル的能力を備え、自然界から学べる観察力・分析力を身に付けたとしても、自分の観察した事柄を上手に整理整頓して、他人へ伝える技術である的確な表現力が欠如していては、教育効果も半減してしまうのです。そこで私

P51 22	(3) $\frac{x}{2}+2.5-\frac{x+1}{3}=\frac{x+3}{4}$ 2.3.4の最小公倍数をかける まぼろしのかっこ $12(\frac{x}{2}+2.5-\frac{(x+1)}{3})=12\times\frac{x+3}{4}$ まぼろしのかっこに注意　符号がかわってくる $6x+30-4x-4=3x+9$ 移項 $6x-4x-3x=9-30+4$ $-x=-17$ $x=17$	分数の入っている計算→分母をはらう分数が3つある場合は、その3つの分母のLCMをかける。 必ず、両辺に同じ数をかける。
プリント方程式 No. 2	[2] $180\times\frac{6}{100}+x=\frac{10}{100}(180+x)$ 食塩の量 $\frac{1080}{100}+x=\frac{1800}{100}+\frac{10}{100}x$ $100(\frac{1080}{100}+x)=100(\frac{1800}{100}+\frac{10}{100}x)$ $1080+100x=1800+10x$ $100x-10x=1800-1080$ $90x=720$ $x=8$　　A 8g [4] 最初につけた定価　定価の2割　　5万−2000 $50000(1+\frac{x}{10})-50000(1+\frac{x}{10})\times\frac{2}{10}=48000$ $50000+5000x-(50000+5000x)\times\frac{2}{10}=48000$ $50000+5000x-10000-1000x=48000$ $5000x-1000x=48000+10000-50000$ $4000x=8000$ $x=2$ A 2割	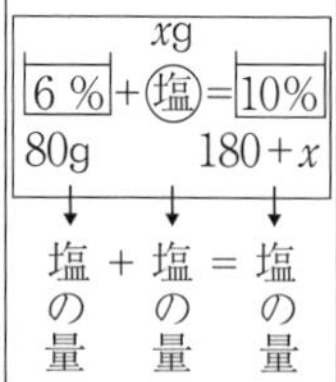 何が等しいのかよく考える。 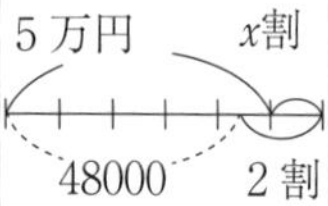 最初につけた定価 $50000(1+\frac{x}{10})$ ↓ これを忘れない

表３　復習ノートの一例

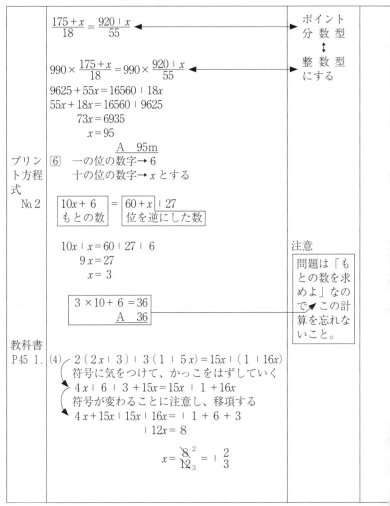

	$\frac{175+x}{18}=\frac{920-x}{55}$ ←→ $990\times\frac{175+x}{18}=990\times\frac{920-x}{55}$ ←→ $9625+55x=16560-18x$ $55x+18x=16560-9625$ $73x=6935$ $x=95$ A　95m	ポイント 分数型 ↕ 整数型 にする
プリント方程式 No.2	6　一の位の数字→6 十の位の数字→xとする $10x+6$ もとの数 $=$ $60+x$ -27 位を逆にした数 $10x-x=60-27-6$ $9x=27$ $x=3$ $3\times10+6=36$ A　36 →	注意 問題は「もとの数を求めよ」なので、この計算を忘れないこと。
教科書 P45 1.	(4)　$2(2x-3)-3(1-5x)=15x-(1-16x)$ 符号に気をつけて、かっこをはずしていく $4x-6-3+15x=15x-1+16x$ 符号が変わることに注意し、移項する $4x+15x-15x-16x=-1+6+3$ $-12x=8$ $x=\frac{8}{12}=-\frac{2}{3}$	

は、生徒にこの整理整頓の能力と表現力を育てるために、一つの指導方法を行ってきました。数学の勉強ではただ量を多く行っていれば、実力が身に付くとは必ずしも言えません。むしろ、㈠なにゆえに誤ってしまったか、㈡それをいかに直したら次回は同じような誤りをしないのか、㈢どこにその問題のポイントがあったのか、等を考えさせることが大切なのです。

以上をもとに、私が生徒に行ってきた一例を挙げましょう。

生徒が数学の問題を解いていくわけですが、この際、生徒自身が自分の能力だけで解けた問題に対しては、差し当たって問題点はないのです。しかし、友達や先生等によりヒントが与えられた結果解けた問題に対しては、必ずその問題の番号の近くにアルファベット「B」を付けるように指示しておきます。次にヒントが与えられても、その問題が解けなかった時には、アルファベット「C」を問題の番号の近くに付けさせておくのです。そのようにした後に、「B」と「C」が付けられた問題等をもう一度、別のノートにやり直してもらうわけです。この時、ノートに六センチほどの幅をもたせた欄外を設けて、その欄の中を表3のように利用してもらうのです。すなわち、誤った所には誤った理由を「赤」で、またポイントと思われる箇所には「緑」で記し、重要で記憶に留めておきたい事柄に対しては「青」でチェックするか、書き抜くように指示しておくのです。このようにして作るノートを復習ノートと称して、生徒たちが自主的に行うものなのです。前頁の図が復習ノートの一部です。

この復習ノートは、勉強はただ問題を多く行っていれば良いというものではないことを教えるものであり、またなにゆえに誤り、どこにポイントがあったのかを認識させ、それをいかに直したら良いかを生徒に考えさせながら、実行してもらうためのものなのです。これは、他人に伝えるための表現力を身に付けさせると共に、整理・整頓の重要さをも身に付けさせることができるものなのです。さらに、この方法は生徒が社会人になってからより一層要求される重要な能力へとつながるし、人間生活における「躾（しつけ）とけじめ」にもつながるものと考えております。しかし一方で、このやり方は子どもの能力を固定化・形式化させ、型にはまった人間教育に陥る恐れもあるため、十分に注意しながら大いに子どもたちによる工夫と創造性あるノートの作成を奨励しなくてはなりません。

次に、この復習ノートを生徒に作ってもらった結果、気付いた点を箇条書きにしておきます。

(a)　数学の実力を身に付けてもらうためには、必ずしも量を多く行わせなくとも、質を高めさせることによって可能です。

(b)　この復習ノートが上手に書け、安定してくると、数学以外の他の教科にも良い結果が現れてくることが多いようです。

(c) 理解できるものと、そうでないものとの区別が認識でき、しかも「けじめ」の大切さが理解できるようです。

以上のような点を身に付けさせてくれるであろう復習ノートの実行は、家庭等でも簡単にできることですから、一度試されてはいかがでしょうか。

六　学業の成績と躾(しつけ)・けじめ

一般に幼児期に良い躾がなされ、けじめがついている生徒は、学校教育における通知表においても良い結果を得ているように思われます。逆は必ずしも真ではありませんが、成績の良い結果が得られにくい生徒の中には、「けじめをつける」という態度が欠けている子どもがいます。例えば、塾に通ってくる服装は部活動のままなのです。トレーナー服は本来、運動に適するように作られたものであるように、勉強をするには、それなりに適した服があるのです。ましてや、数分前まで部活動を行っていた時のトレーナーで来ることは、運動をしていた時の心をそのまま勉強の部屋に持ち込んできたようなものなのです。ですから、ここに「心におけるけじめ」がついていないと考えられるわけです。パジャマ

表4　第一章の表によるまとめ

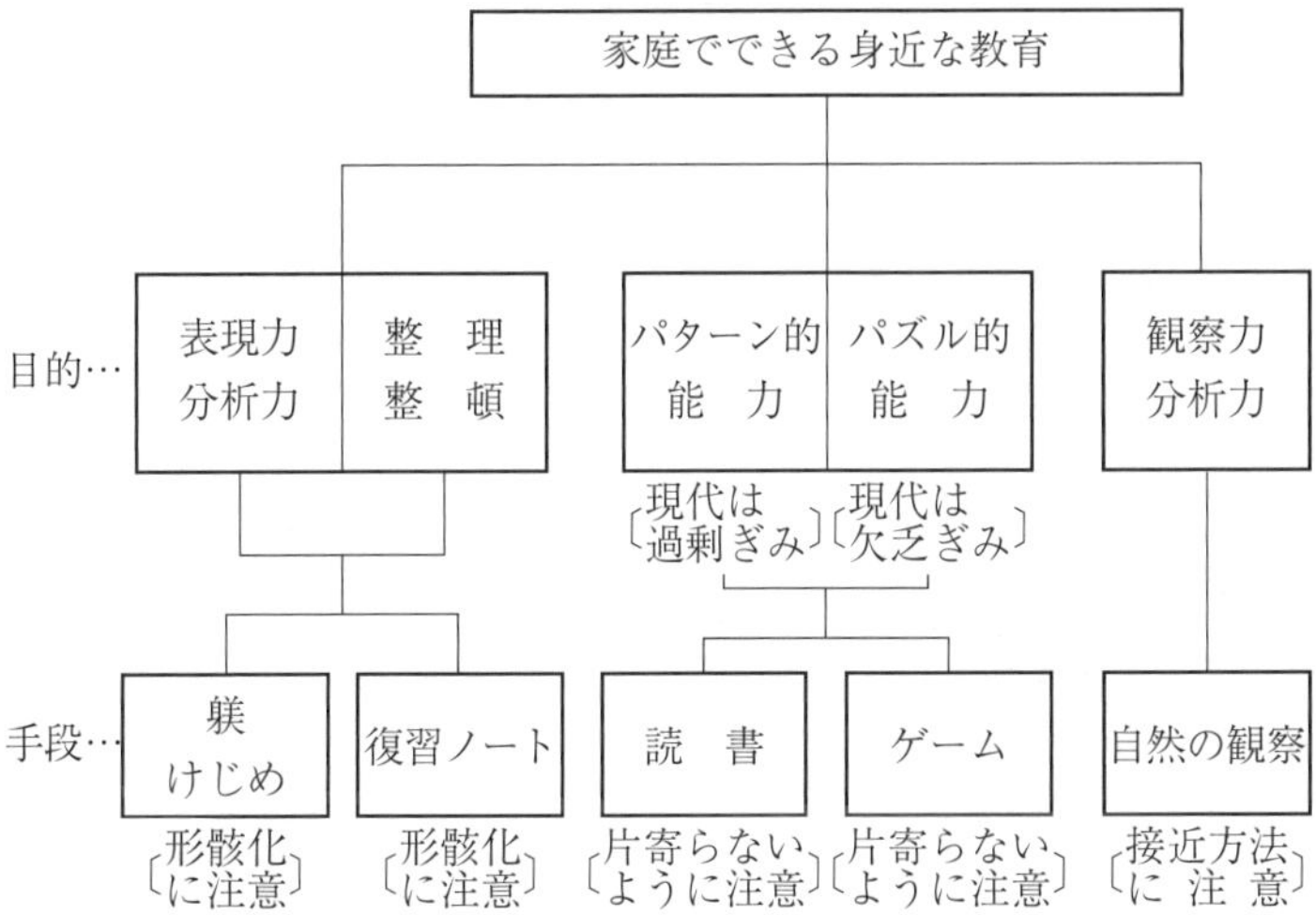

姿で勉強している人も同様で、パジャマは眠るために適したものでありますが、このような生徒たちは、その場に不適当な姿で、不似合いなことを行っているのです。

以上のように、「躾とけじめ」がなされていない子どもたちは、勉強をする以前に、その子自身の心が勉強に向いていないのです。この一部の現れとして、「躾とけじめ」のなさが学業の成績に現れてくるのではないでしょうか。そして、「子どもの躾とけじめの有無」は、実は両親をはじめとする周囲の者のそれ自身である場合が多いのです。ですから、指導者や両親は自ら襟を正し、子どもの教育を原点である「躾とけじめ」に求めることも必要です。

しかし、「躾とけじめ」の教育は、復習

ノートの時と同じく形式的要素が甚だ強くなる傾向があります。社会全体が約束事のような形式の上に成立しているように、形式が全く悪いわけでないことは言うまでもありません。本来、形式は多くの先人たちの経験から生まれた最も理想的な美しさの表れなのです。それが、いつの間にか最初の本質たるものが忘れられて、形骸化していることが多いようです。この「躾とけじめ」に対しても十分注意して行わなければ、これも形骸化して悪い面を出します。この形式的要素の強い「躾とけじめ」が形骸化しないようにするための原点は、指導者・両親と生徒との「心の結びつき」がなされていることです。

以上、一章で述べた事柄と後で述べた事柄とを考え合わせて、次ページの表（子どもの学力の九段階表）を作ってみました。この表からは、子どもの通知表が本・ノート・集中力等と表に示すような関係にあることが理解できます。例えば、通知表が3下の生徒は、授業には出席するが、心の教育がなされていなくて、しかも不健康なために集中力がなく、また実戦的な問題集を解かず、さらに躾の延長線上にある整理・工夫が良くないことが多いのです。無論、創造力をあまり持ち合わせてはいません。

一方、通知表が5の生徒は、授業を受けている時の状態や集中力等においては良い者たちなのですが、彼らは、知識人型・最上級型である生徒が備えているような工夫や創造力において、必ずしも良い者とは言えないのです。

表5

子どもの学力の九段階表

通知表	型／内容	本	ノート	集中力	問題集	整理	工夫	創造力	健康	ポイント
	最上級型	◎	△	◎	○	◎	◎	◎	◎	健康創造
	知識人型	◎	△	◎	○	◎	○	△	△	工夫分析
5	上　級 型	○	○	◎	◎	○	△	△	○	健　康
4上		○	○	○	○	○	△	×	○	整　理
4下	中　級 型	○	○	△	○	△	△	×	△	問　題
3上		○	○	△	△	×	×	×	△	
3下	初　級 型	○	△	×	×	×	×	×	△	授業のみ
2		△	×	×	×	×	×	×	×	
1	拒否型	×	×	×	×	×	×	△	×	しつけ

〔注〕・整理とは復習ノートなどを示す。
・工夫とは上手な記憶法を示す。
・(◎) とは、その項目が非常に良いことを示す。
・(○) とは、その項目が良いことを示す。
・(△) とは、その項目が普通であることを示す。
・(×) とは、その項目が良くないことを示す。
・本・ノートとは、授業を受けている時の状態を示す。

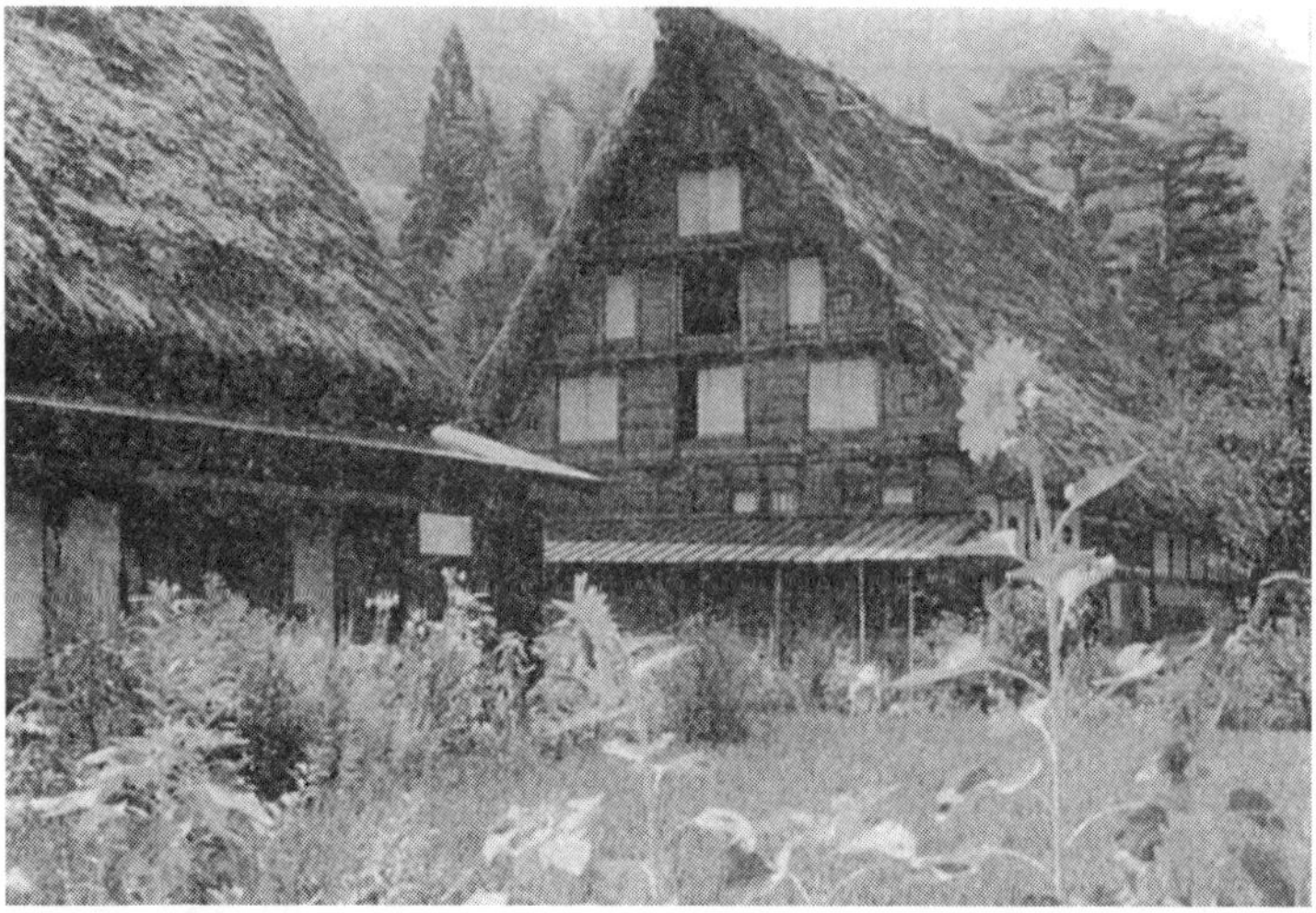

飛騨高山にて

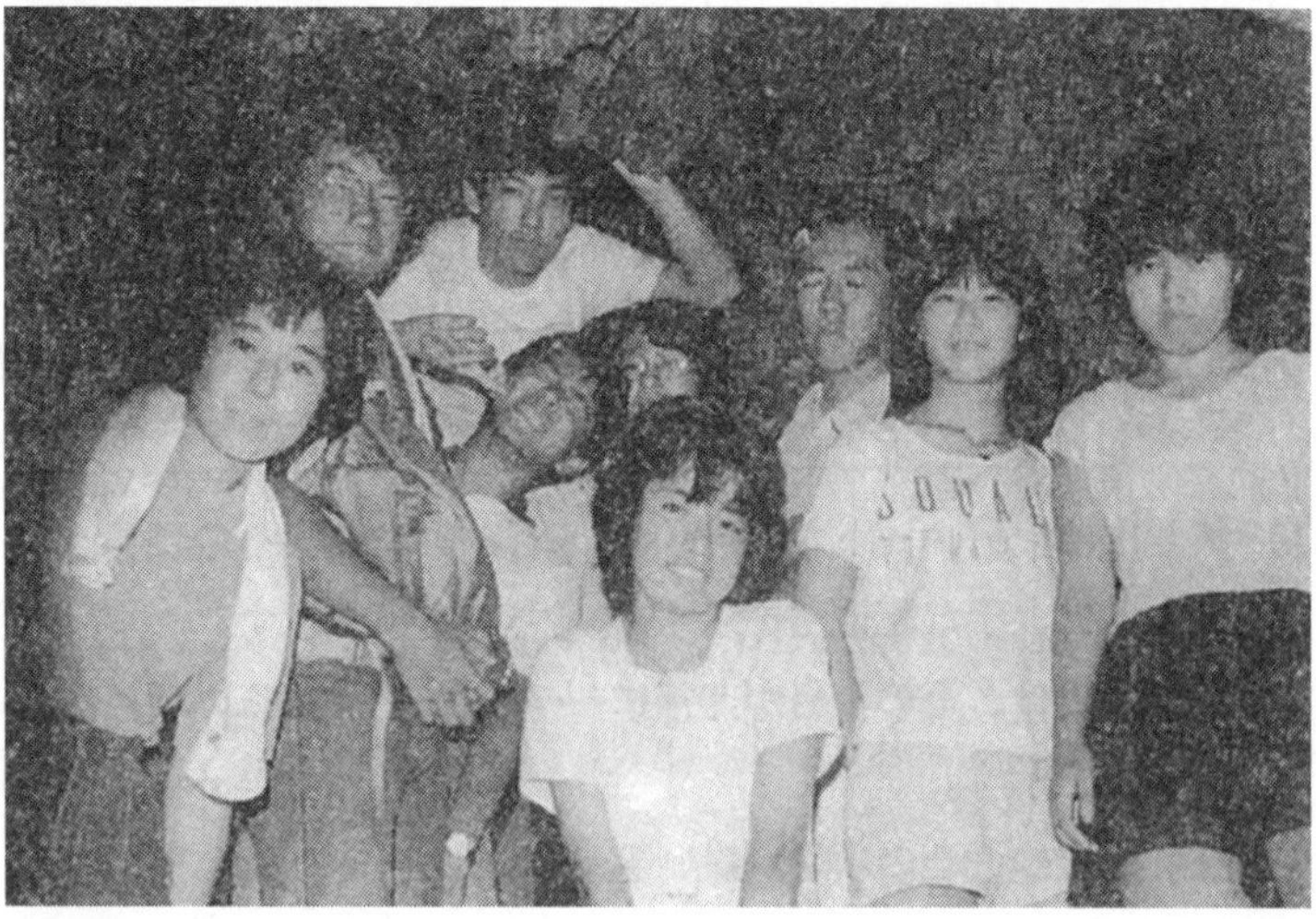

奥多摩にて

第二章

展開編・心の教育と知識教育

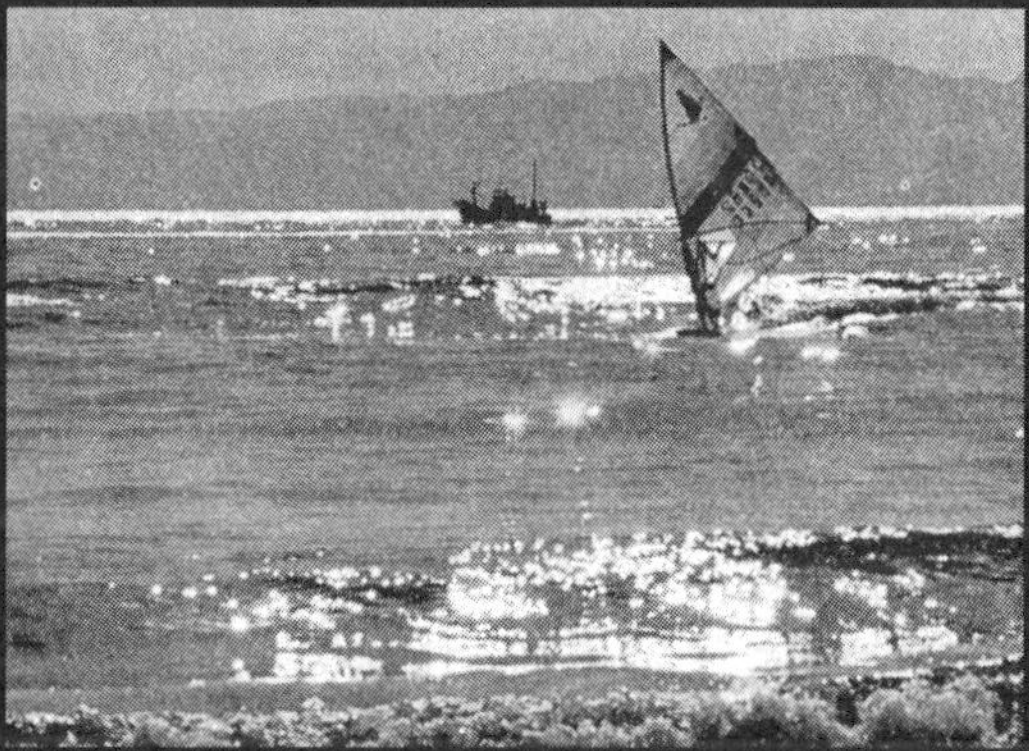

この章では、心の教育を中心に話を進めながら、前章で述べた外部環境からの知識教育と脳へのイメージ化による知識教育とを関連させて考え、「心の教育」と「知識教育」の中庸としてのバランスの取れた教育方法を述べます。

第一節　禅的発想法に基づく心の教育

一　今、心の教育が求められている

現在の学校教育で学ぶ事柄を知識として身に付けることは、実に楽しいものです。さらに、社会人になって、数々の情報を分析・解析し、何かを予測し得る能力を身に付けることができるならば、それはさらに素晴らしいものになるでしょう。しかし、教育で忘れられてはならないものの一つに、心の教育があります。社会一般のモラルの低下や現在の一部の公立学校に起きている校内暴力・いじめ等の一原因は、心の教育が欠如しているからです。

それではどのような心の教育が欠如しているかと言えば、それは知識を知恵にまで高める心の教育です。ここで用いた「知恵」とは、道理をわきまえ、各場面において的確に対処できる能力を示すこととします。そして、この心の教育の一つの手段として、子どもたちに宗教的な心を育てることが挙げられます。ここで言う宗教的な心とは、「自然の摂理を知る心」とか「思いやりの心」とか「愛」等を含めたもので、決して狭い意味のものではありません。

ところが、心の教育の一つの手段として、この宗教的な心を禅宗の教えを借りて育てようとすると、公教育の場では偏向教育として受け入れられないかもしれません。しかし、この宗教的な心を子どもたちの中に育て上げることは、今日、より一層必要とされていると思われます。

二　精神的活動と肉体的活動

宗教的な心を養うことが、今日の生徒たちをはじめ多くの者に必要だと私は考えています。それでは、精神活動と肉体活動との間には相対的な関係があるのでしょうか。様々な環境の変化が、私たちの精神的活動に影響を与え、時には私たちの肉体や肉体的活動にも変化を与えていることは誰しも知っています。しかも実際は、環境の変化が精神と肉体の両者に影響を与えるだけでなく、精神的活動が肉体的活動に、逆に肉体的活動が精神的活動に影響を与え合っているのです。実際、楽しいことを見たり聞いたりすれば、顔は自然と綻(ほころ)び、逆に悲しいことや恐ろしいことに遭うと、顔は自然と緊張したり、青くなったりします。場合によっては、けいれんし、心臓の貧血を招いて急死するという悲しい事態になる場合すらあります。

精神的活動と肉体的活動に関するよく知られた例があります。それはキャノンによる猫の実験で、猫に恐怖感を与えると、副腎の血管が広がり、アドレナリンが分泌され、その結果血圧が上がったり、血液の循環が速められ、猫に攻撃や防御体制をとらせることが知られています。この実験は、恐怖という精神的活動が血管神経によって小動脈を収縮させたり、膨張させたりした結果、攻撃や防御体制という肉体的活動に影響を与えたのだ、ということを示しています。

次に精神的活動と肉体的活動との相互関係が、単に血管や行動という段階だけでなく、人間の生命を支えている「体液」の段階においてもあることが知られています。大段智亮氏によれば、病気をした子どもの母親の血液ペーハー（pH）は、子どもの病気の症状で変化し、症状が軽い時には正常なアルカリ性であるのに、子どもの症状が重い時には強度の酸性に傾いた、ということでした。これは、不安を抱いた母親の精神的活動が、肉体的活動を支えている体液にも影響を与えたことを示しているのです。このように精神的活動としての状態が、肉体的活動に大きく関係し合っているのです。

逆に、肉体的活動が精神的活動に影響を与えることについても、心理学ではかなり前から知られています。よく知られているように、幼児期（一歳～五歳）は肉体的変化が著しい時で、第一期成長期とか第一期急進期と呼ばれています。一方、この幼児期の三歳から五歳くらいは、精神的変化も著しくて、自己感情が強くなる第一期反抗期でもあるのです。同様に、青年前期＝思春期（十二歳～十五歳）である中学生時代は、肉体的変化が著しい第二期成長期であると同時に、精神的変化が激しい第二期反抗期でもあります。以上のようなことは、肉体的活動が精神的活動に大きく影響を与えていることを示しているものです。

今日の中学生や高校生の体は昔と違って大人と同じレベルまでに達していますが、頭への知識注入に多くの時間を費やすあまり、生徒の心と体、および心と知識が調和していないのです。また、親も指導者たちもこの変化を知りつつも、どのようにこの世代に接して教育したらよいかわからず、自信喪失する親も現われています。日本や米国の一部の学校では、粗暴化現象として、心と体の矛盾が表面化しています。

私たちは、精神的活動と肉体的活動が相互関係にあるといった認識の上に立って、人間味を備えた宗教的な心で、生徒たちの心の奥底にあるそれに呼びかけ、生徒をより適切な方向に向けさせなくてはならないのです。

三 「ここ、そして今」が集中力を養う

私は禅者でも禅学者でもありませんが、祖先が禅宗を行い、今も上野・浅草寿町の桃林寺（徳川家康の長女亀姫が建立した禅寺）を菩提寺に持っている関係で、幼時から禅宗に興味を持ち、学生時代から京都・鎌倉等を何度となく訪れては禅寺を見て回ったものです。さらに大学生の時に、禅宗とは無関係ではない尺八に興味を抱き、琴古流の大師範・樋川順風先生についてその稽古を続けていました。

禅宗では、現世（げんぜ）を自力本願により生きることを教えています。すなわち、現在のこの世を自主的に切り開いていこうとする教えです。今日のような複雑な社会で、生徒に自立心や集中力を養うために、この禅的な教えに基づいた教育を「話」や「行動」をもって示していきたいのです。それでは、この節でいう禅的方法に基づいた教育方法とは、どのようなものかを述べてみます。

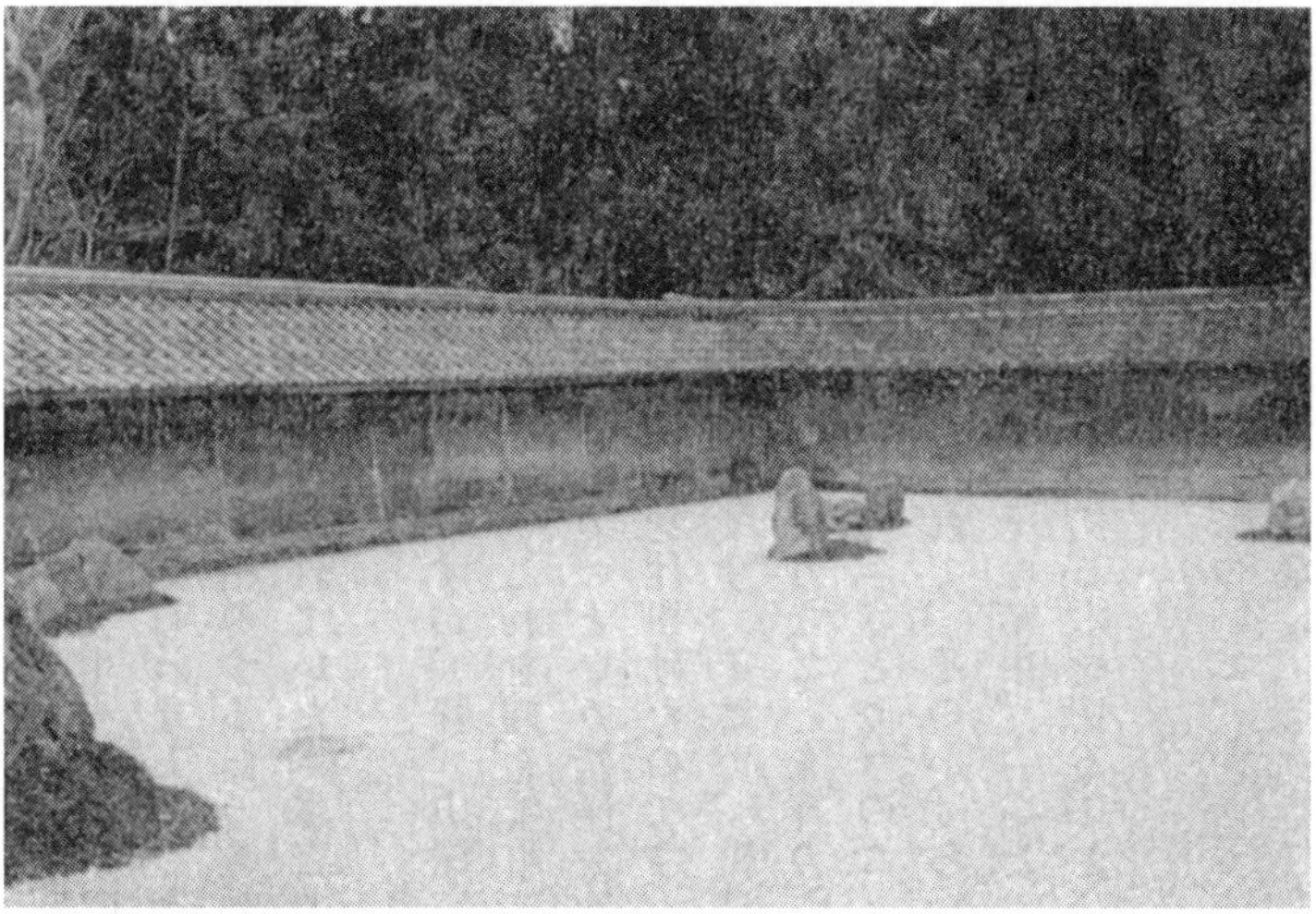

禅寺・竜安寺の石庭

私は学生時代に、鈴木大拙先生や尾関宗園（おぜきそうえん）禅師（大徳寺大仙院住職）の書物を数多く読み、今日の私生活に大きな影響を与えられました。そのような書物の中で見い出した、心の姿勢ともいえる事柄は、生徒だけでなく、指導する側の教師や両親にも大切なものであると考えています。今、ここで鈴木大拙先生が述べられていた「さとり」の喩（たと）え話と、尾関住職が述べられた「断命根（だんみょうこん）」の話を簡単に紹介いたします。

まずは「さとり」の話ですが、昔、山深いところに一人の貧しい樵（きこり）がいました。ある時、妖怪のような実に珍しい動物がいて、これを捕えて町に連れて行けば大金持ちになれるといううわさを耳にしたこの樵は、この「さとり」という妖怪を捕えに山に入りました。樵は数日後にこの「さとり」を見つけ、捕えるために罠を仕掛けたのです。そこで、「さとり」は、字の通り多くのことを悟り、罠がしかけてあることに気付くのです。そこで、樵は食物に毒を入れたのですが、やはり「さとり」に悟られてしまうのです。このようなことを繰り返しているうちにその樵は、自分の本分が木を切る樵であったことに気付き、あの「さとり」のことをすっかり忘れて木を切り始めたのです。その時、偶然にも使っていた鋸が折れて、そのかけらが、近くの木の上で樵の様子を見に来ていたあの「さとり」に当たったのです。その結果、「さとり」は木から落ちてしまい、「さとり」のことをすっかり忘れて、自分の本分である木を切ることに夢中になっていた樵に捕まってしまいました、というような内容です。

次は「断命根」の説明について、大まかですが、ここに書いてみます。この断命根の意味は、根という命のもとを断たれても、今を全力で生きるというものであったと思います。床の間の上に飾られる生け花は、その根を断ち切られてしまい、その瞬間から将来への夢が断ち切られているのです。しかし、その花は剣山に支えられて、残された貴重な命を最高に美しく飾るために生き生きとした姿を表現しているのです。

前者の「さとり」の話においては、樵が自分の本分である木を切ることを忘れて、「さとり」という妖怪に目を奪われた結果、自分を一瞬見失ったことを示したわけです。また、自分の本分を知り、全力で努力することによって小さな目的を成し遂げることが可能であることを示したわけです。また、後者の「断命根」においては、与えられた瞬間を最高に、美しく生かせるように全力で努力することの必要性を述べたわけです。

私はこのような話を通して、「この場所で」という意味の「この」と、「この瞬間」という意味の「今」を、自分の本分・本領が発揮できるように生徒に指導したいのです。もちろん、他の夢を持つこと、将来に向かっての努力を行うことを否定しているわけではありませんが、その瞬間、その場面で、肩に力を入れずに自然と自分の本分・本領がより生かせるような、心の教育が必要であると述べているのです。

授業中に、ある生徒が遅刻して部屋に入ってくると、そちらに気を取られて顔を向けてしまう生徒がいます。いわゆる、集中力の欠如した落ち着きのない生徒（一般にこのような生徒は成績が伸びにくい）がいます。このような生徒こそ、「ここ」で与えられている課題は何かを知らせ、「今」行っていることは何かを教える心の教育が必要なのです。

よく生徒は、試験場で心が乱され、上がってしまったと言います。この原因の一つには、実力が身に付いていないということの他に、心にも問題があるわけです。試験を行うと、生徒の中には近くの者の鉛筆の音を気にしたり、時には何度となく腕時計をのぞき込んでいる者がいて、明らかに問題に集中できずに、普段の力が出しきれない生徒がいるのです。

このような生徒には、試験のための勉強以前に、心の教育を与える必要があります。というのは、このような生徒は知識における実力があっても、行き過ぎた気配りのためか、周囲に目を奪われているからです。また、生徒の中には、満点を取ってやろうという気持ちを強く抱き過ぎて、試験の「その瞬間」においてもそのような心を持ち続け、その強い気持ちが肩に力を入れさせて、結局は自分の本領が出しきれない者もいるのです。普段はそのような気持ちが、張りを与え、努力しようとする心を動かすのですから、必ずしも悪いわけではないのですが、「ここ、そして今」の瞬間においては、すなわち試験場においては、「さとり」という妖怪（満点を取ろうという心）を捨て去った方が良いように思われます。

試験を受ける瞬間においては、満点を取ろうと思うのではなく、自分自身の力を表すだけで良いわけで、その方が心に余裕が生じ、その結果多くの目に見えない心の鎖が子どもから取り除けるように思えるのです。

次に、試験における時間が生徒の心を拘束しているので、この時間という心の鎖について述べてみます。時間に追いまくられるのは私たちも同じですが、これは現代先進国の特徴の一つです。もちろん、そのように急がなくてはならない時もありますが、試験時は、この時間がゆえに心を乱し、精神的活動の狂いが起き、良い結果が得られにくい生徒がいるのです。ですから、時間に追われる生徒には、腕時計を目につく近くに置かないで、それをポケットに入れるように勧めています。また、普段の時から「ここ、そして今」の心の教育を行い、そして「時計による時間に制約されるのではなく、時間を制約しなさい。試験は、時計の時刻によって終わるものではなく、全力で努力し、自分が試験問題を終えた時が終わりなのです」という話をしています。一般に、試験場等で心が乱されないようにするためには、それ相応の練習量を増やすことが必要だと思われています。確かに、私もそれを認めますが、練習量を増やすことは、生徒にとっては心の負担になり、他の事柄を行う余裕がなくなるのです。そこで、生徒への課題としての問題量を減らして、質を高めるために生徒の心の奥底へ、禅的発想法の一つである「ここ、そして今」という気持ちで呼びかけているのです。それを言い続けていれば、その気持ちが生徒の心の内側に自然と定着し、自分で意識せずに「ここ、そして今」という気持ちが多くの場面で少しずつ出せるようになるものと考えています。当然ながら禅者のような心境には達しませんが、少しでもそのような気持ちが生徒の身に付けばと思い、禅的発想法による「ここ、そして今」の心の教育を行っているのです。

私はかつて、「ここ、そして今」という気持ちで生活しているような人を見たことがあります。大学生の頃、奈良県にある室生寺に行った時、一人の尼さんが部屋を掃除されている場面を見たのです。もちろん、特別な掃除ではないのですが、私たちが掃除をするならば、先を急ぐあまり、それを行いながら次にしなければならないことも考えて、掃除を楽しむような余裕はありません。ただひたすら、騒々しく、スピーディにその周辺を片付けていくだけです。ですから、「ここ、そして今」の精神で、この部屋をこの瞬間に専念して掃除することができないのです。ところがこの尼さんは、その部屋を心を込め、美しくしようという気持ちで、「今」行うべき仕事であるという自覚のもとに、しかも掃除をすることしか頭にないかのように穏やかな顔をして、その仕事に専念されていたように思われます。

この姿を見た時、私は心が休まる思いがしましたし、人間の生き方の本質を見たかのようにも感じられました。私たちが過去・現在・未来の多くの事柄に縛られているように、現在の生徒たちも多くの外部環境に縛られて、楽しく、生き生きと生活しているように見えないのです。これを解決するためには、現代の社会規範の中で、その瞬間・その場に与えられた事柄に対して、自分の心を打ち込み、「ここ、そして今」の気持ちで努力をすることが大切であると思われます。そして、この「ここ、そして今」の心の教育が、今日の子どもに必要なのです。というのは、この教育が数々の心の鎖を解いてくれるからです。

四　中途半端

どんな人でも一生懸命に働くことは難しく、時には気を抜くことも必要です。ですからこそ、前述したように「ここ、そして今」の精神を育てることが必要だったのです。この意味で、私たちは一所懸命に努力していると言えるでしょう。しかし、中途半端な気持ちで物事を行ったり、他人に対応することは、戒めなくてはいけません。前述した尾関宗園禅師は、「困った困ったでは、良い考えは浮かばない。もっと困り抜かなくてはならぬ。中途半端なところでは心に迷いがあるので、自己を見つめ、自己を追い詰めたところから生じてくるものが本物だ。……」と述べられています。実に、私たちの中途半端になりがちな心を戒めてくれる素晴らしい言葉です。

指導者の多くの方々は、人との交流において、互いに理解できない時にはこの言葉を思い出すことが必要です。特に、現代の学校教育や家庭教育の場において、教師や両親は、子どもにこの「中途半端」な気持ちで言葉を交わしていないでしょうか。本当に、子どもの心の奥底に私たちの心の奥底から声をかけていたでしょうか。今以上に中途半端な心を捨て去って、子どもに接することが必要です。

以上のような指導する側の心の他に、指導を受ける子どもの側に中途半端な心はないでしょうか。生徒に数学を教えていて気付くことなのですが、「この問題、理解できたかな」と生徒に尋ねると、生徒の中には「大体、理解できた」と答える者がいるのです。大体理解できるということがあるのでしょうか。仮にそうであったとしても、その箇所の正確な理解ができていない生徒は、次の段階では少し理解できたと言い、最後の段階ではまったく理解できないと言います。ですから、生徒の中に「大体理解できた」と言う生徒がいれば、その生徒はほとんど理解できていないものと考えた方が良いわけです。

次に、特に成績が伸びにくい生徒の中に多く見受けられるのですが、いろいろな物事に対して、やりっぱなしの子どもが多いのです。例えば、このような生徒は、問題集を買ってきても十数ページくらい解いただけでやめてしまい、また別の問題集を買い漁るのです。一般に、受験生が数ヶ月前になって別の問題集を買い漁るようでは、なかなか入試を突破することはできないと思われます。また、一教科に対して一、二冊の問題集だけであっても、解けない箇所を飛ばして、後になんらかの方法で理解しておかなくては、それは単に自分で解けるのと、解けないのとを区別したに過ぎないのです。要するに、このような生徒は、問題の質より量を優先し、しかも中途半端な心の持ち主なのです。

このようなやりっぱなしの中途半端な心は、第一章で述べた「躾（しつけ）とけじめ」という事の延長線上にあるもので、両親や指導者の心の一部の現れでもあります。ですから、教育においては、第二章で述べた「復習ノート」の作り方という小さな技術的方法やゲーム等の他に、この章の「心の教育」という面からも、子どもを育て導かなくてはならないのです。

五　自然への畏敬と生命の尊さ

生命は空気のようなものかもしれません。空気がなければ、生きていけないことは誰しも知っています。私たちは、母親の体内からこの世に生まれた今日まで、誰に断ることもなく空気を吸っているため、大きな病気や事故に遭わない限り、その重要さに気付かないのです。この空気以上に重要な生命に対して、生まれてからこの方、私たちは真剣に考えたのでしょうか。ましてや、生命力の豊かな子どもたちがこの重要さを考えるでしょうか。私たちが友人と会って話し合い、絵・音楽の美しさを感じ、時には不平・不満等をも感じながら生活できるのは、私たちに尊き生命があるからではないでしょうか。現代の子どもたちは、この素晴らしい生命力を持った他の生物を傷つけたり、時には尊き生命を自ら断つことすら行うのです。ここで、生命の尊さ等を知らない私たちだからと言って、その重要さを知らせることが不可能であると思っていて良いものでしょうか。

生命以上に、尊いものがこの世にあるものでしょうか。愛も、思いやりも、地位もそしてすべてのものは、生命があってはじめて理解し得るものだと思われます。それでは、指導者や両親が子どもたちに「自然への畏敬」や「生命の尊さ」を、どのように教えたらよいのでしょうか。それは各々の時期に、自然界の中での直接的体験や「話」を通しての間接的な心の教育によりなされ得るものだと思われます。

例えば、第一章やこの章の初めでも触れたように、幼児の時から自然界との触れ合いを多く持たせ、蟻（アリ）・蜂・蝶（チョウ）などの生態の観察をさせるのです。そこからは、小さな虫たちの生活と生命の営みが感じとれるものです。このような自然との触れ合いは、単に観察力や夢を持たせるといった意味だけではなく、実は自然への畏敬、ひいては生命の営み、さらには生命の尊さを子どもに教えてくれる素晴らしい教育の場を与えてくれるものです。

次に、間接的ではありますが、読書や素晴らしいマスメディアからも自然への畏敬と生命の尊さを、子どもたちに教え導くことができるのです。知人が私に次のような話をしてくれたことは、今でも印象に残っています。彼は「私は芥川龍之介の著書『蜘蛛（くも）の糸』を読んだ時、小さな虫にも尊き生命があることを間接的に知った。以来、私は多くの人たちが嫌うゴキブリすら意識的に殺せず、他の小さな虫にいたっては、多分私が軽く摘まんでも、その摘まれた虫にとっては私の力が巨大な力に感ずるであろう。だから、小さな虫を指で摘まむことすらできないので、薄い紙の上に乗せて、その虫を移動させる」と私に話してくれました。

私は心の教育という立場から、多くの話や読書、そしてマスメディア等を通して、生徒に「自然への畏敬」と「生命の尊さ」を教えることができるものと考えています。

本来、学校での自然科学教育は、生命の尊さを教えることが重要な一つではないでしょうか。しかし、実際は少し違っていたのではないかと思われます。というのは、高度成長の時代には理工系の学生が必要だったためか、物理・化学・機械・電気などを生物等よりも重要視する傾向が社会一般にありました。ですから化学等の授業では、数学の延長線上のような計算が重要視され、単なる受験のための自然科学教育であったようなところすら感じられたのです。

生命の尊さをあまり多く教えることができなかったもう一つの大きな理由は、「自然への畏敬」の念が欧米人をはじめとした学者の中にあまりなく、むしろ人間の傲りがあったからだと思われます。実際、マスメディアを通して、私たちは自然征服という言葉をよく耳にします。ここには自然への畏敬どころか、自然への対決姿勢すら感じられます。時折、登山家はマッターホルンやエベレストなどの山頂を征服したと言います。山が最も機嫌の良い時に、頂上に立つことが山を征服したことになるのならば、人間はとっくにハエに頭

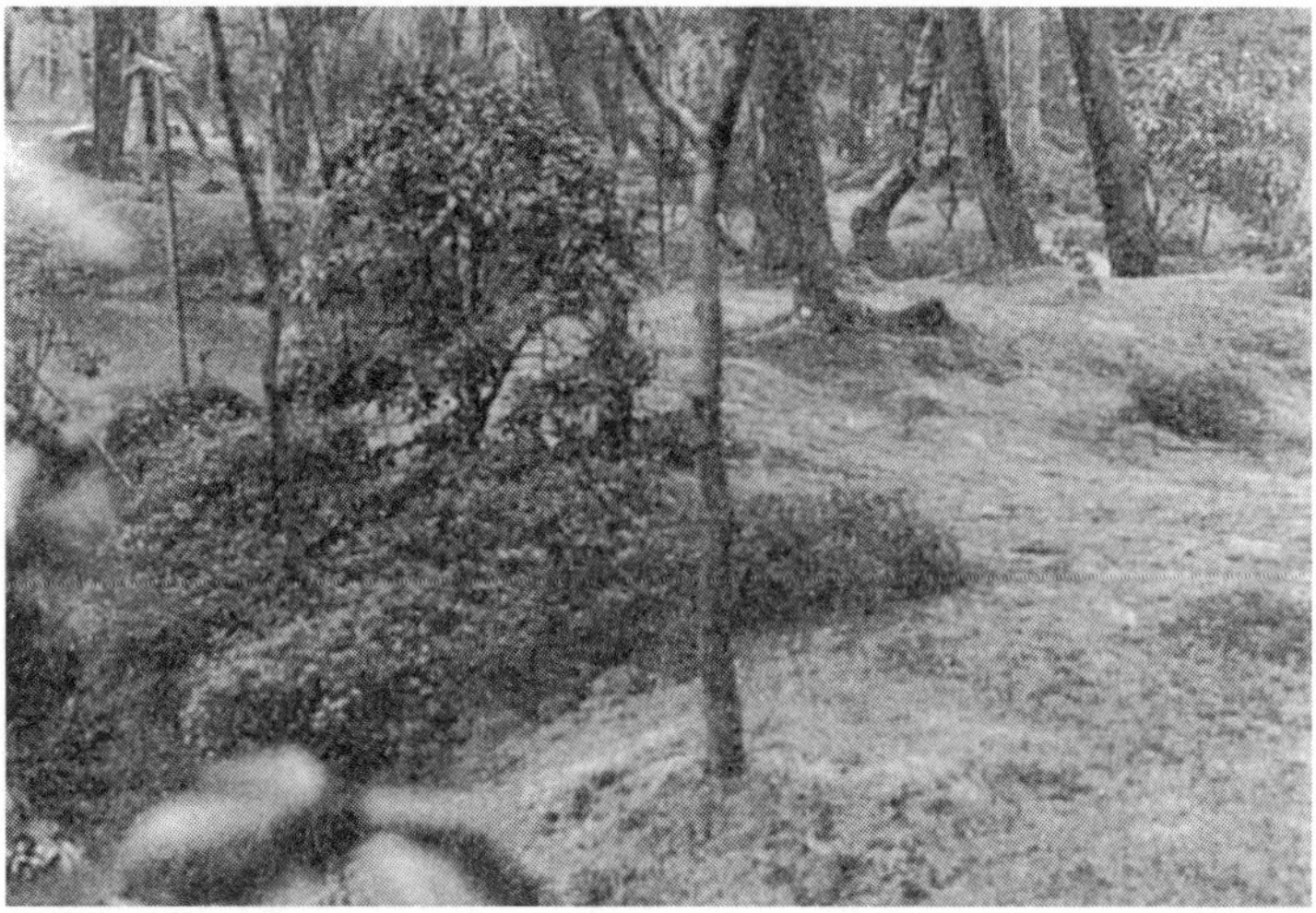
西芳寺（別名・苔寺）の庭

を征服されています。
　確かに、登山家のように山に登るあのチャレンジ精神は、実に素晴らしいものです。自然と戦わなくてはならない時もたくさんあります。常に、自然主義者のように自然に従順であれば、今日の科学的進歩もなかったし、私たちの生命は水害・伝染病等によって一層脅かされたでしょう。そもそも科学は、人類の「夢の追究」を可能にし、「自然の脅威」からの解放を目指して、自然環境の厳しい西欧諸国を中心に芽生え、育ったものです。
　ですが、多くの人たちが気付き始めたように、自然は、人間の科学によって征服されたかのように思わせておいて、突如私たちを征服するかのように襲いかかってくるのです。

例えば、現在、アフリカ・ブラジルそして中東などの乾燥地帯では、毎年約六〇〇ヘクタールの土地が砂漠化し、他の地域でも農薬や化学肥料の使い過ぎで、生態破壊や地力の低下が起きています。また上空においては、ヘアスプレーの噴射剤、クーラーの冷房に使われるプロパンガス、車、ジェット機の排気ガス等により、大気の破壊が進んでいることが挙げられます。

私たち大人自身がもっと自然界を見つめ、どちらかと言うと自然征服的な考え方に傾いていた立場を、「自然への畏敬」や「生命の尊さ」を自覚するという立場に変えていく時期に来たのです。また、自然の恩恵を受け、生命があるが故に幸福感を味わうことができるのだという考えに立って、子どもたちの教育を行う必要があるのです。

私たちは、足元を見つめ、自然が私たちに語りかけている声に耳をもっと傾ける必要があると思います。

沈黙

「沈黙はよい

木々が語ってくれるから

苔むした石が物語ってくれるから
岩清水の響きが耳を澄ませてくれるから
み仏の声が聞こえてくるから」

〔寂光院より〕

第二節　暗示による心の教育

一　心の鎖に縛られた子どもたち

子どもの中には、幼児期や児童期にある程度の基礎教育を受けながらも、なんらかの原因で学業に効果が上がりにくい者がいます。その一つの原因は、心の奥底から「自分は駄目なんだ、やっても無理さ」と思い込んでいる場合があるのです。

この思い込みの原因は数々ありますが、ここでは三つの原因を述べておきます。第一は、これまでの経験による何度かの失敗が「勉強しても無理さ」という思い込みを与えている

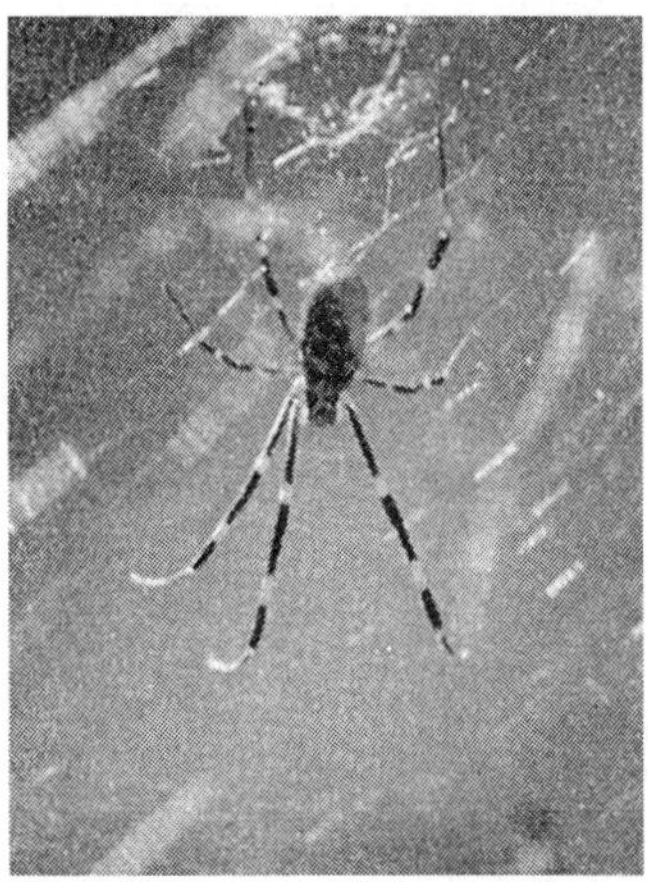

蜘蛛（クモ）

こと。第二はコンピューターが人間によって作られたものであるのに、これが絶対で万能であると思い込み、その資料に振り回されて自分に能力がないと思い込んでいること。第三は、子どもから見れば権威者である指導者や両親から「おまえは、駄目だな。国語はできるが、数学は駄目だね」と言われたことが、自分に能力がないものと思い込みを与えていることです。いずれにせよ、このような思い込みが暗示として働き、結果的に子どもたちがその対象物を恐れたり、劣等感を抱いたりして、学習意欲が徐々に失われていくのです。

成績効果が伸びにくい生徒たちは、この思い込み（暗示）という目に見えない心の鎖に縛られているのです。

二　暗示による体や脳の動き

動物園の猿の集団の中でボス猿は尻尾を上にピンと向けて、ボスらしい行動をとるそうです。ある時、年をとったボス猿はけがをしてしまったために若猿の挑戦を受け、その若猿にボスの座を奪われてしまいました。以後このボス猿は、その風格を失い、あの上に向いていた尻尾を下げてしまいました。一方、新しくボスになった若猿は、翌日からすぐに

図1　振り子の実験

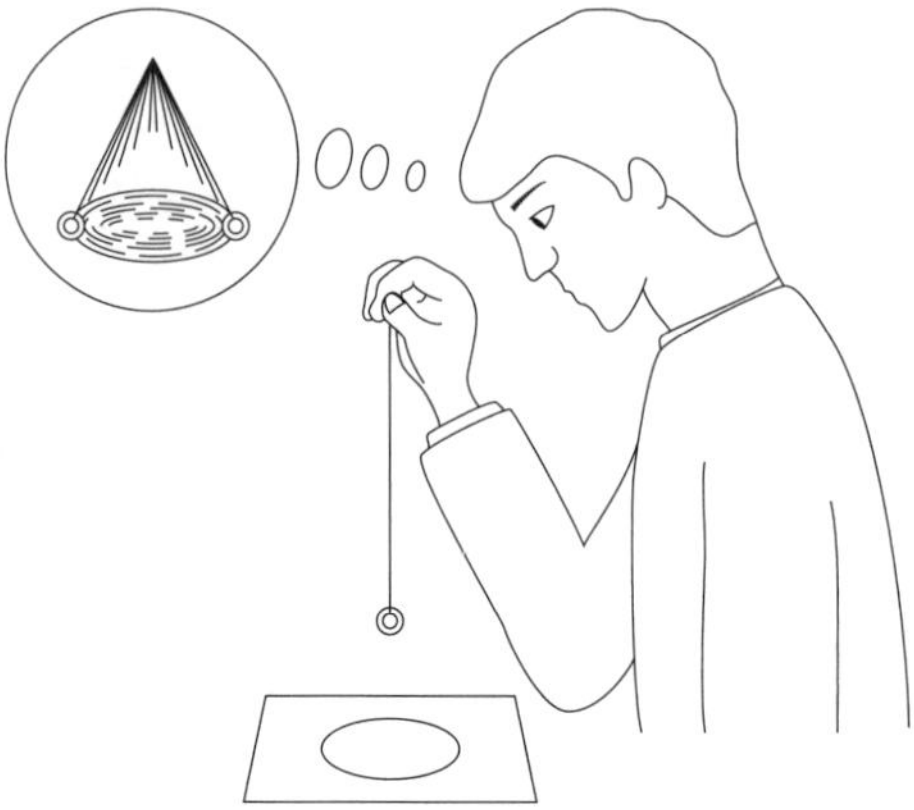

尻尾をピンと上に向け、ボスとしての自覚を持ったかのような行動を取るようになったのです。このような猿の世界では、若猿のボスになったという自覚・思い込みがその後の行動に変化を与えていたのです。

次は、オーストリアの有名なシュブリエルによる振り子の実験を説明し、思い込みによる体の変化を調べてみます。

まず最初に、三〇センチくらいの長さの糸を五円玉のような穴のあいた硬貨に通して結び付け、振り子を作ります。そして、用意した白い紙にコンパスで半径八センチくらいの円を書きます。それでは、実際に実験を次のような順序で行ってみて下さい。

(a)　催眠術の時によく用いるように、最初は心に安らぎを与えて、肩の力を抜くようにします。

(b)　先ほどの五円玉のついた糸の先端を、軽く親指と人差し指で摘まみます。吊るした五円玉を静かに先ほどの円の中心に移動させて、さらに白い紙と五円玉の間隔が三センチくらいになるように離します。そして、円の中心と肘との間隔を適度にとり、図のように肘を立てます。

(c)　椅子にゆったりした気持ちで腰掛けて、静かな心で五円玉を見つめます。

(d)　五円玉を静かな心で見つめ、五円玉が左右に揺れている様子を思い浮かべながら、「五円玉が動くように」と言い聞かせると、糸に吊るした五円玉は徐々に左右に動き出します。もし動かなかったり、動きにくい時は、肩に力が入り過ぎていないか、周囲の目などを気にし過ぎていないかを注意して、もう一度心を安らかにし、心の奥底から五円玉が左右に揺れていることを思い浮かべて下さい。

(e)　このように像を浮かべて行うと、実に六割〜七割の子どもは左右に五円玉を動かします。さらに、心を落ち着かせ、像を描かせていると、糸に吊るされた五円玉はさらに大きく左右に揺れます。

(f)　次に、動いている五円玉を静止させるように思い込むと、動いている五円玉は徐々に円の中心で止まります。

(g)　また、白い紙の上に描かれた円を見ながら、右に丸く回れと思い込むと、やはりその通りに五円玉は丸く右に回ります。

以上のように行うと、多くの人たちは五円玉を動かすことができるのです。このシュブリエルの振り子が左右、前後、回転そして静止するのは、次のように説明されています。過去の情報が脳に克明に収められていて、その情報が心の安らぎの状態の時に、外部の声による暗示により呼び戻され、それにより手や指が命令を受けて、その暗示通りの行動が現れたものと考えられています。例えば、誰でも過去に月や太陽のように丸いものを見たり、丸い図形を描いた経験があって、その記憶が鮮明に脳に記憶されています。それが、心身の安らぎが与えられた時に思い込みという暗示によって呼び戻されて、手や指を動かし、そのような行動を取らせたのです。もちろん、この実験を行うと、速く、大きく揺れる人とそうでない人がいます。その原因としては、過去に多くの経験や学習を行った回数が多いか少ないかにもよります。また他の原因としては、周囲を気配りし過ぎたり、「動くわけないよ」といった懐疑心が強かったり、さらに集中力が強いか、弱いかによるようです。

いずれにせよ、以上のような原因により、人によって大小の違いはありますが、思い込みという暗示によって過去の学習を呼び起こすことが可能であると言われています。私た

図2

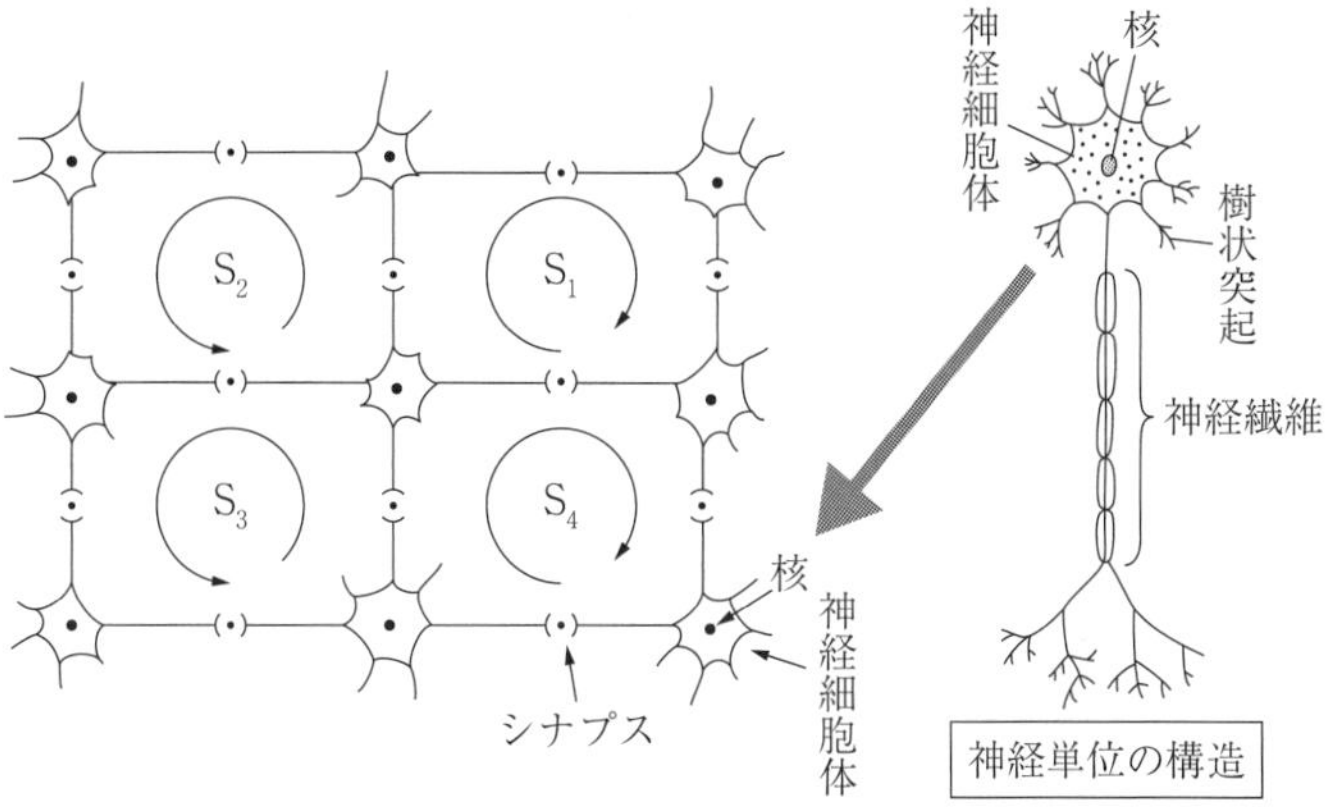

ちの頭脳の中にある情報は、心を利用した暗示によって、私たちには理解しがたい現象として現れてくるのです。

三　褒めると回路に電気信号が流れやすい

次に、前の振り子の実験がどうしても納得できない人は、頭脳を少し科学的に解釈して、理解して下さい。無論、詳しい分野は専門家にお願いしますが、簡単に脳について触れてみます。

人間の大脳には、ニューロン（神経単位）と呼ばれる細胞が一〇〇億から一五〇億集まっていると言われております。このニューロンは、図2のように、神経細胞体・神経繊維・樹状突起と言われるように三部門で構成されています。そして、各々のニューロンは、手のような樹状突起をたくさん出して、他のニューロンの手であるそれと結ばれているのです。その際のつなぎ目のところをシナプスと言いますが、私たちの記憶を司っている脳は、このようなニューロン同士がシナプスを境にして結ばれているわけです。

それでは、このニューロンとシナプスにより作られている回路を使って、前のシュブリエルの振り子の実験結果について、もう一度調べてみます。今、脳細胞群の一部の閉回路を図中に示し、それをS^1回路とします。私たちの脳は、教育という刺激を受けると、このような閉回路の一部に電気信号を流すのです。一度教育を受けると、一つの細胞体からシナプスを通って、次々に他の細胞体へ電気信号が流れるのです。そのため、その回路S^1の中のシナプス（つなぎ目）の電気抵抗が小さくなり、電気信号がその回路だけを通りやすくなっているのです。しかし、再教育をしないと、シナプスの電気抵抗が増し、その回路はあの電気信号を通しにくくしてしまうと考えられています。

ここで周囲を気にせず集中できる人は、同じ閉回路に電気信号を流し続けられる人なのかもしれません。また、その回路の抵抗を小さくしておれば、電気信号が流れやすいとも考えられているようです。教育活動の一部である記憶とは、繰り返し行われた学習により、同じ閉回路の中を（例えばS^1・S^2・S^3・S^4の中を）電気信号が流れ続け、その中にシナプスの電気抵抗が小さくなったと定義することも可能だとも言われています。

前の振り子の実験ですが、私たちは幼児の時から丸い形の物を見たり、書いたりし、また遊園地等でブランコに乗って前後に揺れる経験をしています。このような学習によって、脳の中にはそれに対応する閉回路の中を電気信号が流れた跡があったのです。その流れの跡は、リラックスさせた際、過去の経験を呼び起こすような思い込み（暗示）によって、同じ閉回路に再現されたのです。そして、この電気信号が、運動に関係がある運動神経単位（運動ニューロン）に伝えられ、反応を起こす器官である作動体、すなわち今回の場合の手や指を動かさせたのです。こうして五円玉が動いたのです。

このような解釈のもとで、指導者や両親は振り子の実験結果についての理解を深め、暗示教育の重要さと恐ろしさ、さらには心の教育と脳との関連を知って、子どもの教育への接近方法を考えていただきたいものです。

四　どのように対応するか

今では多くの人が述べられていますから、褒めることがいかに心の教育において大切であるかは、多くの指導者やご両親の方々もご存じかと思われます。

孔子は「良薬は口に苦けれども病に利あり、忠言は耳に逆らえども行いに利あり」と実に素晴らしい言葉を述べていますが、このことは意識や意志の強い人への言葉であるように思われます。一般に多くの社会人や子どもには、時期によって、必ずしも当てはまる言葉でないことは言うまでもありません。

むしろ、一般的な子どもの教育においては、指導者や両親が子どもの能力の可能性や豊かさを信じ、しかも時間的余裕を与えて事を急がず、豊かな能力をつぶすような暴言・失言をできるだけ慎み、それによって悪い意味での暗示をかけてしまうことのないように注意するべきです。子どもは、できるだけ誉めることです。それも、こちらの心の奥底から相手のそれに伝わるように言うべきです。

もちろん、私は子どもを甘やかせた方が良いと述べているのではなく、子どもなりに立派にでき、その子が精一杯努力した結果であるならば、大いに褒めるべきだと述べているのです。そうすれば、褒められたという心の安らぎがその回路のシナプスの通りを良くし、閉回路に電気信号が流れやすくなり、多くの良き面が現れると考えられます。この褒められたということが多く繰り返されているうちに、思い込むという暗示効果がなされ、記憶の痕跡も正確さを増すと思われます。

しかし、一部の指導者や両親は、この褒めることの重要さを知らないのか、または知っていても自分の一時的感情等により、失言・暴言を放ってしまうことがあります。その結果、その言葉を与えられた子どもは自己暗示にかかり、自己の可能性をつぶし、多くの事物に対しても意欲を失ってしまうといった場合があるのです。

かつて、「バカだな、おまえは」と言われて、しょげている中学生を見かけたことがありますし、また「『私は頭が悪いから……』と子どもがちらっと言ったことが気に掛かります」とおっしゃる二、三人の母親からお手紙を頂いたことがありました。このようなことを見たり聞いたりすると、実に心が痛みますし、このままでは、子どもたちが暗示にかかり、イメージコントロールがなされてしまいます。私はそのたびに良いイメージがそのような生徒の心の奥底に届くように、できるだけ話し掛けています。良い暗示を子どもに多く与えるために大いに褒めてあげて下さい。くれぐれもこちらの一時的感情による言葉を使わないで下さい。子どもたちは大人以上に暗示にかかりやすく、出た言葉は二度と戻ってこないからです。

指導者や両親は、悪い暗示にかかって自信をなくしている生徒に、褒めることの他、その暗示を消し去らせるような良き暗示をかけるために、いろいろな話をする必要がありま す。ただ、話し方や内容で注意が必要なことは言うまでもありません。というのも、心の病や体の病を持っている生徒は、こちらで良かれと思ったことを悪い方へ解釈してしまうことが多いのです。また、どんなことでも矛盾があるように、一方の生徒に良いことも、他方の生徒にとっては悪く感じとられる内容になることがあるからです。

私は次のような苦い経験をしたことがあります。あるクラスで、「……成績が伸びないのは、いろいろな環境に原因があります。例えば、家庭環境とか……」と生徒たちに話しをしたのですが、協調性があまりない、無口で暗い感じがする一人の高校生から「『君の成績が伸びないのは、君の家庭環境が悪いからだ』と先生が言った……」と言われ、その後、私は抗議の電話を母親から受け、後味が悪い結果になってしまいました。

次に、授業中生徒に話し掛けている事柄や方法の一部を述べてみます。

1　人間の能力は水のように無限だ

精神と肉体とは分離できないものなのでしょうか。肉体は三次元空間に存在し、精神は未来にも過去にも出現する夢のように、四次元空間をさ迷いながら肉体と共に存在しているようです。いかなる時代になっても、肉体の一部であるこの足だけで一〇〇メートルを一秒で走ることは不可能です。しかし、人間の精神的活動の一部である学問的能力は、肉体的活動と違って無限に近い可能性を持っているように思われます。よく言われる例として、人間はジェット機やロケットを作り出し、今や宇宙のほんの一点ですが、ロケットで地球を飛び出すところまできています。このようなことは、昔の人が想像できたでしょうか。今後も人間の能力は多くのものを作り出すのです。このような意味で「人間の能力は水のように無限に近い可能性を持っている」と生徒に話し掛けているのです。

「今ここに、コップ、バケツそしてプールがあるとします。その各々に水を入れて満たせば、当然水は各々の器の型に自由自在姿を変えるのです。この水と同じように、私たちの能力も不思議なところがあるのです。特に、若い子どもの能力は、思い込みという暗示の器により、様々な形に変化し得るのです。しかも、水がその中の色素にすぐ染まるように人間の能力は、形の他に、色においても自由に染まりやすいのです。まさに、人間の能力は水のように自由自在に、無限の可能性を持っているのです」

私はこのような話を生徒にすることによって、私たち人間には無限に近い潜在能力があることを知らせ、多くの心の鎖から生徒を解放してやりたいのです。

2　人間の能力には、時間的ずれがある

また能力には、人により時間的ずれがあるように思われます。実際、生徒の中には計算の速い子もいれば、そうでない子もいます。計算の遅い生徒の中には、「私はあの人より計算が遅くて……」と思い込んでいて、それが劣等感を生み、先ほどとは違った形でマイナスの自己暗示にかかっている生徒がいます。このような子にも多くの暗示を与えれば、

図3

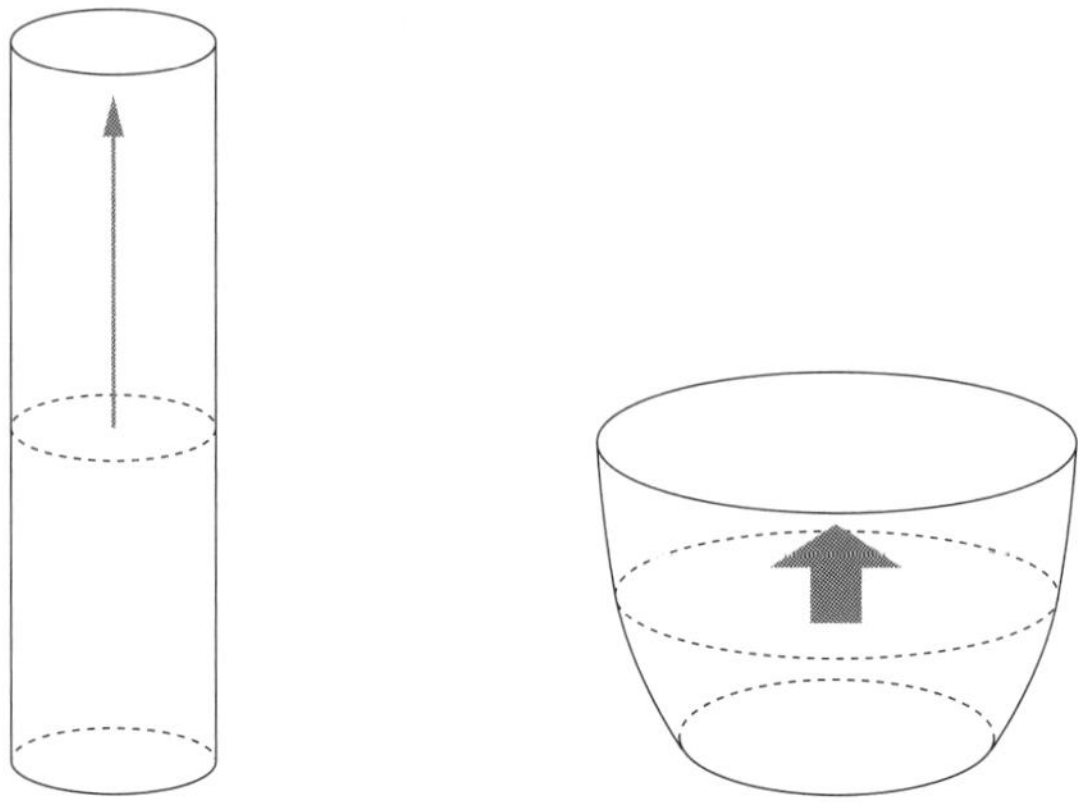

スピードを速めることは可能かもしれません。しかし、人間一人一人が個性を持っているため、スポーツ選手に向いている生徒に、学者の道を無理やり進ませることは無理です。しかも、スピードという一つの尺度にこのような生徒を乗せて教育を行ってみても、どのような効果があるのでしょうか。むしろ、その時間を他の方面に向けさせた方が、どれほどよいでしょうか。このような場合には、スピードの速い生徒に対して配慮しながらも、その種の劣等感を拭い去るように、次のような話をしています。

「今、図3のような形をした同量の容積を持つ二つの器があります。どちらの器にも同じ少量の水が蛇口から二つの器に注ぎ込まれているとします。当然ながら、円筒形の器における水面の上昇速度は速く、茶碗（ちゃわん）形の器のそれは遅いのです。ですから、スピードという面から見ると、確かに後者は前者に劣るのですが、別の角度から見ると、後者は前者より勝るのです。例えば、水の面の広さや、転びにくいという安定度などでは後者が前者より勝るのです」

この例でも理解できるように、水面の上昇速度というある一面から見て、速度が速いからといっても必ずしもそのような人間がすべての能力に長けていると言えないことは、言うまでもありません。ですが、欧米をはじめ日本は、「量」と「スピード」そして「力」の三点を絶対であるかのように尊重してきたのです。この三点を重視した考え方が、子どもたちの劣等感の一つを生み出してしまったのです。確かにこの三点がゆえに、私たちは多くの利点を享受できたことを忘れてはならないでしょう。しかし今、世界は、「量」や「スピード」そして「力」の他に、質としての想像的創造力を求めはじめているのです。スピードとしての計算力や量としての暗記力に劣る生徒たちの一部には、想像的創造力があり、深みのある個性豊かな生徒も多く見受けられます。

スピード等で劣等感を持ち、この種の暗示にかかっている生徒には、前述のような話をスピードの速い子どもの心を傷つけないような配慮の中で、行う必要があるのです。

第三節　夢を育てる教育

一　夢の必要性

この章の初めに、禅的発想法により「ここ、そして今」の精神を子どもに育てることの重要さを述べましたが、これは、現在を後悔することなく最大限に努力することの重要さをも示しているのです。私たちの現在の体、すなわち頭脳やすべての器官は、過去のいろいろな肉体的・精神的記憶をＤＮＡという形で刻み込んで作られたものです。現在は、決して0次元の点に等しいものではなく、点の集まりの直線、ひいては平面や空間のように広がりを持ったものなのです。しかも現在は、過去の体験を土台にしながらも頭脳や心における鎖を解放して、無限の可能性を与えることにより、未来を切り開いていける表玄関なのです。要するに、過去・現在・未来は、現代社会で生活するための一時的便宜上の区分であって、本質的には分けられない融合体なのです。この意味において、現代の教育的効果をより一層上げるためには、心の目標という未来的な夢が必要です。この夢を探し出させる教育がなされなければ、現代の教育は単なる過去の結果の暗記と、技術を磨くものだけに終わってしまいます。

どのような活動――知的活動・肉体的活動・社会活動等――も多分そうであるように、活動には何（目的・目標）を求めているのか、そしてどのように（方法・手段）求めるのかという二面性があるようです。この第二章の「心の教育」という活動は、禅的発想法・暗示教育そしてこの節の目標としての夢教育という三つの方法を通して「何を」という目的である㈠自然への畏敬、㈡生命の尊さ、㈢心の鎖からの解放、㈣夢を持たせること、の四点を目指しているのです。

この節での夢とは、将来実現したい願い・理想という意味であると考えて下さい。この夢が子どもたちに、ある目的に向かわせる原動力を生み出させる一つとなるのです。そして子どもは目的達成のために目標を作り出し、自主的活動をするようになるのです。

ところが、現在の中学生の中には、夢としての目的はもちろん、その目的へ至るための中間的目標すらあまり持っていない者がいるのです。時折、良い学校に入りたいという目標を持っている者はいますが、何故、多くの生徒はあまり夢を持っていないのでしょうか。

第一の理由として、現代の教育現場での指導や社会全体が、特に日本において「何を」

ということより「どのように」という手段・方法を追い求める傾向が強いからです。その結果、夢より、どのように良い点を獲得するかというテクニック的解法を重要視するようになるのです。それ故に、「何を」という創造性を育てず、「どのように」という知識教育に傾き過ぎてしまったのです。第二の理由として、コンピューターという一見完璧に思われるものが作り出す「数字の魔術」により、人間の潜在的能力をも判断されたかのような錯覚に陥っているからと思われます。ですから、生徒は抱いていた夢を簡単に捨て去ってしまうのです。第三の理由として、情報の氾濫により、生徒は本質的な事柄を見失い、雑多な非本質的なものに振り回されているからです。

どのくらいの人たちが、最初の夢を達成することができるのでしょうか。そのような夢を追い求めながらも、徐々に夢を変えたり、変えざるを得ない人も多くいます。現代の一部の生徒は、変えるにも変える夢すらなく、いつかは救世主が来て新しい夢を与えてくれるとでも思っているのでしょうか。自らが夢を求めようと努力する必要があるのです。この夢を持たせるために、指導者や両親は、その種を蒔く手助けが必要なのです。

二　どのように夢を持たせるか

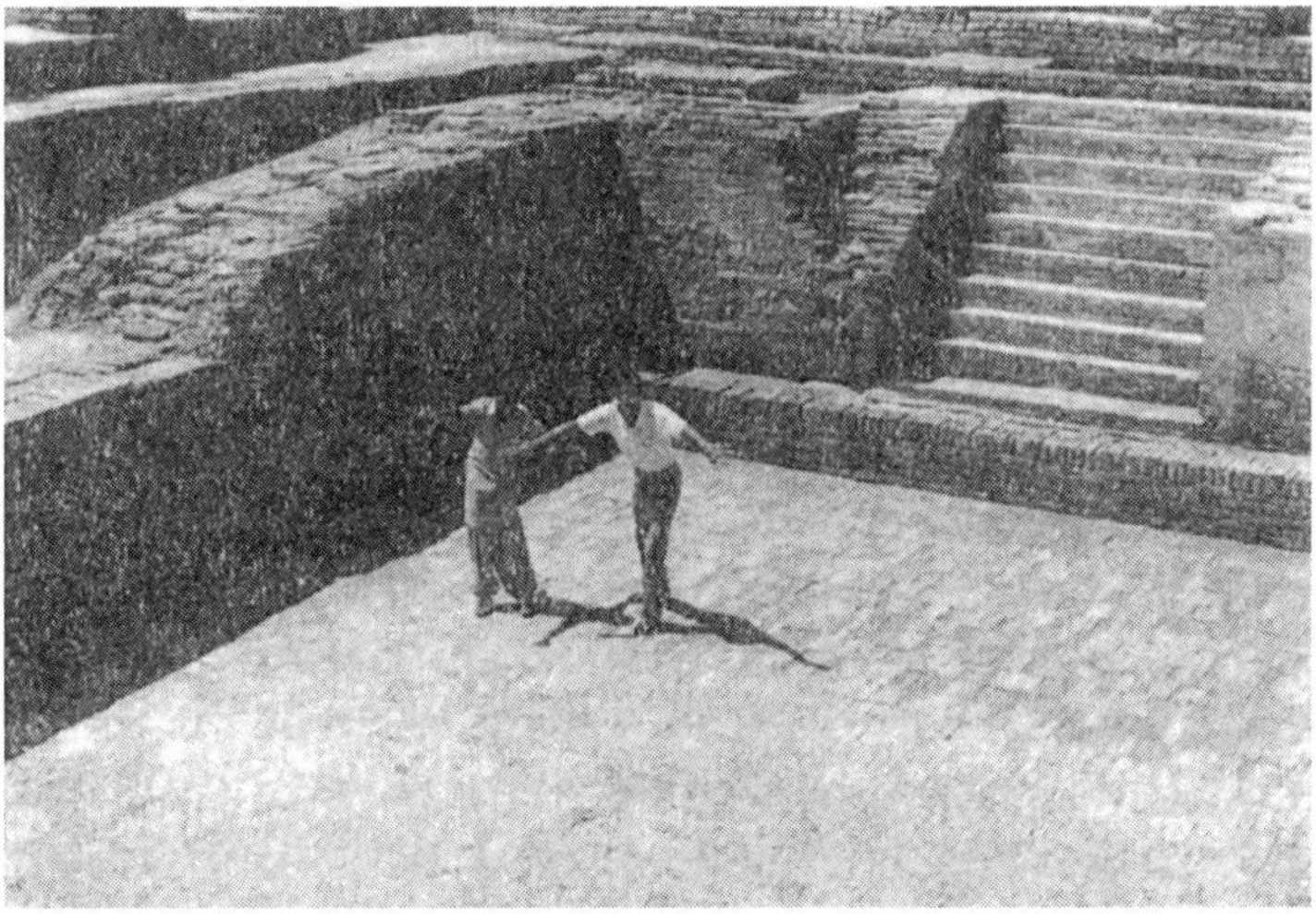

モヘンジョダロの遺路（パキスタン）

指導者や両親は夢を抱いていない生徒にどのように対応したら良いのでしょうか。これについては、生徒一人一人が違った価値観を持った上に、究極目的である大きな夢が活動における「何を」という側面にあたるため、その人の人生観となり、実に難しいものです。ですからこれについては、指導者や両親が教えるというより、生徒自らが切り開いていくものです。しかし、生徒が人生の究極目的のような大きな夢に対して、そこに至る中間に位置する目標という意味での「小さな夢」を抱けるように、ここでは「小さな夢」としての種を蒔く手法について四項目に分けて述べてみます。

第一として、前述したように「自然界に触れること」です。自然の中での遊びを通した観察力が夢を育て、その夢が今日の文明を築き上げてきたからです。

第二として、「旅行を経験させること」です。多くの貴重な旅行を通して、体で人生を味わわせることです。ところで私は、学生の頃は、英語や世界史の授業が何故必要なのか理解できませんでした。日本が島国であり、外国人との交流の機会もヨーロッパや米国に比べて少ないし、またいくら社会状勢が変わったといっても、会社に入った一部の社会人が生活の手段にそれらの必要性を知るくらいであろうと考えていたからです。このことは、多くの生徒にも同じように言えるのではないでしょうか。しかしこれらの教科は、社会状勢をより深く理解させ、人生を有意義にする基礎を与えてくれるものであることは言うまでもありません。そこで、これらの教科の必要性を知らせ、夢を育てるためには、旅行を通してその文化に触れる機会を持たせることです。それも、感受性豊かな学生にとっては特に必要だと思われます。

私は外国旅行に出掛けてはじめて、英語が受験のためではなく、外国人と話す手段としても重要なものであることを知り、さらに外国文化を知りたいという小さな夢を抱くきっかけとなりました。そして、いろいろな国々の人たちとの交流を深めるために、日本人とパキスタンの友人たちを中心にしながら、多くの国々の人たちと話し合える機会を持つように努力してきました。

以上、旅行を経験することによって、自分の目で見、自分の手で触れたことが、生物・化学・世界史・地理等をも興味づけてくれるのです。単なる受験のための暗記としての教育からは、夢がほとんど育たないものと思われます。しかし、旅行のように直接的体験を通して学ぶことが日程や金銭的に困難だと言われる方々は、次のようなことでも夢が得られることを知っているはずです。

第三として、「美術館・博物館そして身近なマスメディア等を活用すること」です。私たちの努力と工夫によっては、至る所で夢の種を子どもたちに与えることができるのです。現に、博物館や美術館等の中には、古代の生物、過去の文化、現代科学の技術と宇宙の姿等の一部が展示されています。これらを親子が一緒になって見学し、当時の様子を話し合ったり、将来のことを予測したりすることは、実に楽しく夢を膨らませます。しかも、今日のような情報化社会の発達した中で、マスメディアを通して目や耳を利用することも可能なのです。例えば、テレビ番組で、宇宙・山々・海底そしてシルクロード等の素晴らしいあの映像を通して見た多くの場面が、私たち自身の夢を強め、いつかそれらを自分の目で見、手で触れてみたいという気持ちを抱かせてくれるのです。そして、そのために今どのような勉強が必要なのかを教えてくれます。その他にもっと身近な所には、人類の祖先の喜びや苦しみを味わえる過去の文化や、そして未来への動きを感じさせるロマン、さらには宇宙・自然・生命の神秘や憧れを感じさせる数々の本等がたくさん出版されているではありませんか。

無限の可能性を与え、人生を有意義にするであろう夢は、実に私たちの身近な現在の生活の場にあったわけです。もっと、指導者・両親は、多くの施設やマスメディアを活用し、子どもに大きな夢を持たせるために「小さな夢」としての種を蒔いてあげる必要があります。

三　指導者や両親も夢を持つことが必要だ

私は、前述の第一、二、三の具体的方法を生徒に体験させるために、指導者や両親の意識をも考慮する必要があると思います。すなわち、何事においてもそうですが、教育活動においては、夢を持つことを受け手側の生徒だけに求めるのではなく、送り手側の指導者や両親自身も夢を持つことが必要だと考えています。特に教育者は、単に教科を技術的方法で生徒に与えるだけでなく、幅広い知識と探究心を備え、しかも夢を持っていなければならないのです。ですから、教育者は、中国の数々の古典や日本の古典等が人間学に、生物・化学等が生命学に、物理・地学・地理等が宇宙学や地政学に、そして古典・歴史・政治経済等が現代社会政治学等に通じて、しかもこれらが横にも縦にも関連しあっていることをより一層認識した上に、自らが夢を備えている必要があるのです。

すなわち、教育者は、技術を教える点では技術労働者であり、知識を自ら求める点では知識探究者であり、夢を自ら求める点では追夢者でもあるのです。

指導者や両親自身が夢を持つことの重要さを別の言葉で表現してみると、私たちの空間には、手や足そして皮膚で感じる触覚空間、鼻による嗅覚空間、耳で聞き分けることのできる聴覚空間、もっと広く目を通して区別できる視覚空間があります。その他に人と接する時、特に子どもと接する時に必要な空間があるように思われます。両者の心、両者の生命あふれる何かを感じとれる空間、それは自分以外の、外の世界に働きかけ得る精神心理的空間というようなものなのです。ですから、指導者や両親自身が夢を抱き、外部の世界に積極的に働きかければ、「送り手」の夢や情熱が子ども側の「受信の手」と結ばれて、それが教育により良い結果をもたらすでしょう。大いに、指導者や両親も子どもたちと同様に夢を持つことが必要なのです。

以上、四項目を通して「子どもの心の教育」の一部である「夢を育てる教育」のために、具体的な方法を述べてみました。

夢は知性や技術のように手段として使われないので、目立たない、控え目なものだったのです。しかし、それは多くの手段を通して、社会を動かし、発展させてきた原動力の一部だったのです。「現実の自分（～である）」と「夢を持った自分（～でありたい）」という二者が衝突し、その矛盾を解決することが社会をより良く発展させてきたのです。まさに、現実と夢という相対（あいたい）するものが統一されていくところに進歩があるのではないでしょうか。

第四節　イメージ化による教育

一　イメージ化・記号化・図式化の必要性

プロゴルファー、J・ニクラウスは、「私は、これから行うショットが理想的なショットになるようなイメージを脳に浮かべてから、実際のショットを行う」と言ったそうです。この言葉は、物事を行うのにイメージを浮かべることが効果を生み出すことを示したものです。

これから述べる方法は現実的、具体的な方法であり、単なる文字・単語の暗記方法ではなく、イメージ化によって生徒の知識を豊かにするものです。教育活動の一部である記憶力・理解力を高めて、ある程度の基礎的知識を生徒の頭に入れる方法を考えることは当然です。ですから、イメージ化によって理解力と記憶力の増進を考える必要があるのです。

記憶の方法の仕方によって生徒たちを大きく二グループに分けてみますと、一グループは、直感力や創造力には乏しいが、これから述べる方法としての記号化やイメージ化を行うことなく、普通に理解し、記憶に留めることを苦にしない生徒の集まりとします。もう一グループは、記憶力においては前グループに劣るが、直感的創造力には優れている生徒の集まりとします。この後者のグループにとっては、記憶することは大変なことなのです。もちろん、これに関しては興味の有無にも十分左右されますが、どちらのグループの生徒にとっても記憶力や理解力の増進には、言葉や文字だけで行うより、イメージ化・記号化・図式化した方がはるかに良いのです。そして、この方法には色・形・音等といった側面をも考えあわせて行う必要があります。

例えば、読書の際は、単に本を言葉の羅列として捉えているのではなく、自分との対比等によるイメージ化によって行っているのです。また、読書の理解力を深めるために記号化・図式化を行いながら、青・赤・緑のボールペンで二重線・一重線・波線等で重要箇所を区別して、記憶を高めることができるのです。

歌謡曲を聞いている時、人によっては、言葉である歌詞を重要視する人とメロディーである音の高低・長短の変化を重要視する人とがいます。要するに、人によって認識や記憶する方法が違っているのです。ですから指導者や両親は、この所の違いの存在を認識した上で、子どもへの教育方法が画一的にならないように、いろいろな角度からの接し方が必要になるのです。

行政機関はこの認識の上で、イメージ化・記号化・図式化による教育の必要性から視聴覚教育を進めています。しかし、現場の視聴覚教育以外の一般的教育、すなわち英語のLL教育や物理・化学・生物のような特殊な教室で行う授業以外の一般教科においては、生徒における記憶パターンの違いの存在が認識されていないのではないでしょうか。そこで一般教科における授業は、従来の言葉だけの指導方法で生徒に行われるのではなく、以上のような認識の上で、イメージ化・記号化・図式化による接近方法がより一層必要なのです。

二　イメージ・記号・図式化の具体例

この具体的な例としては、すでに「躾（しつけ）とけじめ」のところで述べた復習ノートがありました。誤った箇所や誤りやすい箇所は「赤」、ポイントは「緑」、そして重要公式・定理は「青」の色を付けて、自主性を持って生徒が行うものでしたが、それは、整理・整頓という意味だけでなく、色という側面を重要視したイメージ化・記号化したものであって、生徒の理解や記憶を高める役割もあったのです。

次に、生徒の中には色よりも形から認識して記憶に留める者がいますから、言葉と色の変化の上に、形の変化を加える方法で指導した方がより効果を現します。例えば英会話ではなく、英文法の参考書での勉強は、熟語のようなものには「青」で∧　∨を括り、単語には「黒」で下線を施し、その下線の下に番号を付けて、その単語の下に直接日本語の意味を書くのではなく、他の余白に記しておくのです。そして文法的な事項に関しては、その箇所に「緑」で一重線を施し、その中のより重要な箇所は緑で二重線を施したりして区別しながら行うのです。また、紛らわしく、誤りやすい箇所には「赤」で下線を引かせるのです。単に文字として記憶することが得意でない生徒の一般教科の授業には、このように記号化したものを利用して進めるのも役立つと思われます（表1）。

さらに、イメージ化の例としては、多くの方々もすでに行っているものですが、例えば、単語の記憶一つとっても、文章の流れの中で記憶させたり、次のように語呂合わせを行っ

表1

3

次の各文の空所に適当な前置詞を入れよ。

(1) It is very good (　　) you to say so.　（九大）

(2) I feel that <something is wrong (　　)> my eyes.　（学習院大）

(3) We are proud (　　) our sthool.　（広島大）

(4) I'<m sorry (　　)> being late for work.（関東学院大）

(5) He <was fond (　　)> ease and luxury.　（三重大）

(6) I know he <is slow (　　)> understanding, but you have to <be patient (　　)> him.　（東京医大）

(7) Stop trying to persuade her. She <is deaf (　　)> all advice.　（静岡大）

5　It is～of～to...

(1) It is～of～to... の形をとる形容詞と It is～for～to... の形をとるものとを区別すること。

(a) It is kind (clever, foolish) *of* you to do so.

(b) It is natural (difficult, possible) *for* him to do so.

(a)の of を用いる構文は、また次のような形をとることもできる。

(a)' You are kind (clever, foolish) to do so.

(a)" How kind (clever, foolish) [it is] of you to do so!

■この構文に用いられる形容詞は、(a)' のように人を主語として補語になりうるもので、おもなものに brave, careful, careless, cruel, good, honest, ill-natured, impudent, [un] kind, naughty, polite, right, rude, silly, stupid, thoughtful, thoughtless, wicked, [un] wise, wrong などがある。

これに対して(b)の文は、He is natural (difficult, possible) to do so. のような構文にして同じ意味を表すことはできない。

6　porub と pribe

(3) proud (*adj.*) pride (*n., v.*) は次のように異なった前置詞を伴うので注意する。

She <is very *proud of*> her beauty.（美貌を自慢している）
She <takes great *pride in*> her beauty.
She <*prides herself on*> her beauty.

7　sorry と前置詞

(4) sorry は「(人を) 気の毒に思う、かわいそうに思う」の意では for を用いるが、それ以外の「残念に思う」「後悔する」などの意では for, about いずれも用いられる。

We are all *sorry for* the unfortunate① person.
We are *sorry about* your misfortune②.
You will be *sorry for* (or *about*) what you have done.

8　fond of

(5) be fond of（～が好き）(=like) に対し、名詞 fondness（好み）は I liking や preference と同じく for を伴う。

She is *fond of* sweets.（彼女は甘いものが好きだ）
She has a *fondness* (*liking., preference, craze*) for sweet.

語句 (1) **good** ここでは kind や nice の意。good はあとにくる前置詞によっていろいろな意味になる。**good** at「～が上手」<**good for**>「～のためになる」「～によい」<**good to**>「～に親切」(2) **something is the wrong with**「～のどこか具合が悪い」(=something is the matter with) (6) **slow of**「～がおそい」**patient** は「人」が目的語の場合は、with.「ものごと」の場合は、of を伴う：

patient with children（子供たちに対して我慢強い態度をとる）
patient of pain（苦痛をよく我慢する）patient の反対語 **impatient** も同様である。(8) <**deaf to**>「～を聞こうとしない」(*cf* <blind to>「～が見えない」)

解答　(1) of　(2) with　(3) of　(4) for (*or* about)　(5) of　(6) of; with　(7) to

英文法　標準問題精講より
〔旺文社〕

緑……文法的事柄
赤……注意事項
青……熟　語
黒……単　語

表2　第二章の表によるまとめ

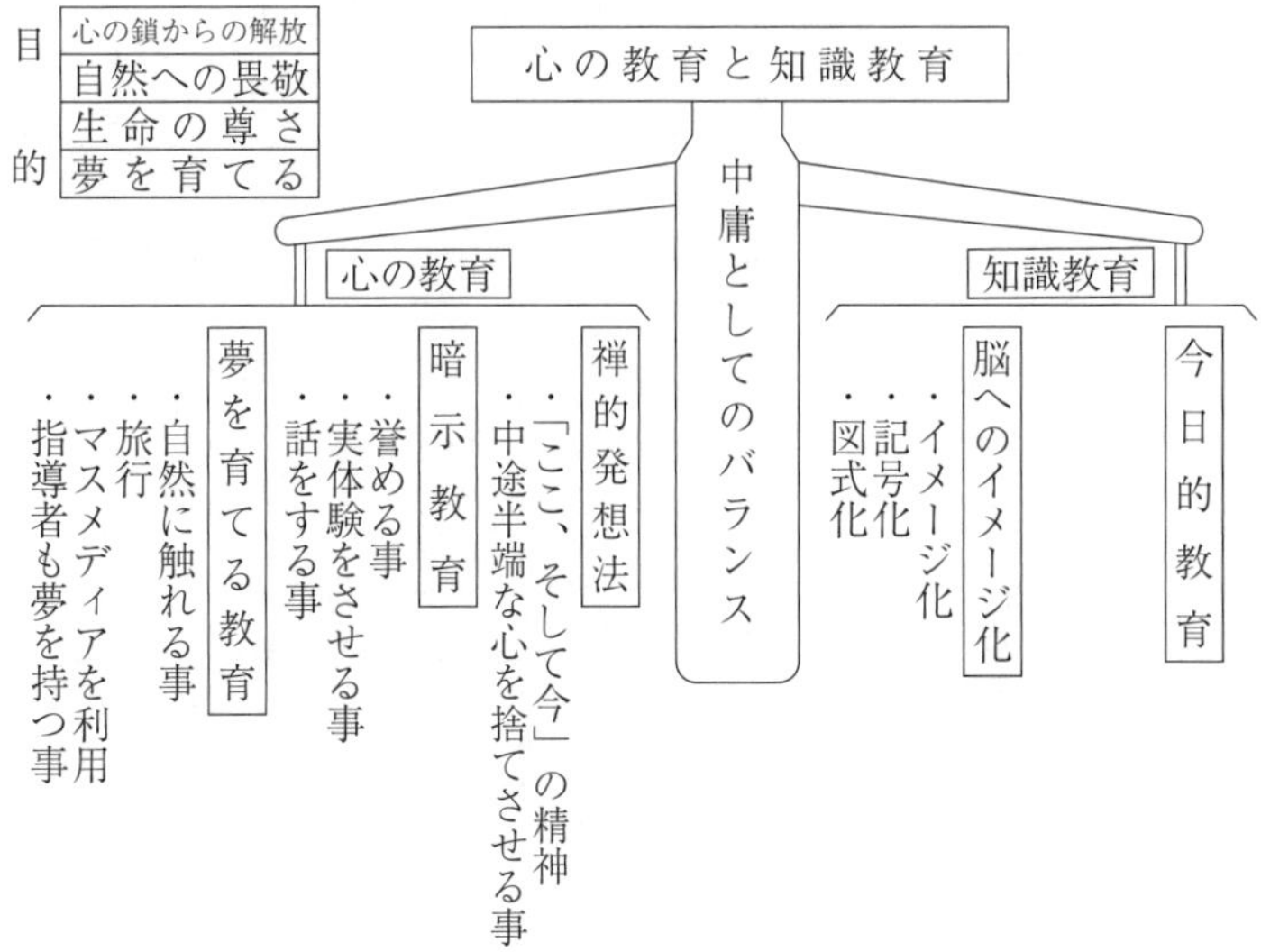

てイメージ化して記憶させるのです。コンセントレーションを繰り返しているうちに、「コンセント」、すなわち電気のコンセントを頭に浮かべ、ここに電気が集まってくることを思い出させて、この単語の「集中・集結」等の意味を記憶させるのです。

また漢字一つ記憶するにも、単なる言葉だけでは記憶しにくい生徒がいるのです。ですから、スピードや量を多く与える書き取りによる方法では、なかなか記憶できない生徒がいるのです。むしろ、質としての単語の意味から入ったイメージ化による説明の方が、より漢字を記憶し、理解を深めるのです。例えば、よくある説明として、「僉（セン）」

という字を調べてみると、旧僉（セン）は、亼（シュウ）・口・人によって作られていますが、本来亼は屋根の下に人が集まっていることを示し、口は口（くち）を開けて意見を出し合っていることを示しているのです。このようなことから、「㑒」は㈠人々が集まって意見を交換しあう。㈡良い考えを求める。㈢無駄なものを省く——等を表すと説明されています。

検……書物（木）により、良き考えを出し合う。例：検査・検定。

倹……人の生活から、無駄を省く。例：倹約。

単なる言葉としての、それも多くの量を強要して生徒に記憶させるのではなく、形という側面からイメージを与えて理解力・記憶力を強めることが大切だと考えています。しかも、受け入れ側の生徒だけでなく、送り手側の指導者自らが言葉と同時にイメージ化・記号化をも利用して、黒板等を工夫することです。生徒の教育は、単なる文字・単語としての接近方法だけでなく、イメージ化・記号化によって行われる必要があるのです。

ところで、このようなイメージ化による暗示教育の重要さを考えると、家庭内暴力・校内暴力事件は、暴力・殺人場面の多い一部のテレビ・映画等のマスメディアの映像が生徒に暴力等のイメージ化を行った一端の現われであるのかもしれません。

第三章　発展編㈠・創造教育への入口

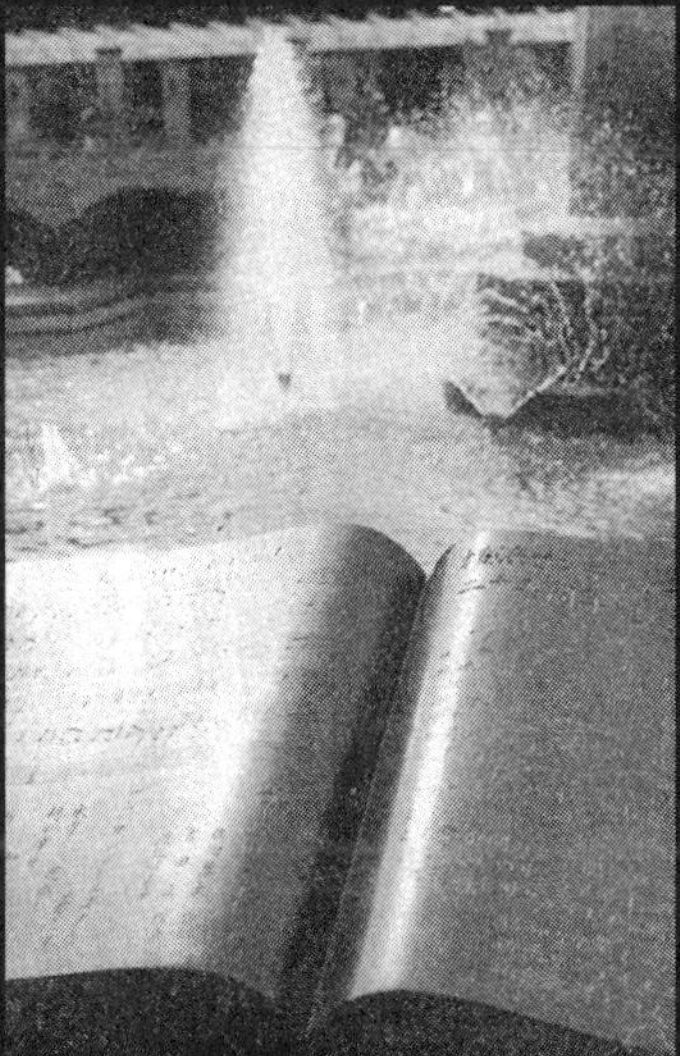

「ある表現」横浜山下公園

第一章においては家庭教育について、第二章においては心の教育と知識教育について述べてまいりましたが、この第三章においては、これらの延長線上にある「創造教育への入口」について調べてみたいわけです。初めにこの章の概略を述べておきます。

時代の流れの中で、西洋思想・哲学が、かつての固定的絶対的世界から相対的、しかも統一的世界へと変化しつつあります。まさに、現代西洋科学が、数千年前からインド・中国・韓国そして日本で述べられていた哲学・思想に、あの科学的分析論を用いて近づきつつあるのです。ここに、東洋と西洋の根本的思想の違いを乗り越えて東洋と西洋の両者の哲学・思想の合流を見ることができます。

東洋哲学・思想を西洋の分析論的ものの見方・考え方で捉えること、逆に西洋的哲学・思想を東洋的ものの見方・考え方で捉えることを私は相対的一元論と称して、この立場から東西文化の比較と脳について調べながら、物事の本質とは何かを考え、現代の教育の中心的課題になりつつある創造教育への入口を探し出します。そして、第五章以下の「内部生命力としての体と脳の健康」についての土台にします。

第一節　時代の流れが要求する

一　世界潮流の中での日本——情報と創造

仏法には成住壊空（じょうじゅうえくう）という言葉があります。これは、世界そして生命が一瞬たりとも固定されることなく動き回っていることを示しているわけで、この言葉によって、留まることのないこの世界の中で、本質を見抜くにはどのように対応したら良いのかを、仏法では教えています。

実際、世界の文明文化は、留まることなく小さな川から大きな海へと流れているかのようです。世界の四大文明は、周知のようにナイル、チグリス・ユーフラテス、インダス及び黄河の流域に興りました。エジプト、チグリス・ユーフラテス文明は、エーゲ海、地中海そして大西洋と徐々に大きな水を求めるかのように伝わり、一方、インダス、黄河文明も、インド洋、日本海という水を求めるかのように伝わりました。もちろん、お互いの流れは影響を与え合いましたが、そのような流れがギリシャ・ローマ、そしてイギリス・フランス・ドイツ・アメリカを中心とする欧米文化・文明を今日に至るまで築いてきました。また、他方の流れが今日の日本文化の基礎を生み出す一部になっています。

そして、現代は、この大きな別個の二つの流れが日本・中国・韓国そして東南アジア、さらには米国・カナダ・オーストラリア等を周辺に持つあの巨大な水を湛(たた)えた太平洋で、徐々に合流しはじめたのです。

この巨大な世界の流れの中で、あの西洋文化・文明は、日本を玄関口として異質の東洋文化・文明と合流しはじめたのです。片や、インド・中国に起こった東洋思想の一部は、韓国をはじめとする他のアジアの国々の助けを借りて日本に入り、そして日本をやはり玄関口にしているかのようにヨーロッパ・アメリカ等にも流れているのです。この流れは、地球という世界が水によって太平洋・インド洋そして大西洋と結ばれているかぎり、世界を流転して留まることを知らないのです。まさに、地球が一つの天体

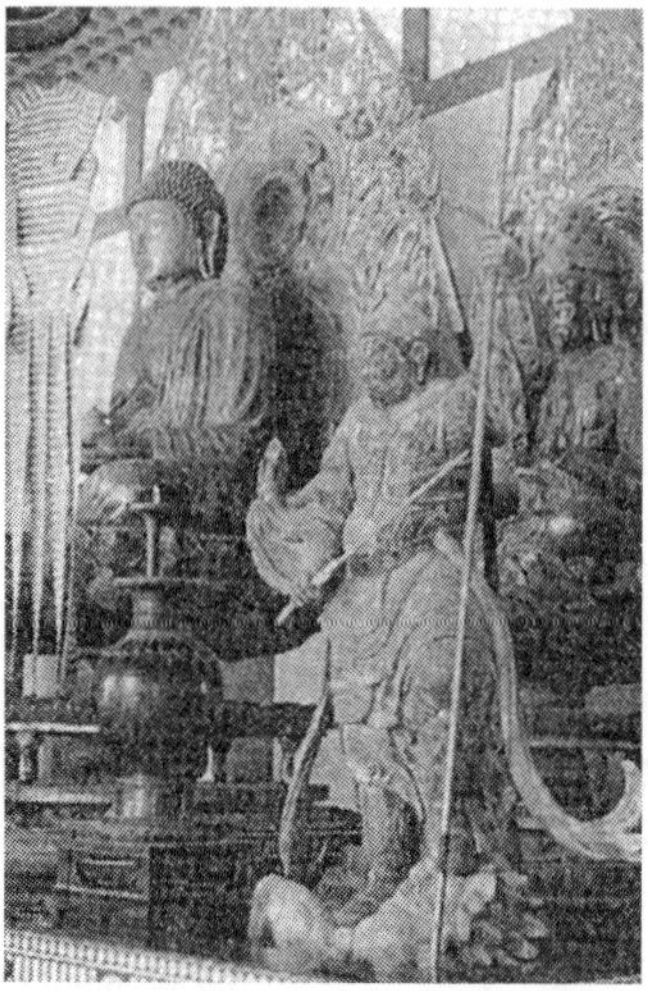

東洋文化の再来

であるように、この地球上の世界の思想は対立から協調へと進み、一つに合流し得るのです。

ところで、先ほどまでの「水」という言葉は、今日では情報というそれでしょうか。昔から人類は多くの情報を求め、馬・船を利用して世界を動き回りました。今やこの情報は、コンピューター等を利用すれば、あの巨大な太平洋間はもちろん、大平洋・インド洋そして大西洋をも結び付けることができるほどの情報化社会を生み出しました。

巨大な情報化社会の中で、膨大な情報に押しつぶされそうな私たちの頭脳は、ただ単に情報の整理・分析・解析等の知識教育だけで鍛えればよいのでしょうか。物事の本質を見抜く力、さらに創造力を生徒に育てることが、複雑に流転する世の中での対応策ではないでしょうか。そして、本質を見抜く力や創造力は、固定観念や形式論理のみのところに育つものではなく、むしろ時間・空間等において、物事を相対的に捉えると同時に、流動的にダイナミックに捉えるところに育つものではないでしょうか。この二つの力を育てるのが今日の教育課題の一つです。教育は、石油以上に大切なもので、人類に残された枯渇しにくい能力を伸ばしてくれる重要な活動なのです。

以上のような世界の流れの中で日本社会を見てみると、日本は、太平洋上の島国で、江戸時代には鎖国をした孤立状態の国でした。しかし40数年前の日本は、明治を境に、ヨーロッパ・米国に追いつけ追い越せと官民一体となって、日本人の一様性や強力な管理国家としての集団的行動により、経済大国になったわけです。

この奇跡的事柄が達成できたのは、この他に、ヨーロッパ・米国の利潤に基づいた寛大な心によるものでした。またインド・中国・韓国を通して培われた、今日の日本人の東洋的精神にもよることを忘れてはならないでしょう。特に、ヨーロッパや米国の寛大な心とは、車・造船・飛行機をはじめ、今日の先端技術分野である情報科学・電子技術、これらに基づくコンピューター、ロボットそしてバイオテクノロジーのどれをとっても、これらの国々が創造した情報を日本に売り与えてくれたという意味でのことなのです。

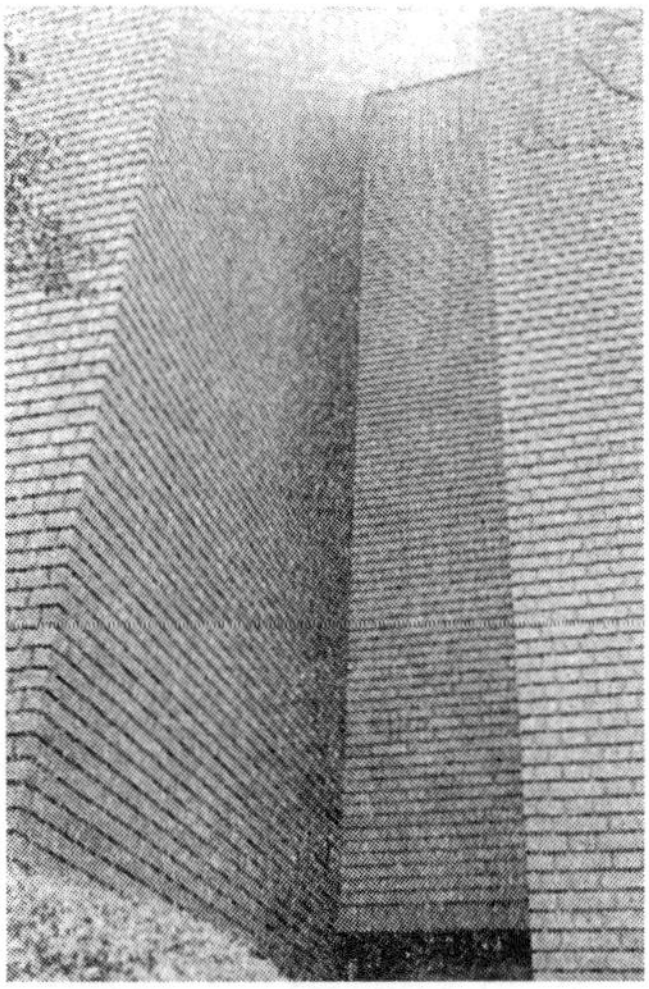
超高層ビル

このように一九八〇年半ばまでの日本は、官民一体となって世界の国々の民が考え創造してくれたものを、知識として暗記し、技術として応用するという工学部的な方法で行ってきたのです。しかし、時代の流れは日本に同じようなことを要求していないのです。水に喩えた情報は世界の海を飛び回り、今や環太平洋へと流れ込み、しかもそこから流れ出ているのです。その環太平洋の一国である日本は、他国の個性ある創造物を利用するだけでは許されない段階に来たのです。

今後は、欧米のように、個性的で創造性あるものを生み出す時期なのです。

二　日本社会における創造性の欠如原因

一般に日本には欧米諸国等に比べて創造的な技術開発力が育たなかったし、インド・中国に比べても思想哲学が育ちにくかったと言われています。

この第一番目の原因としては、私たち日本人が自主性を持たない「和」を重んじ過ぎたことが挙げられています。孔子は「和」を重要視して論語の中に「君子は和して同ぜず、小人は同じて和せず」という言葉を表わしています。日本人の「和」は自分を捨てて回りの意見に同調するというように自主性を欠いた言葉であるのに対して、中国人の「和」は付和雷同を意味するのではなく、自主性を持って協調するという意味があるようです。このように中国とは違った「和」の理解のもとで、日本の企業においてはそれが「組織の和」となり、日本の教育においてはそれが「画一教育」として現れていたように思われます。

第二番目の原因としては、つい最近まで日本が科学において後進国であったためと言われています。日本は欧米に追いつくために外国の知識を超スピードで取り入れ、それを暗記し、欧米のコピー製品を作ることを最重要視していました。それ故にこの考え方が教育にも反映されていて、計算のスピード・詰め込み・暗記という傾向を生み出したようです。ですから日本人は考える余裕を欠いてしまい、創造力が育たなかったものと思われます。

第三番目の原因としては、日本が経済性を第一に置いたからとも言われています。企業では、研究開発には金がかかり過ぎるという理由で、外国のプラントを安易に輸入してしまうという体質があったとも言われています。例えば、この考え方が私たちの身近なパック旅行に見られるのではないでしょうか。パック旅行では、ご年輩の方々にとっては安心して旅行ができ、実に安くなります。しかし、青年たちのように、大いに経験を踏まえて人間性を磨いていくべき前途ある者が、自分の足や頭を使うことなく、パック旅行だけに「旅」を見い出していては個性や創造性ある考え方は育たないものと考えられます。

以上のような三つの大きな原因が日本の社会全体にあって、私たち日本人に創造性あるものが育ちにくくなっていたようです。

三　教育の場から見た創造性の欠如原因と対応

教育についてはいろいろな所で論じられていますが、その時代・場所に適した教育方法が十分教育効果を現したことは事実です。実際、新幹線や共通一次試験に象徴されるスピード教育と没個性や暗記重視の教育、また終身雇用制と年功序列に象徴される和としての集団的教育等は、ある一面において十分効果を出したようです。しかし、時代の流れによって日本は留まっていることが許されないのです。赤字線を抱えたＪＲや年功序列と終身雇用制を抱えた企業も徐々に変化していくように、教育界はスピード・暗記・集団化を考え直す時期に来たのです。このことについては行政側も十分知り尽くしているようです。

ところで、行政側が現場の学校側に、すなわち教師に多くの裁量権を委ねているのですから、現場の教師側の教育方針と指導技術等たるものがますます要求されているのです。この裁量権の委譲に対して教師は大いに自覚して、生徒の創造性を育てようと試みているようですが、まだ一部の教師の中にはこの裁量権の委譲がどれほど重要であるかの認識が少なく、授業の工夫が少ない人もいるようです。

某県立高校に通っている女生徒が、私に次のようなことを告げに来ました。「英語の授業のために、私は今日もこの教科書を数ページ全部丸暗記しなければならないの。だから他の教科の勉強がほとんどできない」。このような丸暗記が授業のたびに行われるそうです。確かに、英語は慣れでしょうから暗記することも必要です。また、少なくとも一ページには重要イディオムや文章が入っていますから、そうすることも大切でしょう。しかし、ポイントや注意を押さえたものでなく、数ページ全部を丸暗記させていては、いくら行政が裁量権を教師に委譲したとしても、指導者のスピードと暗記による裁量では意味もないし、生徒自身も英語への興味を失ってしまいます。ですから、個性や創造性を生徒に育てることはさらに難しいものと思われます。

それでは教師に与えられた裁量権としての処置・指導法には、どのようなものがあるのでしょうか。私は英語教育の一部である英会話を外人教師から、一年半だけですが学んだ経験があります。外人教師の指導による英語教育と日本人によるそれとの大きな違いは、後者が私たちの頭脳に詰め込むケースが多いのに比べて、前者は私たちの頭脳を使わせるような教育を行うということに気付いたのです。もちろん、英会話と英語教育の違いはありますが、彼らは盛んに周囲の日本人に、硬くなった私たちの頭脳を柔らかくするかのように、イマジネーションを使って英語で答えるように要求し、英語が極端な暗記でないことを知らせてくれました。このイマジネーションを使った方法が教材の良し悪し以上に、重要であることを知ったのです。某女子高校生のように数ページも丸暗記をせざるを得ない指導方法では、創造性ある教育や興味を抱かせるような教育はできないといえます。

次に、現代の中学・高校生の数学教育の現状を通して、創造性が育ちにくいことを指摘

表1

数学科　1年　1学期末試験　解答用紙

1 各1	(1)	負の整数	(2)	0	(3)	項	(4)	結　合	(5)	倍　数
	(6)	加　法	(7)	和	(8)	倍　数	(9)	約　数	(10)	原　点
2 各1	(1)	+21	(2)	−4	(3)	−8	(4)	0	(5)	−3
3 各1	(1)	−3	(2)	(点)カ	(3)	(点)サ	(4)	+7	(5)	7(+7)
4 各1	ア	−3	イ	−8	ウ	+7	エ	−8		
5 各2	(1)	+5	(2)	+8	(3)	−4	(4)	−10	(5)	−6
	(6)	0	(7)	+0.2	(8)	$+\frac{5}{16}$				
6	(1) ×1	12個	(2) ×1	ア	−3<+1	イ	−2<−1<0<+2			
	(3) ×1	ア	−2	イ	2(+2)	(4) ×2	14. 21. 42	(5) ×2	72個	

してみたいと思います。

数学教育の現状は、数学を解くうえでの過程が重要視されておらず、最後の結果に重きを置くかのような解答欄形式の試験が中学校に多く見受けられるのです。これは採点時間の短縮化と効率化を重要視する風潮のためであって、多くの中学生は論理的表現ができなくなるだけでなく、結果さえ出来れば良いという考え方を抱いてしまいます。むしろこの形式は、創造性を育てないだけでなく、結果第一主義の心を育ててしまいます。また、結果にいかに速く到達するかということで、スピードこそ数学の命と思い込み、やはり創造教育からは遠のくことになりそうです。この現われでしょうか、私が生徒自身に「答えの丸付け」をさせるために解答用紙を生徒に渡すと、生徒の中にはその問題が理解できなくても取り敢えず答えを写し取る子がいるのです。そして、このような生徒は、黒板に書かれたものを隅から隅まで丁寧に写し取る作業に熱心で、数学の教科を、考える対象の教科というより暗記の対象のそれだと考えているようなのです。このようなことは、考える過程が重要視されていない試験等の解答欄的形式によるところからも来るものと思われます。

数学教育の現状の第二としては、一般的に数学の参考書が実に丁寧で、詳しく書かれ過ぎていることによるのではないでしょうか。もちろん、独学をするにはある程度はしかたないでしょうが。また、こうしなければその参考書が売れないという、経済性が優先されるからでしょうが。ある参考書には一ページに一問、そしてすぐ下に正解が実に丁寧に、びっしりと書かれているのです。一般に見かける参考書としては、一ページに二、三問で、後は答えが詳しく書かれているのです。このような形式は、理解できなければ答えを見れば良いという安易な気持ちを育て、最後まで考え抜くという気持ちをも育てにくく、結果的には数学を考える教科というより、暗記教科であるという錯覚を生徒に与えてしまうものです。

以上のように数学教育の現状をみると、時間の短縮化・効率化ゆえにそれを解く過程が軽視され、また周囲においても至れり尽くせりの超過保護的参考書等があります。まさに、数学教育も例のパック旅行的教育なのです。今の教育は、人が引いてくれた線路の上を歩くように、生徒自らが頭や手を使って自主的計画のもとで歩かせず、しかも過程より結果重要視型に陥り、考えることからますます離れているようです。このような状況がそのような子を育てたのか、逆にそのような生徒の要求がこのような形式を生み出したのでしょうか。いずれにせよ私たちも原点に戻り反省しなければならない時期のようです。

第二節　東洋から見た相対的一元論――創造性への入口(一)

一　普遍的本質を求めて――人生観・世界観を求めて

私たちの一部の者は普遍的本質を見抜く力がないし、そのような教育を受けてきていないようです。例えば、テレビに出演している芸能人の中には、歌力・歌の心、そして思想等において明らかに劣り、実力が身に付いていなくとも、スタイルや顔といった外面の華やかさだけで行っている者がいます。また、ブランド商品の偽物がまかり通って、付和雷

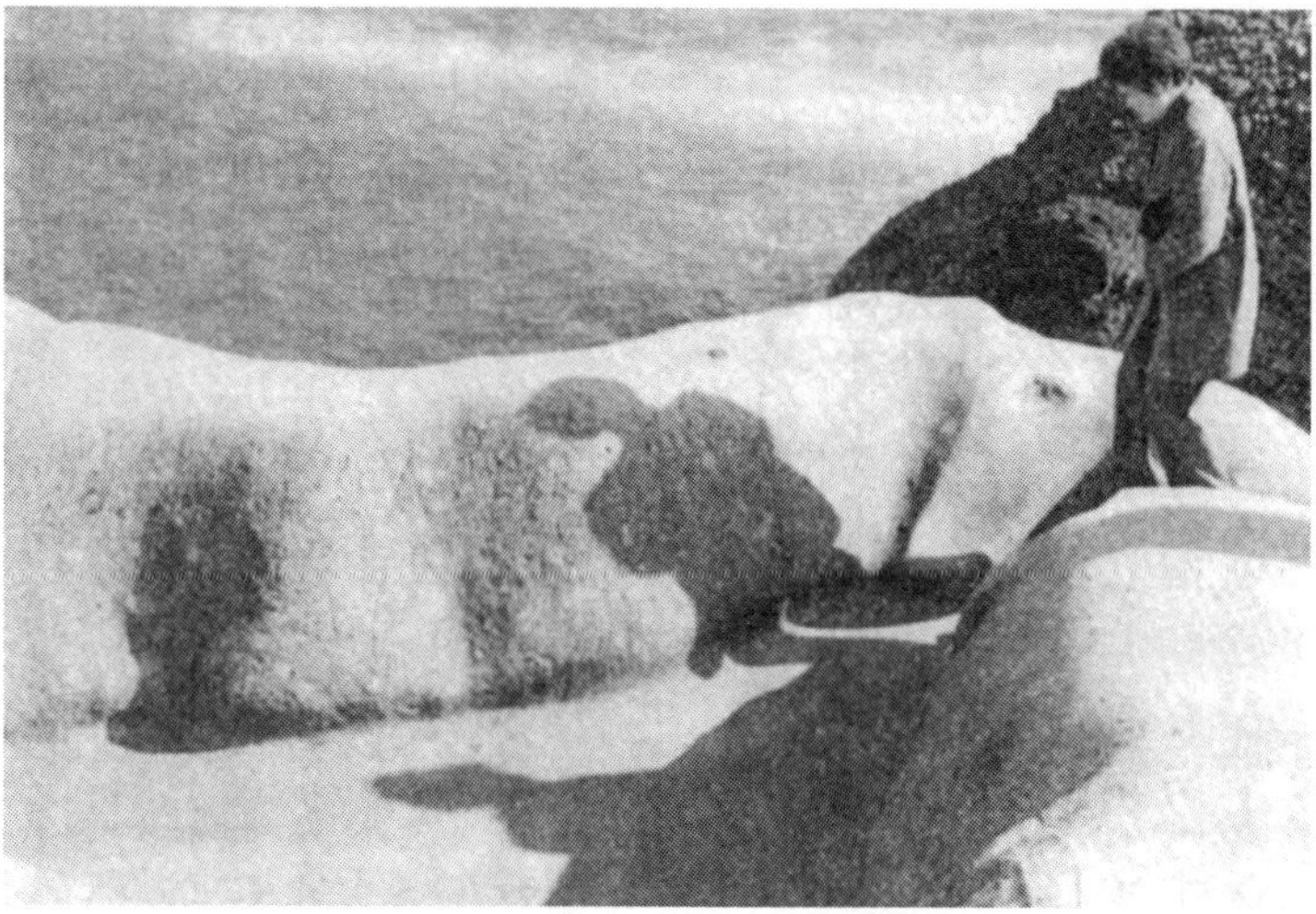

影

同的に商品を買い占める者がいます。まさに、プラトンの洞窟の比喩のように、実物の生き生きと動く世界を自らの目で見ることなく、その実物の影に目を奪われて、普遍的本質を見抜く目と考える力が私たちに欠けているようです。

物事を創造する前には、それに関連した事柄の認識も、ある一面においては必要なようです。最初の段階においては、事物の一面性を局所的・固定的に捉え、時折、動的変化を見出しても量の増減や場所の変化として捉えるくらいです。さらに、事物の変化の原因の多くを外部に求め、間接的原因を直接的原因かのように認識してしまうのです。このような認識方法の中心が、アインシュタイン以前の古典的西洋科学にあったのです。

しかし、認識の次の段階としては、事物の多様性の存在を認め、局所的にと同時に大局的に、論理と直感の両者を用いて、事物の現象から概念を生み出し、静的変化と同時に動的変化を、量と質の両面から求めるようになるのです。さらに、「事物の変化の原因を外部から捉える」見方を排除するのではなく、外部の原因は変化の条件であり、内部の原因が変化の根拠であるという認識の上に立つようになるのです。

すなわち、私たちが事物を認識して新しい物事を生み出すには、事物を固定的に捉え過ぎずに、相対的に捉え、それでいて別個に存在するかに思えるものが互いに関連しながらある一つの統一体の一側面の表れであることを知り、事物の内部には生命を宿している力があるかのように認識することによって、事物の法則性を理解し、時代・場所を乗り越えた普遍的本質を見い出さなくてはならないのです。

このような事物の認識方法を生徒に教育する必要性は、大きく二つあって、一つは人生観を育てるため、他の一つは世界観を育てるためです。この両者の見方・考え方を育てれば、子どもは自主性を持って物事を行い、さらに「人間はどのように生きたら良いか」という人生観を持つことができるものと思われます。この人生観は、社会を徐々にではありますがより良い方向へ、しかも自然の秩序と社会の秩序とのバランスを統一しながら発展

図 1

【問】下図において AB∥DC、EF∥AB、AB＝ 4 cm、CD＝ 8 cm の時に、EF の長さを求めよ。

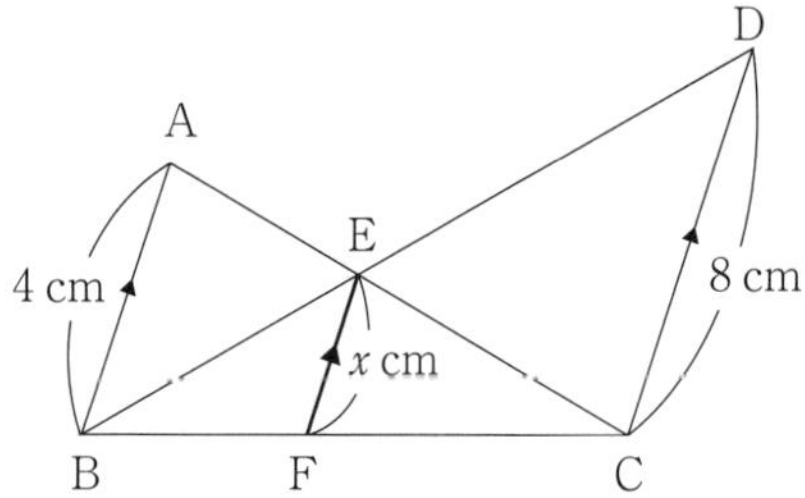

《図①》は複雑な図です。

〔解法〕

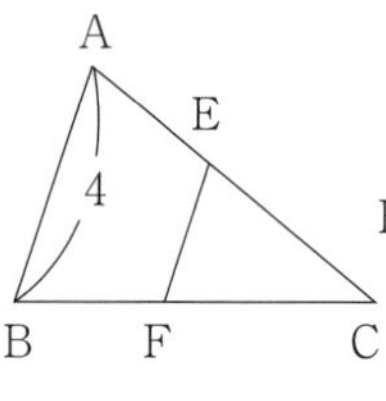

〔ヒント 1〕

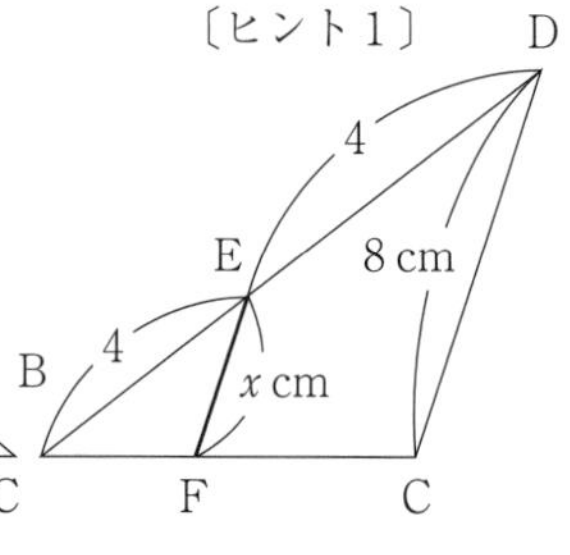

《図②》は、図 1 の問題を解くために、二つの三角形に分けたところを示しています。

〔ヒント 2〕

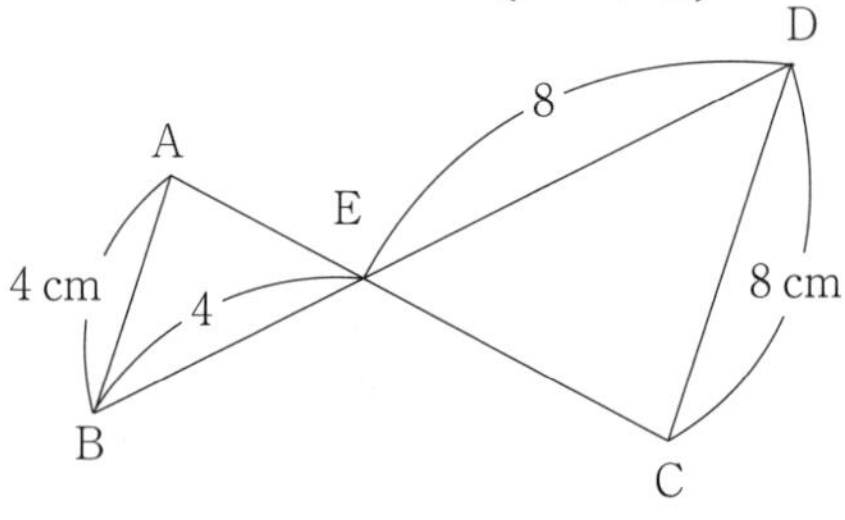

《図③》は、図 1 の問題を解くために、視点を変えたところを示しています。

させてくれるものです。すなわち、これは、「この世界がどのようなものであるかを考えさせる」世界観を育てるのです。現代の教育には、創造性の他に、人生観と世界観の両者を育てることが要求されています。

私は数学の授業を通して、人生観の一つを子どもたちに育てたいと考えています。例えば、図1を見ていただきましょう。この問題は図中に示した条件下のもとで、ＥＦの長さを求めさせるものです。子どもたちには図①が一見複雑であるかのように思われるため、問題の本質を見失い、これが解けないわけです。しかし、図②に示したように図①を二つ単純な三角形に分割すれば、三角形の相似条件によって、ＢＥとＥＤの比が分かればＥＦの長さが求められるわけです。ここで図③が示しているように、三角形ＡＢＥと三角形ＣＤＥは相似ですから、図②の辺の比はＢＥ：ＥＤ＝４：８となり、ＥＦの長さを求めることができます。

この問題は、ただ単に辺の長さを求める練習だけのものではなく、物事の本質をどのように捉えるかを教えるものなのです。すなわち、図①のような複雑なものは、図②のような単純なものの合成であり、しかも図③のようにして、視点の転換が必要なのです。

このような数学の問題を通して、物事の本質（ここではＥＦの長さ）をどのように捉えたらよいかを、教えていくことも大切なのです。

二　東西文化の比較——相対的一元論を知るために

周知の事実として、「我が国」の文化は、弥生時代から朝鮮や中国の影響を受け、古墳文化から天平文化に至る間も朝鮮・中国・ペルシャ・ギリシャ等の文化の影響を受けた国際性豊かなものです。しかし「我が国」は、外来文化を単に模倣するばかりではなく、平安時代の国風文化に見られるように、かな文字の発明と和歌・物語の発達が示すように独自性もあったのです。また、仏教が「我が国」の固有信仰と溶け合って、神仏が習合したように、「我が国」の固有の伝統と外来文化とが融合しているところを見失ってはならないのです。

明治時代から一九八〇年半ば頃までは、日本は世界に類を見ない奇跡的な大躍進をしましたが、西洋一辺倒のところが多く、それまでの東洋思想を忘れかけた時代でした。それは教育・食生活・医学等ほぼ全域において現れたのです。そして、日本の欧米化現象の極端な偏り、すなわち中庸としてのバランスを欠いたことが、今日の子どもたちの粗暴化、モラルの低下、現代社会における犯罪や殺人事件等を増加させ、さらに健康のレベルにおいても、全国民に成人病が増加するといった形で現れはじめたのではないでしょうか。

そこで、中庸としてのバランスを取る考え方・見方の現代版を相対的一元論と称して、これを教育に導入するために、まずこの節で、東洋文化と西洋文化の一部を調べて、その差異を認識することから始めます。

それでは、具体的に東洋人と西洋人を比較してみます。鈴木大拙先生は、このことについて、掌を用いて次のように述べておられました。「西洋型の考え方や感じ方は、これを手にたとえて言えば、五本の指のうちの一本が独立して、他の四本に対して権利を主張するようなところがある。小指は小指であり、親指は親指である。それで小指は小指としての、親指は親指としての責任を果たす。東洋はその反対で、五本の指が置かれている所、または五本の指の出てくる所、……その手全体をつかもうとする」

この話から、東洋人と西洋人の差異を次のような表現でまとめることができます。

(A)　東洋人は幹を見てそれを理解しても、その枝を理解せず、西洋人は枝を見てそれを理解するが、幹を理解しにくい。

さらに、この表現を、別の言葉で示しておきます。

(B)　東洋人は生命という複雑な事柄を知るために、単純な方法で直接知ろうと試みるが、西洋人は生命より非生命たる物質に興味を多く示し、これを複雑な方法で間接的近似値で知ろうと試みる。

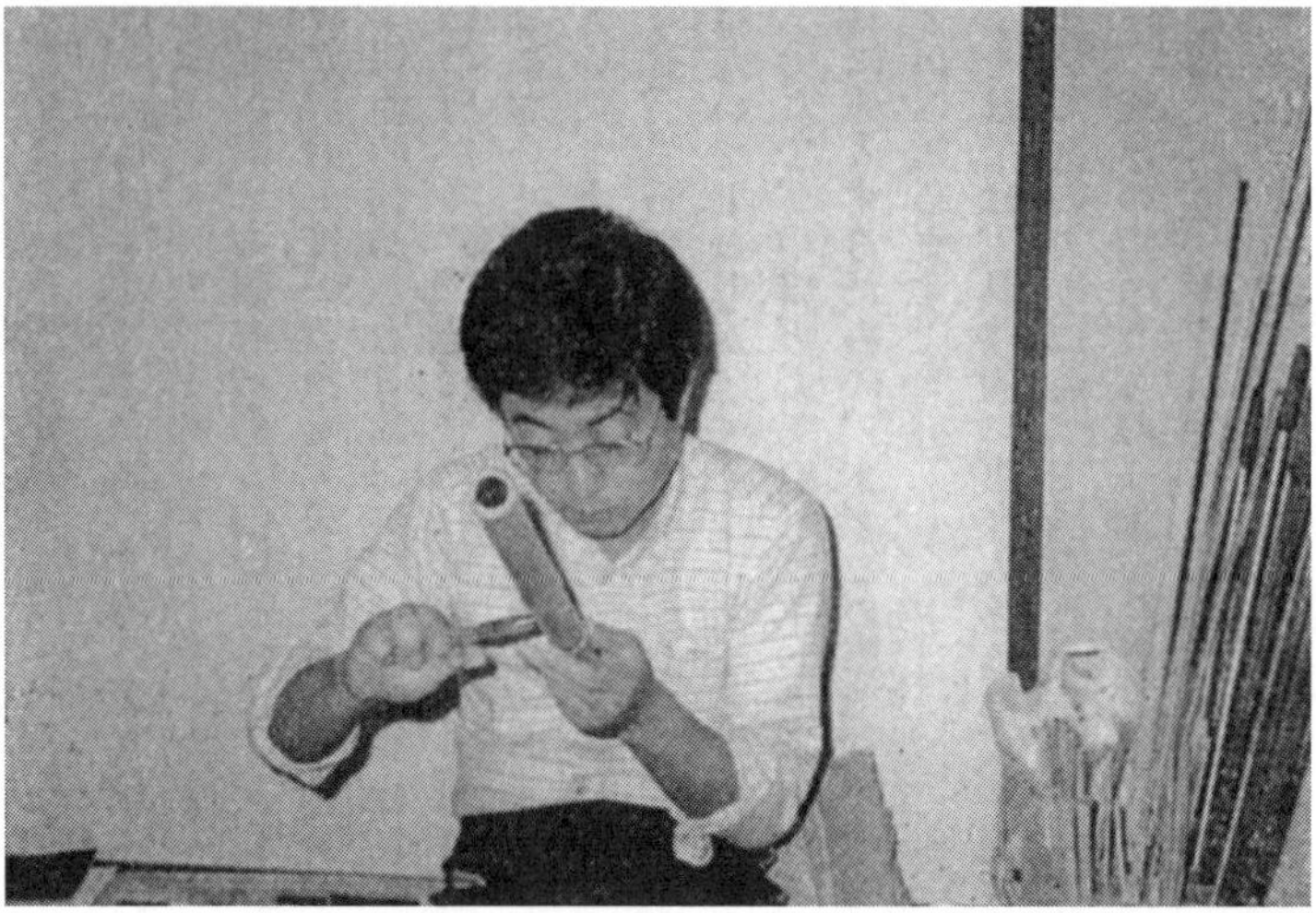

尺八職人・羽持飛翔氏（前橋市）

例えば、日本の尺八は、人生・生命の修養のために、自然の産物である竹に五つの穴（上下合わせて七つの穴）を開けた単純な物ですが、この尺八からの音色は実に幅広いものなのです。唇を歌口に当てる方法は通常の方法の他にメリ吹き、カリ吹きの三通りがあり、しかも一つの穴に指を当てる方法は少なくとも数えて四種類の方法がありますから、音色の数はおおよそ三〇七二通り（3×4×4×4×4×4＝3072）あるのです。そこに技術的な物が加わると、このような単純な楽器から相当の音色が出せるのです。ですから、「わび・さび」を感じさせるほどの非画一的な音が出てくるわけです。

しかし、西洋のフルートやピアノのよう

な楽器は、尺八や琵琶等に比べて、実に複雑で精密極まりないものですが、これらから奏でられる音色はある意味では画一化されています。もちろん、プロとアマチュアの違いはありますが、子どもが弾いても、お年寄りが弾いても、西洋楽器は画一化された音を出すのです。このように、西洋楽器は複雑な楽器から画一化された音を奏でるのです。

このようなことは、絵に関しても同じように言えるのです。例えば日本の墨絵と西洋の油絵を考えてみると、中国・韓国等の影響を受けた、日本の一派における墨絵は、墨一色を用いて白いキャンパスに、その墨色の墨が自然に馴染(なじ)んでいく姿を、尺八で言うなら掠(かす)れた音色が聞かれるように鑑賞されているのです。決して、墨絵は白いキャンパスへの挑戦ではなく、自然への馴染みを表現しているのです。ここに、人生という複雑な事柄が、単純な黒一色という手段で表現されているのです。

一方、西洋の油絵は、赤・青・黄・白などの数種類を対立させながら重ね合わせ、あたかも白いキャンパスを征服するかのように表現されています。そこには自然への畏敬というより、自然征服という自己の表現すら感じとれるのです。

さらに、東洋人と西洋人の差異としてよく述べられることは、次のように表現できます。

(C)　東洋人は、物事を大局的に全体主義的傾向で捉えるが、西洋人は、物事を部分的に、個人主義的傾向で捉えるケースが多い。

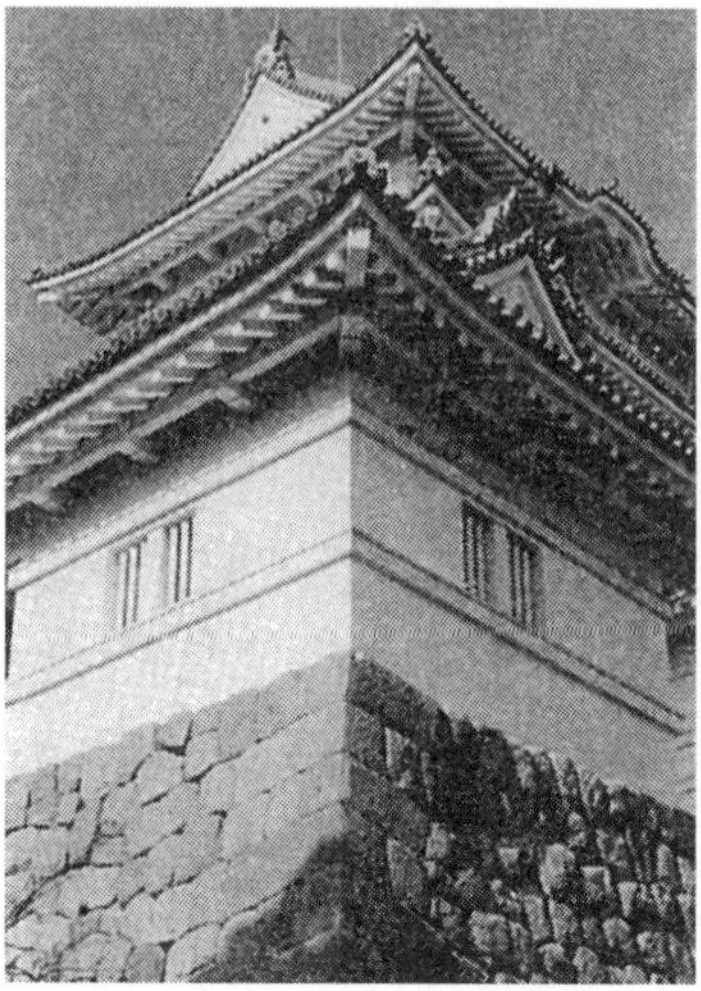

小田原城

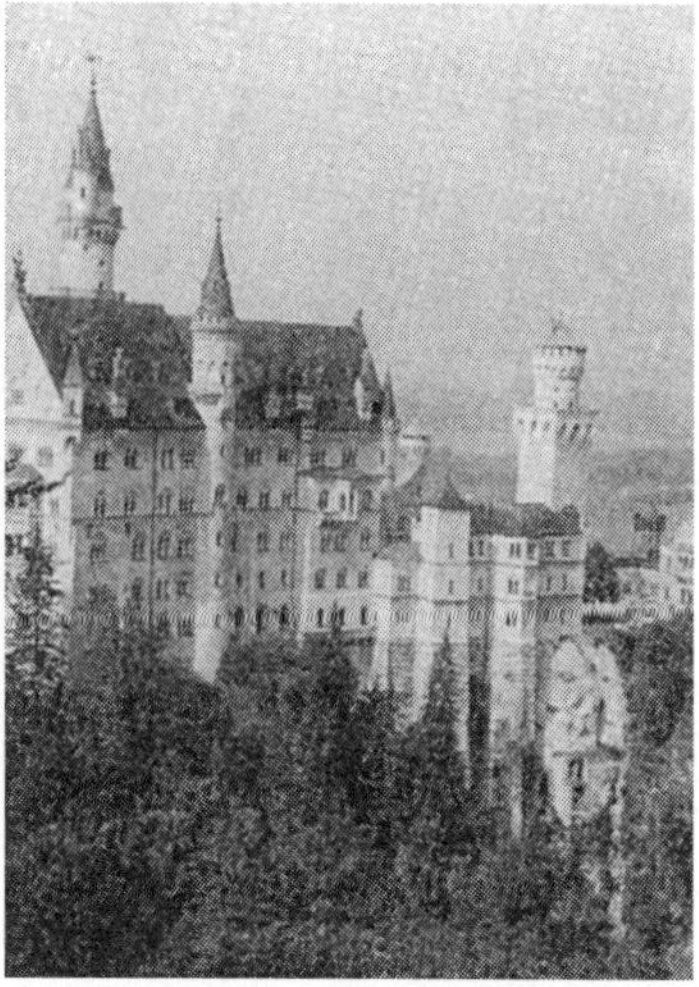

ノイシュバンシュタイン城（西独）

西洋の企業組織は個々のポストが明確にされており、個人が合わさって全体を作り上げています。このことは、ヨーロッパの煉瓦（れんが）作りの家のように、個々の煉瓦は明確な形である直方体で、これら全部が合わさって全体の家を造り上げているのとよく似ています。しかし、日本の企業組織は西洋のそれを取り入れながらも、少し違ったところがあるのです。すなわち、日本の城壁のように個々の石は定まった形ではないが、全体としては立派な城壁を作り上げているように、日本の企業組織は個々のポストは曖昧ですが、会社全体の仕事は正確に行われているのです。

さらに、人間社会の最小単位である家族の仕組みについて考えてみましょう。これに関しては、京都大学の会田雄次先生が、著書の中で次のような内容の事柄を述べておられます。

「西洋風の家造りは、部屋一つ一つに鍵が付けられているのです。それゆえに、親は子どもの自由、権利を侵すことをせず、子どももそれを要求するのです。一方、東洋風の家の造りは、部屋一つ一つの区別が明確ではないのです。例えば、昔の日本の部屋は襖一枚で仕切られているだけですから、移動が可能で、親の物と子どものそれとの区別があまりないために、個人・義務等の権利意識が西洋人ほど強くなかったのです。このように家の造りの違い等が、西洋人のように個人主義を強め、東洋人のように全体主義的傾向を強めたのです」

以上のように東西文化の両者の差異は、明らかに存在するようです。もちろん、「どちらの文化が良いのか」ということを述べているのではありませんが。

三　東西文化の比較——体と食事と運動

東洋人と西洋人の思考方法の差異は、食事、運動面にも現れています。

(D)　東洋人は自然に適応するために物事の質を重要視するが、西洋人は、自然を征服するために物事の量を重要視する。

西洋人は、自然への挑戦という考え方から自らの体作りとして、筋肉を強化する考えを生み出し、これが脂肪・タンパク質・糖質という三大栄養素重視型を育て、量としての熱量（カロリー）学を生み出したのです。このため、西洋人の運動は力を表現したようなものなのです。例えば、プロレス、ボクシング、フットボール、サッカー等を見ても明らかなように、筋力が強く、体が大きい方が得するようです。これらの運動は、体の衝突であり、自分の前にあるものを力で押さえ、時には破壊しながら前進していくことが多いようです。このため、西洋人が体・筋力を作り、エネルギー（カロリー）の高い食事が良い物だと考えるのは、当然の帰結と言えます。しかも、エネルギーの消費が大きいため、その運動の疲れも残り、休みを長くとるという傾向が起こるのです。

しかし、東洋人は、人間が自然・宇宙の申し子であることを知っているのか、「自然への挑戦」というより「自然への一体化」を求めるのです。ですから、東洋人は量としての体作りから筋肉を強化しようと考えるより、むしろ、質としての体全体のバランスを重要視しているのです。そのため、熱量学（カロリー学）の立場から見ると、まったく無意味なコンニャクや海藻等を昔から私たち日本人は食べているのです。このように東洋人は、量としての熱量という概念より、質としての体全体の潤滑を重要視するところがあるのです。このため、日本・中国・韓国等の運動においては、西洋人の量としての力による運動

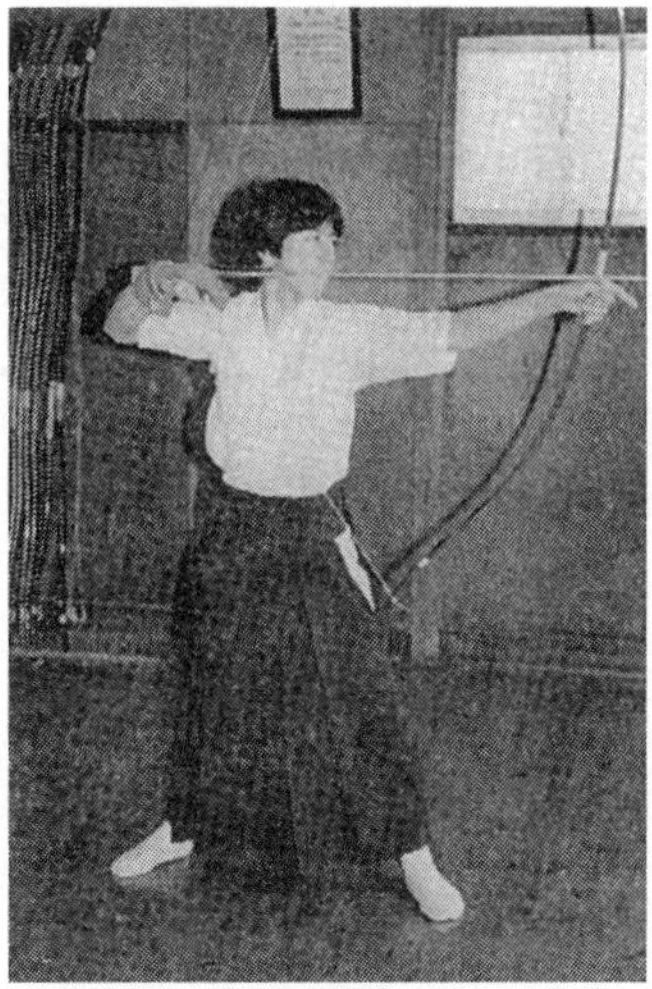
弓道に励む（平沼高校）

に比べ、体のぶつけ合いによるエネルギーの消費だけではなく「気」という精神がより一層重要視されているのです。多くの運動は、体の質を高めるために、自然に順応してゆっくりとした動作により、（西洋の運動・音楽等はスピードが速い）血行を重要視したものなのです。また、小腸・大腸・腎臓・肝臓・脾臓等の働きを良くするために、東洋の運動は腹式呼吸を奨励し、酸素の交換率を高めているようです。このような例は、ヨガ・太極拳・剣道・弓道・柔道等を見れば理解できるものと思われます。

以上のように、東洋人と西洋人の違いは、文化だけでなく、食事や運動等においても存在するのです。

四　相対的一元論の母体——東洋思想

これから説明することは、中国思想の一側面である陰陽思想をもとにしたものです。紀

図2

〔陰陽を捉える相対的一元論〕

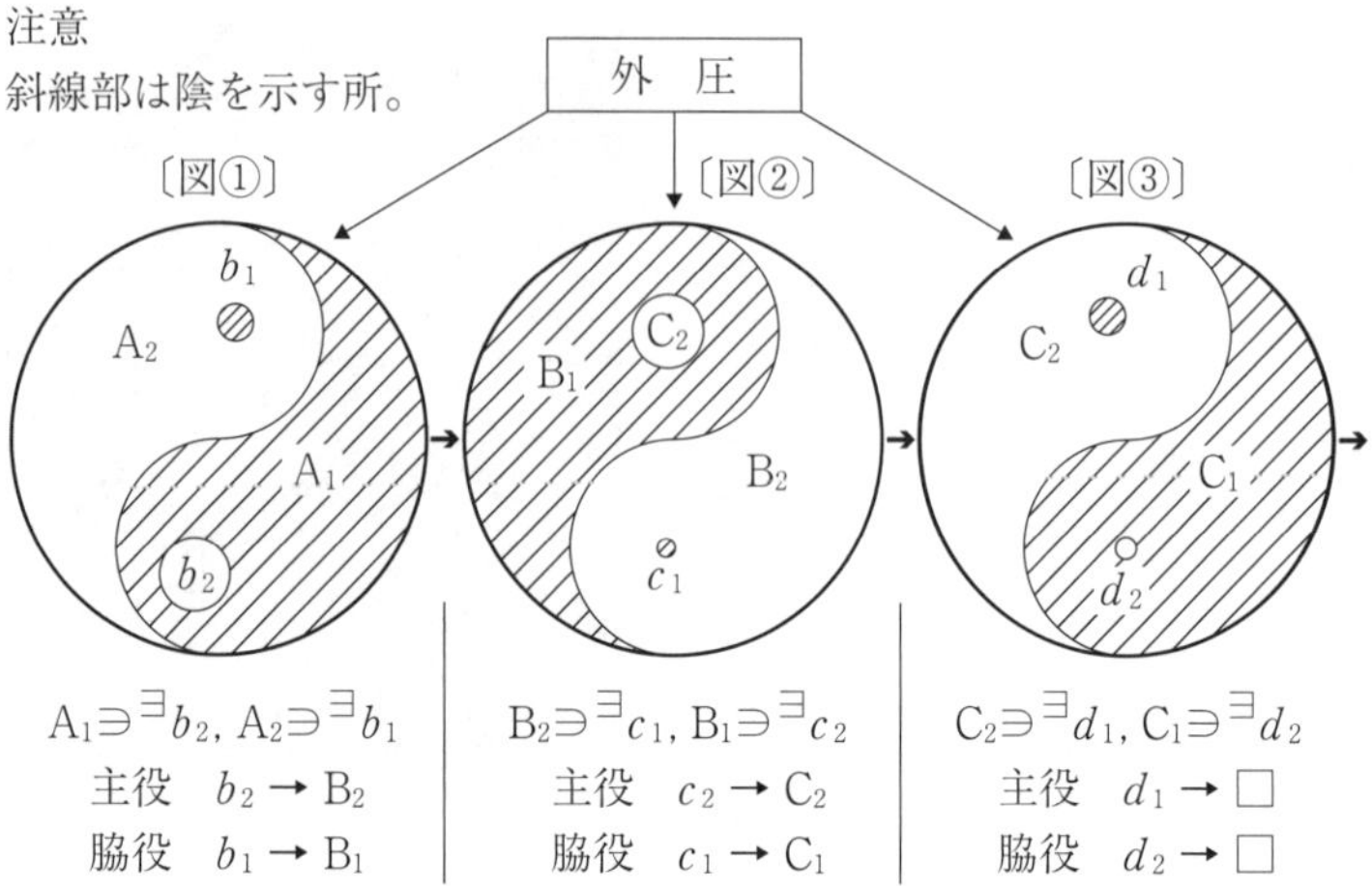

元前数世紀頃の中国には、儒教と道教という二大思想がありました。儒教は礼儀作法を通して家族制度の道徳面を強調し、物事を固定的に捉えたところが多くあります。ですから、儒教は、我が国でも江戸時代の封建社会においては規則や風習を身に付けさせるということで用いられてきました。

　しかし、ここで説明する陰陽思想は、道教にその根源を持っているものです。道教は、社会の風習によって失われた人間本来の姿を、自然の中に、自然の秩序に合った自発的行動を通し、しかも直感的知恵を通して悟ることを教えるものです。

　それでは、道教の一部の思想である陰陽思想とはどのようなものであるかを、三定理にまとめてみましょう。

定理一　陰と陽はすべての「存在」と「現象」に存在している。陰は陽を含み、陽は陰を含む。

定理二　陰は陽を引き、陽は陰を引く。陰は陰を退け、陽は陽を退ける。

定理三　陰が極まって陽となり、陰はその場を陽に譲る。陽が極まって陰となり、陽はその場を陰に譲る。

このように陰陽思想を簡単にまとめてみましたが、さらに現代的方法でこれを考えてみます（図2を参照）。

図①においては、陰（A_1）と陽（A_2）を西洋的に対称的・相対的に描かれています。絶え間なく変化して、ある周期性を持っている現象を描いているこの図①は、図②のようにダイナミックに陰（B_1）と陽（B_2）が場所を譲り合って変化した状態になる、前の状態を示しています。次に、変化した状態を描いている図②は、次の段階において、図①に似た図③のように変化する前の状態を表しています。ですから、図①は固定化することなく流動していることを示している訳です。ここで、図①から図②に変化していく状態は連続的に変化しています。そして、ある段階で連続的変化が急に正反対の場面を示すように、この場合は、陰（A_1）から陽（B_2）、または陽（A_2）から陰（B_1）に変化するような変極点を持っているのです。

この考え方は、物事を「相対的」にしかも「流動的」に捉え、別の側面に変化する瞬間点としての変極点の存在を認めながら、秩序ある統一的状態にするバランスある感覚を育ててくれるものです。このように、東洋思想の一部である陰陽思想を現代的手法で考える方法を、狭義の相対的一元論と名付けることに致します。

もう一度、先ほどの図を別の角度から説明しますと、図①の二つの点b^1（陰の芽）とb^2（陽の芽）が、逆の現像もしくは存在であるA^2（陽）とA_1（陰）の中に、すでに自然と芽生えています（定理一）。この際何らかの外部環境によって、陰か陽の芽の一方が主役を演じて、図②のような新しい状態のB^1、B^2が創造されるのです。ここでは、A_1（陰）の逆の芽（陽）b^2が外圧によって主役を演じてB^2となり、しかもB^2は、b^1により作られたB^1とは相対的に作られているのです。そして、図②が示しているように、前と同じく、B^2（陽）やB_1（陰）の中には、すでに逆の芽c^1（陰の芽）やC_2（陽の芽）が存在しているのです。そして、同様に何らかの外部環境によって、c^2が主役を演じてC^2（陽）を、C_1（陰）と相対的に作り上げているのです。こうして中庸としてのバランスが取れて、図③のような統一的状態が出来上がるのです。このように相対的でダイナミックに飛躍し、変化する原因は、外部環境たる外圧が直接的原因として働いているからではなく、すべての「事象」や「存在」そして生命体に内在している内なる力が働いて

（ここでは、b_1点とb_2点で示した）いるからです。

ここで注意しなければならないことは、内なる力（b_1、b_2）が常に主原因になっているわけではなく、時には外部環境から生じる外圧が主原因になることもあるということです。ところで、陰と陽という一側面からこの相対的一元論を述べてみましたが、この理論を指導者や両親自身が身に付けて、この章の目的である創造性への入口を子どもに探させる必要があるのです。

ここで、物事を考えるには定義が必要なのですが、定義それ自体がある概念をはっきりと定めるように、すでに固定的世界の事柄です。この流動する相対的一元論の世界の事柄を、固定世界の近似的な言葉で定義しにくいため、道教や仏教の得意とする直感的知恵を働かして（例のさとりの話を思い出して）、陰陽の定義を体得し、この相対的一元論を理解して下さい。

今日の生命工学は、従来、自然界にあるものを生物（陽）と物質（陰）のように区別していましたが、生物（陽）が同時に物質（陰）にもなるような両極面を持っていることに気付いたのです。すなわち、自然界にある、相対的な「生命と物質」が統一されたものであることに気付きはじめたのです。例えば、細菌より小さな生物（陽）のウイルスが、ある変極点を越えた状況下で、食塩のような結晶（物質＝陰）にもなるのです。

次に、生物（非生命体に比べて陽）中でも動物（陽）と植物（陰）の両極があり、両者は相対的ですが、互いに共存関係にあります。さらに、この動物（陽）の世界にも肉食動物（陽）と草食動物（陰）の両極があり、両者は相対的ですが、自然界の中で統一されているのです。さらに陰陽を社会現象から直感的知恵によって理解し、あの相対的一元論とはどのようなことかを知っていただきたいわけです。安定した健全な社会では、定理二が示すように男性（陽）は女性（陰）を、女性（陰）は男性（陽）を追い求め、男性（陽）同士は互いに競い合うのです。しかも、男女の協力・協調によってバランスが取れているのです。しかし、不安定な不健全社会では、定理三が示すように女性（陰）が極まって男性化し、男性が逆に女性化へと動いていくのです。このような現象は、定理一が示すように男性（陽）の体の中にも女性（陰）化させる芽であるホルモンがあり、女性の体の中にも逆の芽である男性（陽）ホルモンがあるから起こるのです。外部環境の多くの事柄、例えば食事やストレス等によって、この芽が刺激された結果、今日にみるようなレズやホモ等が現れたのではないでしょうか。

このような陰陽の概念から見れば、現代の日本社会や欧米社会はバランスの欠如した不安定な社会のようです。こうした社会では、いずれ子どもたちにも影響が出てくるものと思われます。ですから、指導者や両親は今こそこの現代的手法による東洋思想を身に付け、

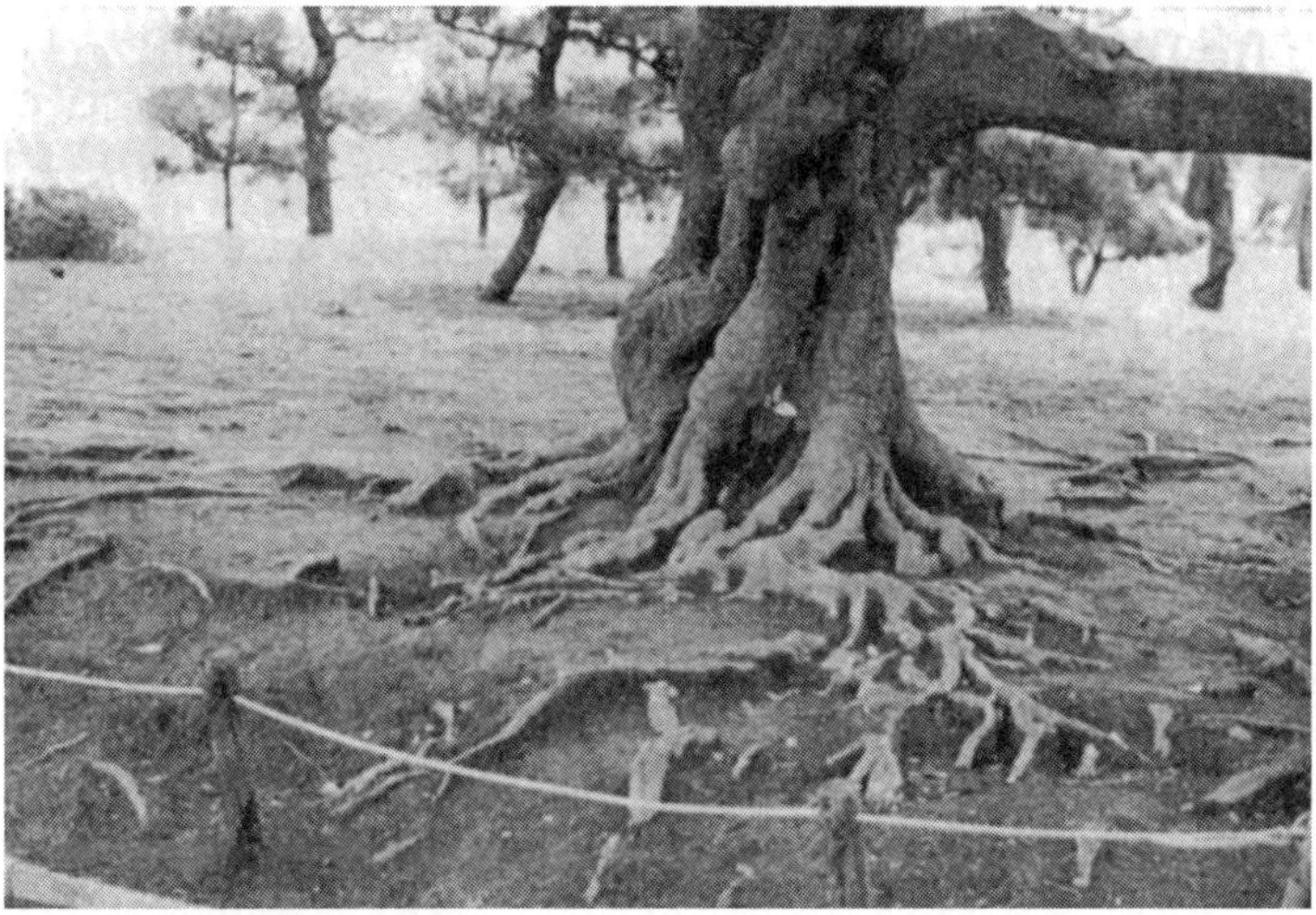

東洋文化と西洋文化の合流

子どもに接する必要があるのです。

この陰陽を土台にした相対的一元論は、固定的にしかも対立させた物の見方ではなく、例のウイルスが生命と非生命の両極を示し、結局は唯一のウイルス自体であったように、相反するものが共存しながら統一されていることを示せる見方なのです。そして、この相対的一元論が、自然界や社会現象のある部門において適応し得る一つの見方を教えるものだと考えています。さらに、これが、人生の法則の一部として、人間教育に適応できる見方を教えるものだと思われます。状況が極限に達すると、図②のように芽が外部環境によって、正反対の方向を表すのですから、苦境においては勇気と忍耐を教え、好調な時期においては慎重な行動と態度を学ばせることができるのです。また、世界の歴史の一部がそうであったように、内部（陰）の社会風俗の乱れが、外部（陽）の武力によって、ローマ帝国を滅亡へと導いたことを私たちに教え導いてくれます。ところで、このような現象は、超大国米ソには例外なのでしょうか。この両大国は対立しながらも共存し、その内部に矛盾の芽を秘めながら徐々に内側から滅んでいくのではないでしょうか。それ故に米国は、内なる病として、麻薬・性犯罪・校内暴力・成人病等が国を滅ぼす芽であると認識しなくてはならない時期に来たのです。この内なる病は防衛力を身に付けても押さえられるものではないのです。

この項を通して、私は物事を固定的しかも対立的に捉え、多くの原因を外部に追い求める傾向にあった従来の西洋的見方を、別の角度から捉えることの重要さを生徒に教える必要性を述べているのです。元来、西洋人と東洋人の差異は至る所にあったのですから、指導者や両親が東洋思想を母体にしたこの相対的一元論を認識した上で、子どもに「現代の混迷した社会」と「自然」とのバランス感覚を育てる人生観を学ばせることです。さらに、国際社会におけるバランス感覚を育てるという意味での世界観を教えることが大切なのです。今それが求められており、また、「創業教育への入口」を探させる糸口にもなるものと考えています。これが、この本のテーマの一つなのです。

第三節　右脳・左脳から見た相対的一元論――創造性への入口㈡

この節では右脳と左脳の違いを簡単に調べて、ただ単に両者を対立的に捉えるのではなく、この両者についてもバランス良く捉え、これによって第一、二章で述べた具体的教育方法が妥当であることを示します。

第二章において触れた脳の教育は、暗示教育という立場から、蓄積された教育結果、すなわち記憶の痕跡を再現させるものであったわけです。また、話をすることによって、数々の心の鎖から子どもを解放させ、勉学意欲を引き起すことであったのです。この章の脳についての教育は、過去の教育蓄積を呼び起こすことではなく、現在・未来における可能性に向かって、右脳と左脳とのバランスを考えて行うことです。

この節の内容はT・R・グレークスリ氏の考えに基づくものですが、氏は著書の冒頭において、「世はまさにコンピューター時代、宇宙時代であるというのに、われわれ自身の脳の働きに関する知識ときたら、『地球は平らである』とした祖先たちの考え方と似たりよったりである」と述べています。

私たちが物事の一面を局所的・固定的に捉えてしまったように、特に西洋人においては甚だしいのですが、この脳の世界においてもやはりそうなのです。しかし今日、現代科学は、この脳の世界においても、東洋の「禅」や「ヨガ」を利用して、右脳と左脳とをバランス良く捉えるようになってきたのです。

一　右脳と左脳の役割分担と脳梁

人間の大脳は大きく右脳と左脳とに分けることができ、人間の言語能力は左脳にあることがほぼ一世紀前から知られています。一方右脳は、言葉では表現できない特有な思考形態、すなわち自分の動作を押さえたり、感情を抱いたり、科学や芸術そして他の直感的・創造的な事柄を司っています。ですから、左脳（左側の脳半球）は語学の専門家のように言葉・文字を用いて思考し、さらに学問の基礎として重要な、論理的な思考をも行うと言われています。しかし前述した右脳は直感的感覚で思考し、複雑な事柄の認識や処理が著しく優れていると言われています。別の表現で左脳と右脳を述べると、左脳は言葉・文字を介した今日の受験教育によって酷使されている脳ですが、右脳は空間内の動きを言葉や文字を使用しないで、直感的知恵を以て物事を認識することができるものです。右脳は、

図3

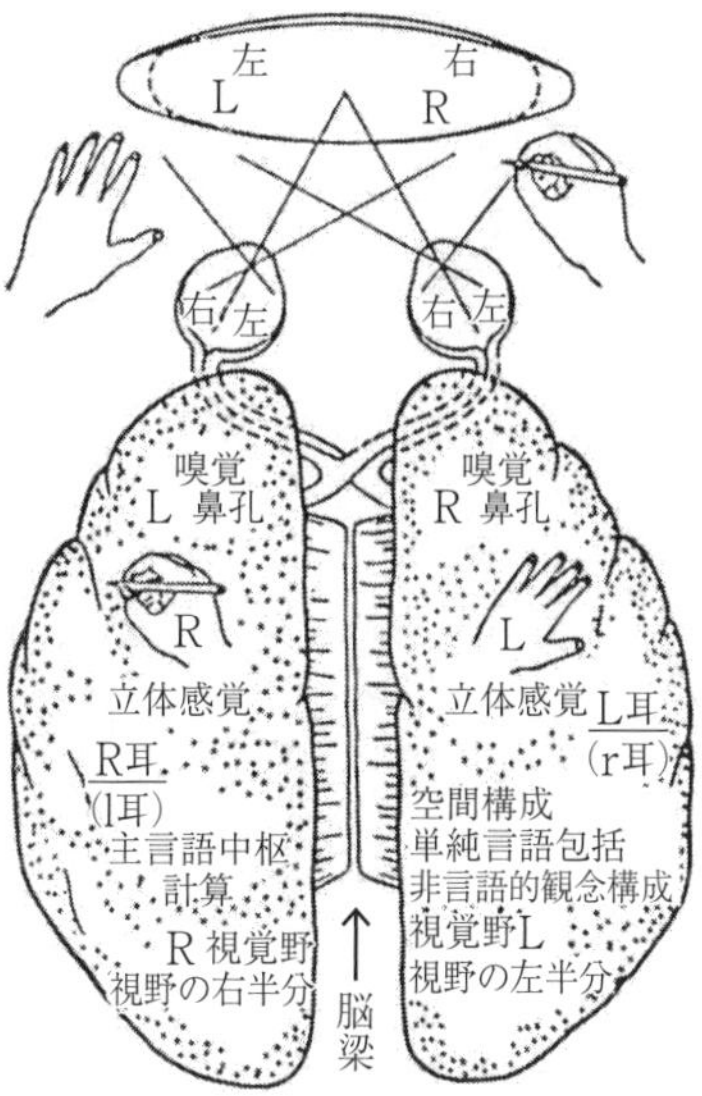

右左の視野が視交叉で部分的に交叉を行い、それぞれ左右の視覚野に投射される経路を示す。右躯幹から左脳半球への感覚入力および左躯幹から右脳半球への感覚入力を示す。同じように聴覚は大部分その入力に際し交叉するが嗅覚は交叉しない。(SPERRY. 1970)　○（科 学 44：5 号 P.270 より引用）…〔角田忠信著『日本人の脳』より〕

禅者が文字を否定し、論理を否定して行う問答法によって養うことができると言われている脳半球なのです。

多くの哺乳動物の神経は各々の脳半球が反対側の身体と結ばれていると言われています（図3）。すなわち、右脳は左側の視覚・触覚である左目・左耳・左手等を受け持ち、逆に左脳は右側の視覚・触覚である右目・左耳・右手等を受け持っていると言われています。しかし、実験によれば、実際は左脳が身体の右側に直接指示しているだけでなく、同時に脳梁（図を参照）を媒介にして、右脳に身体の左側を動かすように間接的に影響を与えているということです。脳の世界においても、現代科学は、単に右脳と左脳とを対立的に捉えているのではなく、両者には各々役割分担があるものの、脳梁によって相互関係があることに気付き始めたようです。

次に述べる二つの実験報告が、前述してきた事柄を実証しています。一つ目の報告は、脳梁を切断されていない人、すなわち正常な脳を持った人による実験例ですが、これはスクリーンの右端・左端に瞬間的に単語を投影したものです。それによれば、右端（右目より左脳に連結）に出された単語の方が左端に出された単語よりも二倍の正確さで識別されるのです。ところが、文字や単語の代わりに人の顔（図形は右脳で）を同じように右端・左端に瞬間的に投影した場合は、前の逆で、左端（左目から右脳に）に映し出された顔の方が右端（右目から言葉脳である左脳に）のそれよりほぼ二倍も多く識別されるのです。

右脳・左脳を考えると、私は次のような経験を思い出します。ある県立高校の教壇に立っていた頃、向かって左側に座っていた生徒が非常に印象に残ったものです。ですから、授業中もその近辺の生徒が動くと、極めて目障りであった記憶があります。要するに、左側の位置にある顔や動作は、私の左目が捉え、感覚的概念で考える右脳で捉えやすかったからです。

二つ目の報告によると、左脳と右脳を連絡している脳梁を切断された分割脳患者がブロック・デザインテストを行うと、右手（右手は左脳である言葉系脳につながる）ではその

表2

右脳と左脳の機能差
脳半球と神経系のつながり方と

		左　脳（言語）	右　脳（非言語）
機能差		意識への連絡脳	左半球のような連絡脳はない
		言語的	ほとんど非言語的
		観念構成的・抽象的	絵画的・および図形的感覚
		分析的	合成的・記憶統合
		連続的な細かい手作業	全体論的
		算術的および計算類似的	幾何学的および空間的
		論理的	創造的・直感的
神経系	視覚	視野の右半分（両眼）	視野の左半分（両眼）
	嗅覚	左鼻腔	右鼻腔
	聴覚	両耳（わずかに右耳のほうが強い）	両耳（わずかに左耳のほうが強い）
	触覚	右側（左側は粗い感触）	左側（右側は粗い感触）
	手	右側(右側は粗い動きのみ)	左側(右側は粗い動きのみ)
	身体の筋肉	右側（一部左も）	左側（一部右も）

（T・R・ブレークスリー著『右脳革命』P 212 プレジデント社）
（J・C Eccles　著『運動の制御と自由意志』P 270 岩波書店）
の両方より作る

テストはほとんどできませんでした。しかし、その患者が同じこのテストを左手（左手は、ブロックのような空間を直感的に捉える右脳とつながっている）で行うと、そのテストは正常に行われるというのです。ところが、この分割脳患者が文章を書くようなテストを行うと、今度は先ほどのテストとは逆の結果が出たということです。すなわち、左手（右脳に）では、脳梁がないため、右脳に流れた情報が言葉を得意とする左脳に流れず、この言葉テストができなかったのです。もちろん、右手（左脳へ）ではこの言葉テストが正常に行われたという結果が出ています。このように、右脳・左脳をつなぐ脳梁がない患者の実験では、前述の二つの事柄が実証されたのです。それは次のようにまとめられます。

(a)　右脳は感覚的概念（ブロック・積み木等）を左手・左目などを通して行っていて、左脳は言葉を媒介に論理的な事柄（文章を書くようなこと）を右手・右目などを通して行っているのです。

(b)　右脳と左脳の両者をつなぐ脳梁が切断された分割脳患者は、右脳がブロックを洞察しても、脳梁がないために左脳に伝えることができなかったので、左脳と連結している右手ではこのテストができなかったのです。また、同様に左脳が言葉を識別しても、右脳に伝えることができなかったため、右脳と連結している左手では文章（言葉）を書くテストができなかったのです。

二　何故、右脳教育が必要か

右脳と左脳は全脳の中で明らかに重要な役割分担を行っています。右脳は言葉や論理性に欠けているために、表現力に優れた左脳の陰に隠され、その重要さが知られていなかったのです。これと似たような傾向は、学者や文化人そして本の出版等においても見受けられます。言葉や文字による表現力に優れた左脳の持ち主たちは、彼らの左脳の優位さゆえにマスメディアに多く登場し、左脳教育の重要さを強調し過ぎたのです。しかし、今ここに来て欧米等に禅（不立文字が示すように、禅は右脳教育に良いと言われています）ブームが起こり、学問の世界の湯川秀樹、江崎玲於奈、広中平祐氏等がマスコミに登場されて来たように、日本の社会は、左脳は言うまでもなく、右脳をも優れた人物を要求しはじめたのです。

現代の学校教育は知識万能主義ですから、単語や文字を媒介とした左脳教育であり、しかも量の詰め込みと同時に、事務的処理能力を育てるスピード教育です。当然の帰結として今日の社会は、量とスピードを中心に考えた、左脳教育的発想が右脳教育的発想を上回っているのが現実で、右脳が自由に、活発に働ける時代ではないのです。

また、右脳教育に通ずると言われている音楽や芸術も、今日の学校教育の中でも行われていますが、今日のその教育は、直接的感覚（右脳で捉える）に訴えるというより、むしろペーパーテスト重視による言語中枢への接近方法で、他の教科と同じような左脳教育（言葉・論理）が行われています。それでなくとも、今日の子どもたちは、知識偏重教育の上に、行き過ぎた受験教育による左脳教育が行われているため、高学年へ進むにつれて右脳の直感力や創造力が失われつつあるように思われます。これは、極端な知識教育によって育ったおしゃべりな左脳が、無口な、控え目な右脳を押さえ込み、右脳の発達を阻害しているることが一因であるのかもしれません。さらに、右脳が持っているもう一つの重要な感情や情念を司る機能も、偏った左脳教育によって押さえ込まれ、育ちにくくなっているようです。このことが、自分自身の感情をもコントロールできない、粗暴化した生徒を生み出しているのかもしれません。ですから今後の教育は、右脳への配慮が必要なのです。

三　右脳教育はどのように行われたらよいのか

1　ゲーム・パズル・幾何学

今日の多くの子どもは、言葉や論理を優先し、直感的想像力を軽視せざるを得ない社会で教育を受けてきたので、今後は視聴覚的教育を充実させて、右脳教育を行う必要があるのです。ですから、非言語を媒介にした右脳教育としては、第二章で示した絵・ブロック・パズル等を用いたパズル的教育や、第三章で示したイメージ化による教育が必要なのです。これらは、記憶力・理解力を高める方法としてのみ用いるのではなく、右脳教育を行うという立場からも必要なのです。

次に、数学の一分野である幾何学が右脳を育てるということです。米国、カリフォルニア工科大学のフランコとスペリーの実験が「左脳の論理性を養い、同時に右脳の直感的創造力を養うのに最も適した学問の一つが、数学の幾何学である」と指摘しています。その理由は、幾何学（図形を対象にした数学の一部門）の問題を解くには平面や空間の図形を右脳で直感的に把握し、脳梁を介して左脳の論理を用いながら言葉や文字で表現する必要があるからです。

2　芸術と禅等による右脳教育

次に、芸術や東洋的方法による右脳教育があります。左脳は音楽的学力を備え、右脳は音楽的直感を持っていると言われています。別の表現をすれば、左脳は音楽を言葉や文字を介して間接的に理解する「テクニック脳」であり、右脳は音楽を直接聴く「情操脳」であるとも言われています。

コロンビア大学のある研究班は、正規の音楽教育を四年以上受けた者と大学で音楽教育を受けなかった者とに対して、あるテストを行ったのです。その結果、正規の音楽教育を受けた者たちは旋律を右耳を通して左脳で聴くが、正規の音楽教育を受けなかった者たちはそれを左耳を通して右脳で聴く傾向にあったということです。ということは、音楽を本来右脳の情操脳で聴くところを、音楽教育を受けた者たちは、文字を介して左脳の論理を使う所（テクニック脳）で、音楽をも他の教科と同じように左脳で聴いているようなのです。

三〇年間の尺八の稽古を通して感ずることですが、大師範の師匠をはじめ、上手な方々は左脳を使っているだけではなく、右脳をも上手に用いているようにすら感じられます。かつての尺八の教授方法は、今日のように文字を使用した音譜によるものではなく、目・耳等の直感的感覚を用いて、師匠の演奏技法を右脳で捉えるものだったのです。体で教えたかつての教授方法は、右脳を大いに育てることには役立ち、今日のように左脳教育が氾濫している世の中ではより一層役立つように思われます。しかし、左脳教育の中で育った私たち現代の人間は、練習不足の上に、楽譜を用いざるを得ない社会状況下での左脳教授法のために、先人たちのような個性ある、創造性を備えた右脳尺八演奏者にはなれないのかもしれません。また、合奏のための「和」＝「気配り」を重んじて、個性・創造性を押さえた左脳尺八演奏者にはなれるのかもしれません。

以上のように、直感力や創造力を養うための右脳教育は、極端な文字・言葉を介した左脳教授法でない、芸術にもあったのです。

さらに、禅・茶道等の東洋的方法による右脳教育があります。師家が問い、弟子が答えるという問答法に見受けられるように、禅者は、時には完全に文字を介さない教育を受けるので、左脳を使用せずに右脳で直感的に理解する、いわゆる、悟りの極致を目指せるわけです。禅者は、抽象化された概念では心や生命界の多元的な動きを説明できないことを知っているのです。別の表現をすれば、禅者は、心や生命界の動きを理解するには左脳の得意とする飛躍の許されない論理的知識では限界があることを知り、直感的悟りである体験からの知恵、知力の領域を越えた「あるがままの」直感的体験による智恵を右脳で体得すべく努力をしているのです。

このことに関して鈴木大拙先生は、「識ることと観ることとは、ブッタの教えでは直結しており、仏教哲学は究極目的には現実をあるがままに観ることを目指しており、観ることこそが悟りの体験なのだ」と述べています。ですから時には禅を通して思考を停止し、左脳の合理的な意識を右脳の直感的なものに転換させることが必要なのです。

このように禅は右脳教育に極めて良いものなのです。この他に茶道や弓道等のように無意識に身体を動かすことが、思考の介入によって疲れきった左脳を止めると同時に、右脳教育にも良いのです。かつての日本人は、右脳で直感的に理解してきた茶道や弓道を、平常心を保つために厳粛に、無理の少ない動きの中で、論理的思考を排しての「無の境地」で行うことを目指していたのです。無論、この両者は、最初は言葉を媒介とすることもありましたでしょうが、いつまでも「こうやって、こうする」という左脳だけで行っていたわけではなく、自然と無意識に右脳で行っていたようです。

疲れきった子どもたちの左脳を助けるためにも、また右脳が備えていると言われている創造性を育てるためにも、芸術と禅・茶道等による教育が必要なのです。

四　右脳と左脳のバランス教育

一般的に言われているように、日本の企業は集団的な行動を社員に要求し、製造技術を高めることに力を入れてきました。しかし、現在では物を製造する技術だけでなく、価値を産み出すための創造力が要求されるようになってきています。このように、教育界だけでなく経済界においても創造力が現在重要になっているわけです。三節を通して右脳の創造力について述べてきたことは、子どもが社会人になっても重要であるということです。

指導的立場にいる人たちは、言語的表現力や論理的処理能力の左脳だけでなく、直感的創造力によっても左右される、意思決定能力を備えた右脳の持ち主でもあるようです。特に現代のように複雑な不確定要素の多い社会の中で、指導者の意思決定には論理的思考（左脳）に裏付けられた要素だけではなく、飛躍を必要とする決断力（右脳）が必要です。まさに、第一章で触れたように、「パターン能力」だけでなく、「パズル的能力」が重要だ

表３　第三章の表によるまとめ

相対的一元論

東洋哲学・思想 → 〔非ユークリッド幾何学を土台とした、アインシュタイン理論の出現〕 ← 西洋現代科学・哲学

東洋哲学・思想
- 東洋文化〔掌〕
- 輪廻・中庸
- 陰陽
- 大局〔幹〕
- 禅的発想法

西洋現代科学・哲学
- 高次元化
- 局所〔枝〕
- 相対性
- 先端科学
- 西洋文化〔手の指〕

時間……心理生理的時間と物理的時間
脳　……　右　脳　と　左　脳
もの……　生　命　と　非生命

と述べたことにも関連があるのです。

　このようなケースは、左脳教育重視の学校教育での成績が良くとも、右脳を多く使う実社会での成績が上がることとは必ずしも一致しないことからも理解できるものと思われます。

　私が高校生の頃だったでしょうか、数学者の遠山啓先生が、新聞に次のような内容の記事を述べておられました。「将来、独創的な仕事をする日本人が出るとしたら、現在の優等生ではなく、序列主義に打ち負かされないだけの強い個性を持った劣等性の中から出るだろう」と、まさに右脳教育の重要さと必要性から述べられた言葉のようです。

　学校教育、社会人教育のいずれにおいて

も、左脳教育だけでなく右脳教育の充実をより一層考える必要があるのです。これまで右脳教育の重要さを強調してきましたが、左脳（言葉系、論理）教育を決して軽視するわけではありません。今日の日本は、右脳が持っていると言われる直感的創造力が要求される中で、教育・音楽や他の芸術等が左脳に傾き過ぎているため、右脳教育をより一層重要視する必要があると述べているのです。もちろん、左脳がより要求される職場もたくさんあります。実際、多くの事務的職場はそうでしょうし、さらに学者や研究者のように創造的な仕事を行う世界においても、直感的（右脳で）に把握したものを他人に伝えるためには左脳を活用して文字を抽象化したり、表現しなくてはなりません。ということは、左脳が持つ分析力や論理等で仕事を正確に処理する職場もあり、学者のようにアイデアを生み出す右脳や、そのアイデアに基づいた事柄の分析を行う左脳をも必要とする職場も多くあるということです。

結局は、脳を従来のように固定的に捉えるのではなく、左脳と右脳の「役割の違い」を認識し、両脳を相対的に捉えながら、脳梁という橋の存在を忘れずに、統一された一つの脳であるという認識のもとで教育がなされる必要があるのです。ですから、音楽や他の芸術教育においても東洋と西洋のバランスある授業を進め、しかもこれらに対しては左脳接近教授方法に傾き過ぎずに、右脳教授方法に戻して、右脳と左脳とのバランスを育てるように行われる必要があります。また、そのように両脳のバランスを取りながら教育した後に、この二種類の思考法（左脳、右脳）を適時・適所に応じて自由自在に活用する必要があるのです。

第四章

発展編(二)・内部生命力

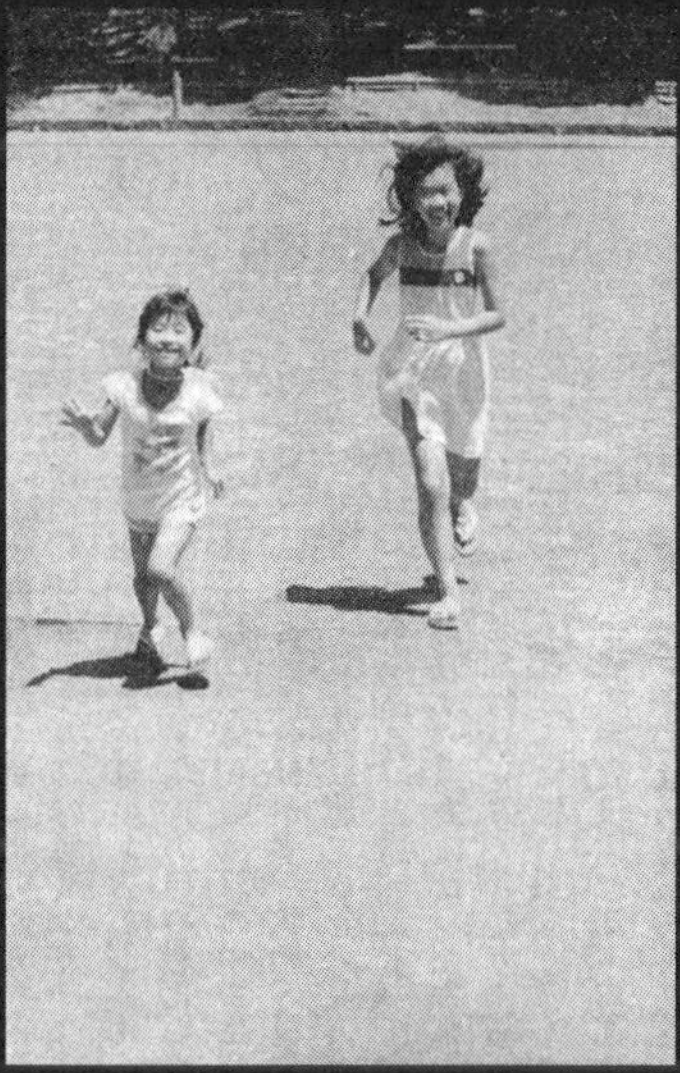

図1

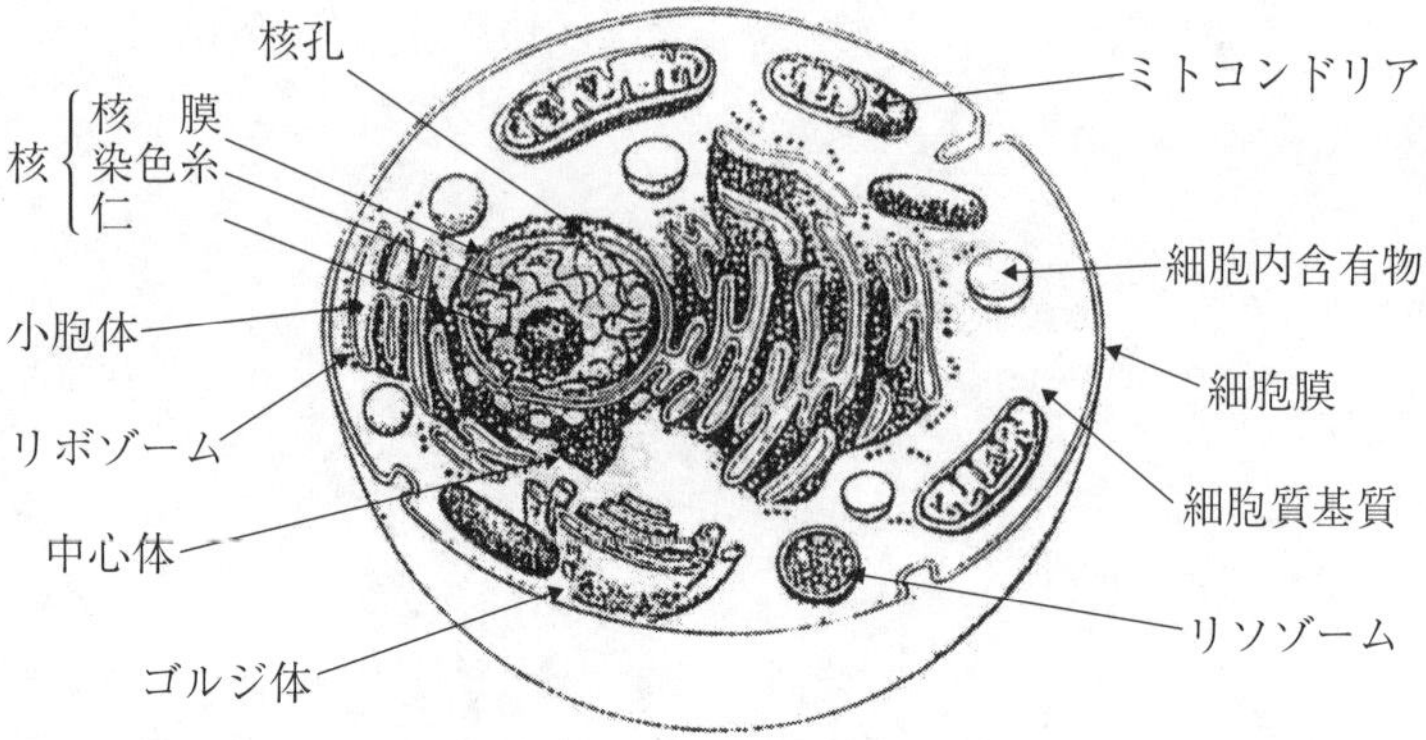

〔電子顕微鏡で捉らえた細胞内の模型図〕

この四章は、子どもたちの学力不振や心の病等を体の姿勢や肉体的病という外観的症状と関連させて、しかも外部環境と内部環境とを絡ませながらも内部環境を重要視した立場から、この内部環境から生じて来る内部生命力について述べたものです。さらに内部生命力の弱体化から来るであろう子どもの知力・精神力等の悪化の主因は、結論的に述べれば、時代の流れの中で生活環境が変化していることに気付かず、状態、現象等を局所的・固定的・対立的に捉える物の見方・考え方で行ったからである、と述べたものです。この物の見方・考え方は、過去になった古典的西洋思想一辺倒から来る物の見方・考え方であったように思われます。

別の意味で表現すれば、内部生命力の不安定な原因は、そのような物の見方・考え方が外部環境に原因を求め過ぎ、原点たる内部環境を作っている食生活を忘れたところにあるように思われます。そして、この食生活が、あの古典的西洋思想である三大栄養素としての単なる量的考え方に立った、今日のカロリー学に基づいた栄養学だけに陥っていたからであると思われます。さらにあの考え方・物の見方が、内部生命力を安定させる食生活以外の、運動・精神的活動といったところにおいても浸透していったため、内部生命力の安定化を今日の子どもに得られにくくさせてしまったのです。

以上、このような立場からこの四章を展開していきます。ただし、この本の内部環境とは体液と細胞の両者を意味します。そして、細胞自身が持っている力を内部生命力と呼んでいます。

さらにこの四章の役割は、相対的一元論的物の見方を述べた三章と、食物を中心にした内部生命力という立場から説明している第五章との、橋渡しをすることです。

第一節　内部生命力の現状

一　弓矢と卵の例から見る内部生命力の必要性

弓で矢を飛ばす時、私たちは的を数十メートル離れた所に置きます。この的に相当するものが教育においては生徒自身が持つべき目標であり、時には目的としての夢になるわけです。そして、この目標や夢は間接的、直接的経験を積み重ねて、養うことができたのです。

例えば、旅行をしたり、友人と話し合ったり、さらには読書を通じて養うことができたのです。しかし、この的（夢）があっても、弓を射る技術がなくてはこの的（夢）に矢を当てることはできません。この技術を育てることが明治以降の教育の主要目的であったようです。しかし、的が数メートル移動すれば、従来の技術では矢を正確に射ることができません。ですから、角度をも考慮する必要が出てくるわけです。この角度を考慮することが物事の捉え方で、このことに関してはすでに三章で述べました。もちろん、弓矢を引く際はそれらと人間との一体化が必要でしょうから、動揺している自らを制御し、暗示や集中力を以て自然体で実行する必要があるのです。それについてはすでに二章で述べました。

しかし、夢としての的を射るには、弓を引く技術や角度等の物の見方・考え方、そして動揺しない心を養うことだけで良いのでしょうか。さらに弓と矢自身に弾力性が必要であると同時に、弓矢を引く人間自身にも体のたわみと張りが内部から備わっていなくてはならないのです。このたわみと張りは量としての骨や筋肉を大きくすれば備わるものでなく、骨や筋肉が小さくとも質が良く、しかも内臓等の働きが良くなくてはならないのです。すなわち、内部環境の影響を受けた細胞自体が持つ力、内部生命力が良いことと私は考えております。

さらに卵の例を考えて、内部生命力の必要性を考えてみましょう。今、次ページの表1のように、㈠鶏が生命のない鶏卵をあたためている場合、㈡生命力のある鶏卵のみがあって、外部の要素がない場合、㈢鶏の代用品としての孵化機が生命力のある鶏卵をあたためている場合、㈣鶏が生命力のある鶏卵をあたためている場合、の四通りの場合を考えてみます。するとひよこが誕生する（結果が出る）のは㈢と㈣の場合です。㈠の場合は鶏卵に生命力がないので、その卵自身のひよこは生まれません。すなわち、内部生命力が死んで

表1

内部生命力の重要さ

番号	(一)	(二)	(三)	(四)
外部の力	親鳥	なし	〔代用品〕孵化器	親鳥
内部の力	死（生命なし）	生（生命あり）	生	生
結果	× ひよこが誕生しない	× ひよこが誕生しない	○ ひよこが誕生する	○ ひよこが誕生する

いては、現代科学の力を以てしても、その卵自身のひよこを誕生させることはできません。もちろん、(二)の場合が示すように外部の力が欠如しても、ひよこを誕生させることはできないのですが、ある時期において内部の力は外部の力より重要なのです。何故かと言いますと、(三)の場合が示すように外部は鶏でなくとも代用品の孵化機があれば、その卵自身に生命力があるので、その卵自身のひよこは生まれるからです。

以上のことから考えると(三)と(四)の場合が示すように、外部と内部の両者の力が必要であることはいうまでもありませんが、ある時期において内部の力は外部の力に勝るのです。

しかし、現実はどうでしょうか。前書きでも触れたように、今日の学校教育の荒廃原因は、(一)家庭内の父親の不在、(二)夫婦仲の良し悪し、(三)教育者の質の低下、(四)マスコミの氾濫による影響、(五)受験教育の激化等によると言われています。しかし、子どもの立場から見ると、この五項目の見解は外部環境としての遠因であって、主因ではないように思われるのです。もちろん、例の卵の(三)、(四)の場合が示すように外部環境も原因には違いないのですが、むしろ、この外部環境は学校教育の荒廃の遠因として働いていて、より本質に近い原因はこのような外部環境に耐えられない子どもの内部生命力の低下、それ自体にあるように思われます。特に、精子と卵子が結合した時から胎児が生まれるまでと、その後の急激に成長している時期においては、この内部生命力の質的低下が、ある原因によって起こりやすいのです。その結果、子どもたちの粗暴化や体質の悪化が起き、遠因たる五項目等の外部環境に左右されやすい子どもが現れてきたものと思われます。

実際、私塾という立場からではありますが、学業成績等が伸びやすい生徒は、「遺伝的事柄」や「過去における教育蓄積の有無」の他に、「精神的にも肉体的にも健康である」ように思われるのです。すなわち、内部生命力が健全なのです。もっと簡単に述べれば、学業の成績や頭の回転の良さは健康と大いに関係があるのです。

二　内部生命力による外見的症状と学力

一般的に学業不振である生徒は、精神面において集中力・持久力が弱くて、物忘れが激しく、さらに無気力・無関心という一面を示すことが多いのです。また、このような生徒の多くが、頭痛・肩こり・冷え症・鼻づまり、のぼせ症・手のしびれ・霜焼け・耳鳴り等の各症状のうち、一人で五つくらいの症状を持っているという報告があります。ですから、学業不振・伸び悩みの生徒の多くは、精神面においても肉体面においても数個の症状を示し、時折風邪を引いて欠席するのです。このような症状における精神面と肉体面は、第二章第一節で「精神活動と肉体活動が無関係でない」ということが示されたように、無関係ではないのです。というのは、精神面における集中力や持久力の弱い子どもは、目における輝きや声における張り等が弱く、皮膚においても艶(つや)のある張りがないからです。ですから、内部生命力の豊かな子どもは、内部生命力を社会に使って貢献してきたご年輩の方々より、目・声・皮膚等の他に記憶力においても勝っているのです。昔から「腐った魚は目や鱗(うろこ)でわかる」と言われています。現代の子どもは目だけでなく、歯も内臓も弱り、多分、脳自体も弱っているものと思われます。

次に、学業不振・伸び悩んでいる生徒の特徴は、体の姿勢が悪いということです。私の座禅・ヨガ等の経験から推測すると、そのような子どもは、腸・肝臓・腎臓・脾臓等があるところ、日本の武道やヨガ等の言う「丹田」が弱っているように思われます。この関係はぜひ医師の方々に調べていただきたいところですが、あの丹田が弱っていると、私たちの背骨は姿勢を正しく維持できないように思われます。また、この姿勢から見て成績効果の伸びにくい生徒の授業における特徴は、(一)背骨が、重たい頭脳を支えきれないかのように、椅子に対して垂直に立たないのです。その結果、そのような子どもは、椅子に浅く腰掛け、足を前にだらしなく伸ばしているのです。(二)時にはこのような生徒の中には、椅子に対して深く垂直になるように座っていても、両肘もしくは片肘を机の上に乗せて、重い頭脳を手で支えるかのように掌を顎に当てて勉強しているのです。まさに、内部生命力の衰えが精神・肉体に外見的症状として現れているのです。

次に、「体の姿勢」を「入塾テスト」と関連させて見てみましょう。

以前、中学入塾テストとして数学を約三時間にわたって行いました。その最初の一時間は、基礎学力がどのくらい身に付いているかを調べる通常形式の問題を解くのに充て、その後の五〇分間は息抜きを兼ねたトランプゲームの時間にし、最後の一時間は小学校ではあまり行われていないであろうパズル的問題（必ずしも形式的問題ではない）を解いてもらうのに充てました。その際、主観的でしたが、私は受験者をあらかじめ次のようなグループに分けておいたのです。一グループとは、五〇分間のゲームの時間帯を除いて、ほぼ体の姿勢を崩すことが少なかった生徒たちとしたのです。次に二グループとは、最初の一時間は姿勢も良かったのですが、遊びのようなトランプゲームで緊張が取れ過ぎたのか、または内部生命力が弱ったのか、いずれにせよ姿勢を大きく崩した生徒たちとしたのです。さらに三グループとしては、最初から最後まで体の姿勢が悪く、アレルギー性の皮膚炎だったのでしょうか、時には体をかくなどして、体が常に動いていた生徒たちとしたのです。このように、受験者をあらかじめ三グループに分けておいたのです。

一方、中間のゲームを除いた合計二〇〇点満点の試験の結果により、この生徒たちを次のようにAグループ（得点が一三〇点以上であった）・Bグループ（得点が九〇点以上から一三〇点未満であった）・Cグループ（得点が九〇点未満であった）の三グループに分けました。すると前者の一・二・三グループと後者のA・B・Cグループとの間には、Aと一、Bと二、Cと三というように重なる生徒たちが多いという結果が出たのです。すなわち、一部の数学の学力は内部生命力の外観的現象であろう体の姿勢と相関関係があるように思われます。

三　内部生命力と他の症状

内部生命力の一つの現れである「体の姿勢」が学力と関係があるように、内部生命力の他の現れとしての「心の姿勢」も学力とやはり関係があるようです。例えば、集中力・持久力が欠如したり、心の病の現れかのような粗暴化した子どもは、前述の事柄が多く当てはまりそうなのです。となると、指導者や両親が今日の教育を進めていくには、単なる「指導技術」や「良き教材」等の外部環境の整備や「詰め込み的方法」だけに頼るのではなく、学業不振や粗暴化した子どもの体の内部から考える必要がありそうです。別の表現を使って言えば、「学ぶ気力」と「実行する意識」等の教育は、二章で述べたことの他に、内部生命力という立場からも考える時代に入ったのです。

「学力不振の子どもや粗暴化している子どもの心身の悪化は、数々の複合的な外部環境が直接的原因である」という捉え方をせず、むしろ「悪化はその子ども自身の内部環境、そこから生まれてくる内部生命力の弱体化が直接的原因である」と捉える必要があります。

次に顔の美しさについて述べるわけですが、アレキシス・カレル博士はこれに関して次のような内容のことを述べています。「若い人たちの顔の美しさは生まれた時の両親の遺伝的要素や調和のとれた肉づき故にであり、年輩者のそれは教育等による教養や美しい精神を表したものである。顔は自分の肉体と精神のカルテである。さらに、骨・筋肉・皮膚などは内分泌や消化器系統などの活動に影響され、内臓器官の状態は体の外観に表れる」。すなわち、内部生命力は外観に現れるのです。ここでこの内部生命力についてもう少し話を進めるには、どうしても「教育の領域」から離れた「病気」などについて調べなくてはなりません。

ところで病気には、ウイルスやバクテリアが侵入して起こる伝染性の病気や機能退行的病気があります。さらに、心臓や腎臓自体から有害物質が出される場合、内分泌物の量の過不足による場合、またビタミン・無機塩類など組織に必要な物質の欠乏による場合等による病気もあるのです。このような病気は、ファッション界に流行があるように、時代と共に変化するのでしょうか。現代医学は乳幼児が下痢・腸チフス・コレラで死亡するケースを減らし、ジフテリア・天然痘・結核等をほぼ全滅させることに成功するなど大いに貢献しています。そして、今日の現代医学は、ガン・糖尿病・心臓病・慢性腎炎・脳腫瘍・動脈硬化症・脳出血・高血圧等の病気を、あの鋭い科学の力を似て研究しています。これらの現代病といわれている病気の一部が、ウイルスやバクテリア等による病気やアフリカ等のような食料難による栄養失調の病気と、異なっているように思われるのです。これら現代病は先進国をはじめとする多くの国々に現れ、人々の知的・精神的・心理的障害を引き起こしています。

病気という「医学の領域」を「教育の領域」で働いている私が小さな右脳による非科学的直感を使って、またそれを使うことが許されるならば、子どもの学力不振や粗暴化現象は内部生命力の衰えにあるものと推測したいのです。さて、伝染病や栄養失調等による病気は、先進国においては昔より相当減少しています。しかし、新しい生活様式、ストレスの溜まりやすい社会、そして運動不足の割には栄養価の高過ぎる食生活への偏りという中で、私たちの体の組織は体質的変化をきたし、退行変質性の病気に影響されやすくなったようです。これにより神経と精神は過敏になり、器官の作り出す毒素、食物・空気中にある有毒物質、さらには微生物等にも私たちの体と精神は影響されやすくなったのではないでしょうか。

このことが、生徒の内部生命力が不健全になっていると前述したことなのです。この内部生命力の不健全さは子どもだけでなく大人の世界においても、しかも全世界的規模で様々な形で現れているように思われます。この現象の一部が肉体的病気としての心臓病・ガン・脳出血、さらに精神的病としての自殺や殺人として出ているように、この現象が、教育界では学力不振として脳自体に出てきているのではないでしょうか。また、子どもたちは大人のように我慢することによってストレスを留めるという収束型を取らずに、自分の感情を家庭内や学校内で気ままに現すという発散型を取ったものと考えられるのです。

教師や両親は、子どもが後天退行変質性の病気へ進んでいることには気付かなくとも、学業不振に陥り、精神面における集中力・持久力が弱くなっていることには気付いています。さらに一部の教師や両親は、外見的肉体的面において、悪い姿勢・鼻づまり・肩こり・頭痛等の症状を多く持った子どもが一般的に学力不振であることには気付いているようです。私は中学生や高校生と接し、年を経るごとにこの傾向をひしひしと肌で感ずる次第です。

四　内部生命力の調和

子どもの内部生命力がいかなる原因にせよ、不安定になっていることは確かです。内部生命力は弱すぎても、突発的に強すぎても、肉体面や精神面に問題を引き起こします。それではどのような状態であれば良いのかと言えば、内部生命力のバランスが取れている状態が望ましいのです。

内部生命力のバランスが取れている人たちは、肉体・精神の両面において優れ、他人から見ても健康的な美しさを備えているように感じられ、身のこなし方も絵になるような人たちなのです。単なる表面上の形が整っているというだけではなく、実力があって、深みのある人間味を備えているのです。例えば、金田正一・長島茂雄・王貞治等元野球選手、柔道の山下泰裕選手、マラソンの瀬古利彦選手等はその立場、その場面において美しい姿を披露し、無駄の少ない身のこなし方をするのです。これは、鹿が象のように大きな体ではなく、逆に象が鹿のように細身ではないが、どちらもその種族、立場によった美しい姿をしているように、あの瀬古選手と山下選手がそのスポーツに合った体型をし、全体としてバランスの整った美しい理にかなった身のこなし方をする、ということを意味しているのです。前述したように、勉強のできる子どもたちは椅子に座った姿も美しいものなのです。

超一流の人たちは単なる「メッキもの」ではなく、本質的な事柄を得たかのような人たちなのです。ですから、私たちはそのような人たちの活躍している場面を見ると、心の底から感激し、勇気と夢が沸いてくる思いがするのです。このような人たちは、教育の訓練によるものの他に、誰もが持っている本来の内部生命力が調和しているのです。

もちろん、この内部生命力は、常に一定な調和状態を取れるものではなく、動的に留まることなく、両極の一方に傾くような矛盾と言うべきものを秘めているのです。ですから、内部生命力のバランスの整った姿にするために、生まれた時から超一流でない私たちは、自然界と人間社会との両者の中で、この内部生命力のバランスをできるだけ自由自在に操る能力を教育を通して身に付け、相互に分離独立しているかのように思われる、㈠精神的活動、㈡食事、㈢運動（今回は述べませんが）が統一されていることを知り、それらを用いて実践するのです。

事実、成績が優秀な子どもは、この節の二で述べた学力不振の子どもの特徴と大きく異なり、バランスが取れているのです。例えば、姿勢は良く、目の輝きがあり、声は大きく、張りがあるのです。しかも、彼らには集中力があるため、周囲のことに大きく影響されないのです。例えば、ある子どもが遅刻をして後から教室に入ってくると、学力不振の子どもは遅刻者が気になるのか、後ろを振り向くことが多いのですが、成績が優秀な子どもは後ろを振り向くことが少なく、勉強に集中して、それを続けられるのです。

このように成績が優秀な子どもは、心のバランスが取れているのです。

五　内部生命力と食事

内部生命力はそれ自体が矛盾を秘めたものであり、自然と強くも弱くもなるものですが、

表２　四大要素と内部生命力

			外部環境				内部環境
			精神的活動	教育	食事	運動	内部生命力
内部生命体	生物	人間	○	○	○	○	○
内部生命体	生物	動物〔人間以外〕	△	△	○	○	○
内部生命体	生物	植物	×	×	○	△	○
内部生命体	非生物	地球・宇宙	×	×	△	○	○

・×…その項目を必要としない。
・△…時にはその項目を必要とする。
・○…その項目を必要とする。

これに影響を与える外部の力としては、食事・精神的活動・運動の三大要素があります。しかもこの三大要素の他に、この三大要素を関連付ける、教育を加えた四大要素がこの内部生命力に影響を与えるのです。

　学力不振や粗暴化している子どもだけでなく、無気力・無関心の若者、さらに生命を持つ他の動植物等が共通して備えている内部生命力は、なにゆえに強くなったり、弱くなったりするのでしょうか。

　毎日の基本的な食事が私たちの体のすべてを作り上げ、今もなお体を作り上げています。そして、教育に不可欠な頭脳をも作り上げているし、今もこの脳に栄養物等を与えることによって影響を与えています。また、後の章で詳しく述べますが、この食事が組織の中で血液・リンパ液・組織液という体液に形を変えて、頭から足の先に至るまで運ばれているのです。このような細胞組織レベルで考えると「食事」という外部環境のものは、内部環境として働いているのです。もちろん、子ども個人のレベルから考えても、この食物の変形である組織や体液は、内部環境として子どもたちの知力や精神力等を強めたり、弱めたりさせる内部生命力に大きく影響を与えているようです。こうして考えてみると、外部環境の一つである食事は、子どもたちの体に大きな影響を与えているのです。もう少し簡単に述べれば、内部環境の体液や細胞に食事が影響を与えているのです。

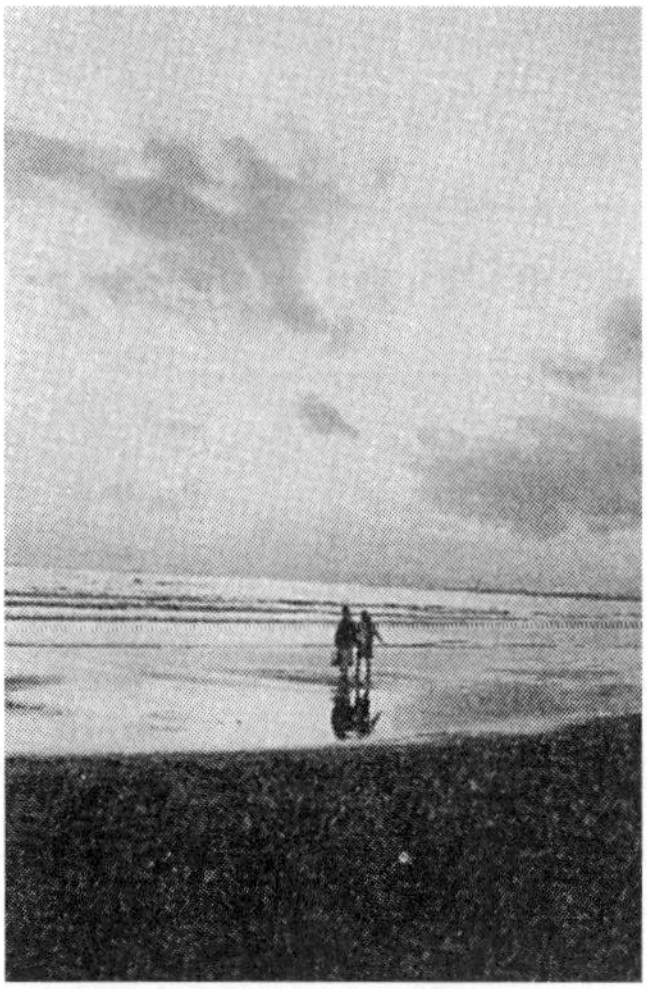
祖母なる海

さて、ライアル・ワトソンが著書の中で「体液は、古代の海の完璧な複製である」と述べているように、血液中のナトリウム(Na)とカリウム(K)、そして塩化物の濃度組織中のコバルト・マグネシウム・亜鉛は海におけるものと実に似ているのです。そして、古代の海の成分に酷似した血液は、無から生じたわけではなく、精子・卵子が結合した時点を仮に出発点として見ると、日常何気なしに食べていた食事の中の脂肪・炭水化物・タンパク質・ビタミン、そして無機質（ミネラル）を多く包んでいるのです。ですから、子どもの体（脳・体液・リンパ液・組織液等）が食事を通してこのような成分で作られ、今なおこれらの成分を必要としているという当り前のことを知っていただきたいのです。

次に植物は「植物という形」の食事に依存していないと言われるかもしれませんが、今、述べた成分の段階から考えると、この植物ですら食事をしているのです。それは根から大地の水・無機質を吸収し、葉から二酸化炭素や光等を取り入れているのです。人間のような赤い色素がない細胞液ですが、この細胞液が細胞の間を内部環境として働き、そして植物の内部生命力を弱めたり強めたりしているのです。ただ、植物は動物より動く範囲が狭いので、人間や他の動物より内部環境同様、外部環境の影響を受けやすいのです。

こうして見ると人間や他の動植物は、脂肪・炭水化物・タンパク質そしてビタミン・無機質という段階で、体液が内部環境として組織に働き、結果として「細胞と体液」という内部環境によって生かされているのです。ですから、この内部環境から生じる力、すなわち内部生命力は食事等の影響を受けるのです。

第二節　食物が持つ力

一　身近なところで見る食物の力

内部生命力は食事、精神的活動、運動、教育の四つに影響を受けているわけですが、それでは、食物それ自身にはどれほどの力があって、人間や他の動物に影響を与えているのでしょうか。

麻薬は食物の力を私たちに示してくれるものの一つで、それは植物であり、昔から私たちに影響を与えていることが知られています。外部環境がほとんどなくとも、幻覚症状が現れるように、この植物は人間の内部生命力を狂わせているのです。しかし、この恐ろしい植物は、どの立場でどのように使われるかによって、良いものにも、悪いものにもなるのです。よく知られているように、この麻薬は鎮静剤や麻酔剤にもなります。酒もやはり食物であり、人間の内部生命力に影響を与えています。酒は少し飲むくらいなら健康に良いと考えられますから、今日のような精神的ストレスの多い社会では、この酒が人間の精神にほど良く安らぎを与えているというのも事実でしょう。しかし、この酒を多く飲み過ぎると、これは一瞬に、もしくは慢性的にも私たちの内部生命力のバランスを変化させるのです。ですから良いものであっても、その取り扱いの教育がなされていなければ、食物等は恐ろしいものになるのです。そこで、幼児期のように内部生命力が活発な時期は、その影響を心配して家庭でも注意しているのです。

この『復刻版体内戦争』の前に出版した『体内戦争』の頃、即ち一九八六年前後の多くの指導者や両親は食物の力をあまり重要視していなかったし、仮に重要視して恐れているものがあっても、麻薬や酒のように一瞬に症状が現れるものだけだったようだ。しかし、すべての食物は内部生命力を持っており、酒・麻薬等のように一瞬に変化を現さなくとも、徐々に私たちの体や精神に影響を与える食物があるのです。

どんな食物にも内部生命力があって、それには最初から矛盾というものがあるので、この矛盾が人間の体や精神に長所に働いたり、短所に働いたりしているわけです。食物の持つ力を知っていた昔の人々は、特に中国人は人間の体や精神の病に、漢方薬として植物の朝鮮人参・拘杞(くこ)・千振(せんぶり)・キニーネ・験(げん)の証拠(しょうこ)・半夏(はんげ)などや一部動物性の熊の胆(い)・マムシ等を使っています。そして、万金丹は青かびという下等植物から取り、さらにペニシリンも特殊な青かびの培養液から取り出されています。

このように食物の内部生命力の存在を知っていた昔の人たちは、それを漢方薬やペニシリン等にして使っていたのです。また、このような漢方薬やペニシリンの例を挙げなくとも、人間の長い経験による知恵によって作り上げられてきた、食物による治療法を知っておられる方もいらっしゃると思います。例えば、腫れ物・神経痛・炎症・やけど等で、夜中のため医師に診ていただけないような時は、手芋と生姜をすり下ろして混ぜたものにうどん粉を少量加えて混ぜ合わせ、それを紙や布片に塗り付けて、患部がかゆくならぬよう植物性油を塗った後に、そのものを張り付けるのです。また、子どもが熱を出した時の応急処置としては、よく行う氷で患部を冷やす代わりに、豆腐を薄手の手拭の中でくずして、水分を適度に抜き取り、その豆腐に対して二割くらいの小麦粉と少量の生姜を混ぜて、その手拭ごと熱のある患部に当てるのです。もちろんこの際、薬も同時に服用しますが。

このようなことは非科学的ではないのです。ご年輩の方々なら良く知っていらっしゃる、応急処置としての知恵です。このような応急処置を試されると、食物が持つ神秘的な力に驚かざるを得ません。

かつて、私は食物が持つ力を一部の子どもたちに体験させたことがあります。この実験は、食物も混ざり合うと化学反応を起して、それを乗せた所が温かくなることを知らせるものです。まず、体験したい者を募った後、その生徒の掌の上に生姜と大根を混ぜたものをのせたのです。5分くらい経過すると、その生徒が「先生、掌が少し温かくなってきた」と言い、さらに数分経過すると、「先生、さっきより掌がもっと温かくなってきた」と告げるようになりました。無論、その場で生姜と大根を混ぜたものを生徒の掌の上から取り除き、その実験を終わらせました。

これは、食物の取り合わせと内分泌によって、そのものが備えている力が現れてきたわけです。このような体験を通じて、子どもたちも食物が持つ力をあらためて知ってくれたようです。

二　精製し過ぎた白砂糖による実験

阪大の病理学者・故片瀬淡博士が行った「兎(うさぎ)の実験」を紹介します。

博士は、同じ親から生まれた数匹の小兎を二グループに分け、その一方のグループには食物に白砂糖を混ぜて、他方のグループには砂糖を混ぜずに野菜を与え続けたのです。その結果、前者のグループの兎はいかにも病的で骨が細く長くなり、元気がなくなったのです。ところが後者のグループの兎は、普通に見る兎らしく元気に跳ね回っていたとのことでした。三ヶ月後、博士がこの二グループに結核菌を注射すると、前者のグループの兎は発病し、後者のグループの兎は発病しませんでした。そして、解剖してみると、死んだ兎は体一面が結核菌で冒されており、後者の元気な兎はどこも結核菌に汚染されていなかったそうです。

この「兎の実験」から二つの事柄を推測してみると、一つは、精製し過ぎた白砂糖の力がその場で私たちの体や精神に影響を与えていないように思われても、前述の麻薬や酒を吸ったり飲んだりするのとは違って、私たちの感覚器官では理解しづらいほど徐々に私たちの体に現れてくることがあるのです（実際は、体内にて白砂糖は小腸の手前の十二指腸で急激に吸収されていますが）。

もう一つの推論は、摂り続けた白砂糖のために弱った内部生命力が、外部の力である結核菌に冒されて、ますます弱ったのではないでしょうか。ですから、内部生命力の弱っていた前者が結核にかかり、後者がそれに冒されなかったのではないでしょうか。

いずれにせよ、指導者・両親、特に母親は、食物の力が子どもたちの内部生命力に大きな影響力を与えていることを知っておいていただきたいものです。

三　動物世界とネズミの実験に見る肉食・草食

新聞が次のような内容の記事を報道していました。心筋梗塞や脳梗塞などのように血栓が重大な原因になっている病気の予防・治療に使えそうな成分が、海藻や高等植物の葉の中に多く含まれていることを、東工大グループが突き止めたというものでした。この実験結果は、数百年・数千年前から祖先の長い経験を通して良いものとされていた海藻等が、科学的に良いものであることを裏付けたものでした。また、この結果が示してくれたことは、大自然という実験室で調べてきた先人たちの意見を、もう一度見直すことの大切さをも述べているのではないでしょうか。

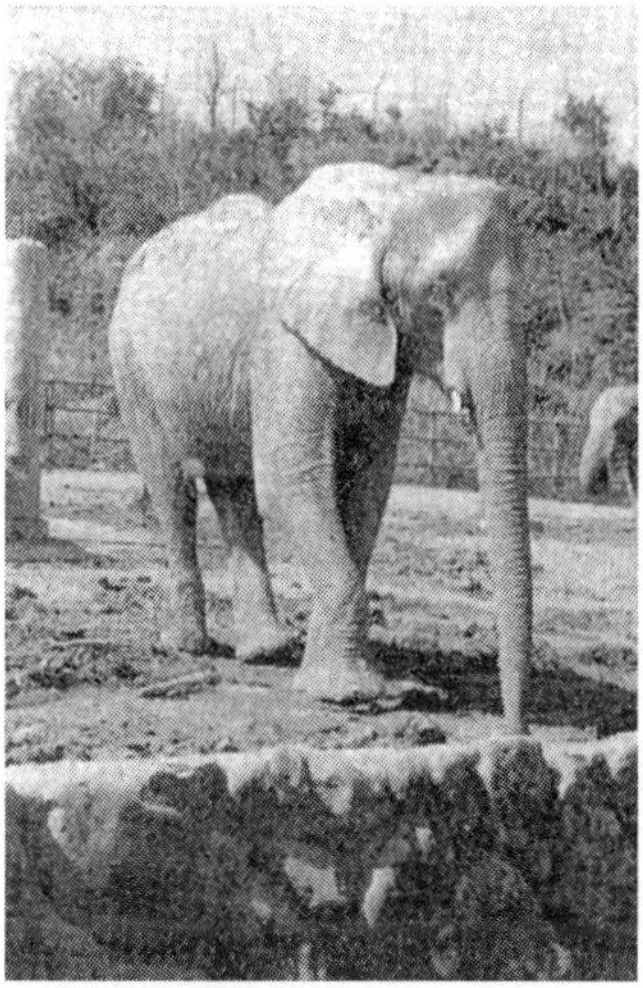

草食動物の王者

そこで、大自然という実験室に目を向けて、「肉食動物と草食動物」の一般的特徴を述べ、さらに今村光一氏監訳の『米国の上院栄養問題特別委員会レポート』の内容から、「ネズミの実験から見た肉食と草食」

とを考え合わせてみましょう。そして、内部生命力の中心的存在であろう食生活が子どもの一部の性格や体力とも関連があるのであろうことを、動物の性格や体力から推測してみましょう。

肉食動物とはライオン・トラ・熊等やタカ・ワシ・トビ等です。この肉食動物はもちろん、肉を中心に食べて生活しており、これらの一般的特徴としては爪・目・歯が鋭く、性格が荒々しくて、そして持久力が弱いようです。しかし、一瞬における突発的な破壊力がありおます。一方、草食動物はキリン・パンダ・鹿・馬・牛・象・カバなどですが、これら草食動物はもちろん、草や木などを中心に食べて生活しており、これらの一般的特徴としては前者より爪・目・歯における鋭さがあまりなく、性質も荒々しさが少ないようです。そして、草食動物は持久力があるようですが、瞬間の突発的破壊力がないため肉食動物の餌食になっています。

次は、「肉食動物と草食動物」という立場から食物の持つ力を知るのではなく、「肉と大豆」との関係から直接的に知っていただきましょう。次の実験の説明は、故桜沢如一氏〈日本CIの創設者〉が犬を使って「玄米菜食と肉食による持久力」について述べた事柄と似ておりますが、日本人学者の故古守博士によって世界的に有名になったものです。博士の実験によると、牛肉によって育ったネズミは瞬発力はありますが、持久力がありません。ですから、このネズミはプールに放り込まれると約一五分くらいしか泳ぎ続けられませんでした。一方、大豆によって育ったネズミは肉食のネズミに比べて瞬発力が弱いが、プールに投げ込まれても四五分間泳ぎ続けることができるほど持久力が強く、肉食ネズミのそれより三倍近くあったそうです。

以上の研究には、研究室で調べる方法の他に、あの大自然という巨大な研究室で動物のあるがままの姿を直接的右脳で見、しかも何百年、何千年という長き時間を費やして生まれた知恵による方法もあったのです。そして、このようなところから推論すると、ある意味では食物が動物たちの一部の性質に影響を与えているように考えられます。また、私たちの体が食物で作られていることや私たちが動物であることを考え合わせると、毎日の食物が子どもの性格等の一部に影響を与えていると考えられるわけです。

日本人が今日ほど肉食でなく野菜や魚等を多く食べていたころは、今日の若者のように量としての体重や身長においては劣っていたが、体の質から生じてくるであろう持久力は勝っていたように思われます。その持久力の現れでしょうか、かつて日本は水泳王国・マラソン王国と言われました。

ここで自然界の動物である肉食・草食動物にもう一度目を向けてみると、確かに肉食動物は、満腹の時はお金持ちのように寝っころがっておりますが、お腹が減ると突発的瞬発力をありありと草食動物に見せ付けるのです。ですから、傷や病気で内部生命力の弱ったものや鹿、兎等の草食動物は、パワーの強い肉食動物に倒されていくのです。しかし、突発的瞬発力が弱い草食動物でも内部生命力が強い時には、あの大豆ネズミのように持久力において勝っているので、自分の足を利用して逃れることも多いのです。まさに、草食動物の世界は、かつての日本のようにマラソン王国なのです。

このように、草食と肉食による違いから来るのであろう「肉食動物と草食動物の違い」や「ネズミの実験」から、二つ、三つの推論を行いながら「食物の持つ力」を述べてみました。

四　宗教家の食生活

福井県北部にある曹洞宗の大本山、道元禅師が開山となった「永平寺」の禅僧が菜食主義者であることは、多くの方々もご存じだと思われます。ここ永平寺の食生活は次のようなものだそうです。

(朝食)

米のおかゆに数切れのたくあん、ごま塩が少し。月に四回くらいはこの他に山菜の漬物、梅干し、昆布の佃煮が加わる。

（昼食）

白米に四割くらい麦が混ざったご飯と豆腐・わかめ・油揚げ等を材料にしたみそ汁、おかずはキャベツ・きゅうりの一夜漬けとニンジン・もやし・ピーマン・ひじき・牛蒡による炒めものやあえもの（味噌あえ、醤油あえ、酢あえ）。

（夕食）

大体昼食と似ているが、ご飯の量が減る。ご飯とみそ汁は二杯まで許されている。

以上のようなものが永平寺の禅僧が食べる一日の食事だそうです。一般に、豆腐・油揚げ・納豆・わかめ・シイタケ等はご馳走だそうで、果物はたまには食べられるが、肉・魚・ねぎ・にんにくは食べられないとのことです。

このような禅僧の菜食主義は、古典的西洋科学の分析による、動物性タンパク質等中心のカロリー学からは多くの問題点を指摘されるでしょう。ところが、禅僧たちは、一部の肉体労働をする者や受験生よりも激しい運動や仕事をしております。以前、永平寺での修業風景がテレビで放映されたのを見られた方もいると思います。もちろん、このような禅僧の食生活は、永平寺の禅僧の社会とは違った現代社会における私たち一般にも適したものかは別として、ただ単に「殺生をしない」ということだけでなく、「食物の力」を知ってのことでもあったのです。というのは、世界三大宗教の一つであるイスラム教の一派、アハマディア・ムスリム協会の主任宣教師ムニーブ氏は、私の「何故、イスラム教徒が豚肉を食べないのか」という質問に対して、「豚肉を食べると性欲が強くないし、……」というようなことを述べられたからです。温厚な人格者である彼が「殺生をしない」ということよりは、彼が「コーランの教えに従い、しかも食物の力を知っている」ということを示したもののように感じられたのです。

要するに、禅僧を初めとする宗教家は、ただ単に部外者が言うように「殺生をしないため」と言うだけではなく、「食物の力を知ってのこと」なのです。特に、創始者はそれを知って、教義の一つにしたのではないでしょうか。

五　持久力と集中力（瞬発力）による生徒の類別

今日の日本や米国の教育が直面している問題に、生徒自身の「能力低下・学力不振」と「体や心の悪化・粗暴化」等があります。この両者は内部生命力の低下や不安定化の側面の現れではないかと、すでに述べてきました。特に、内部生命力の現れであろう二種類の特質、すなわち持久力と瞬発力（集中力）によって子どもを次の表のように類別してみま

表3

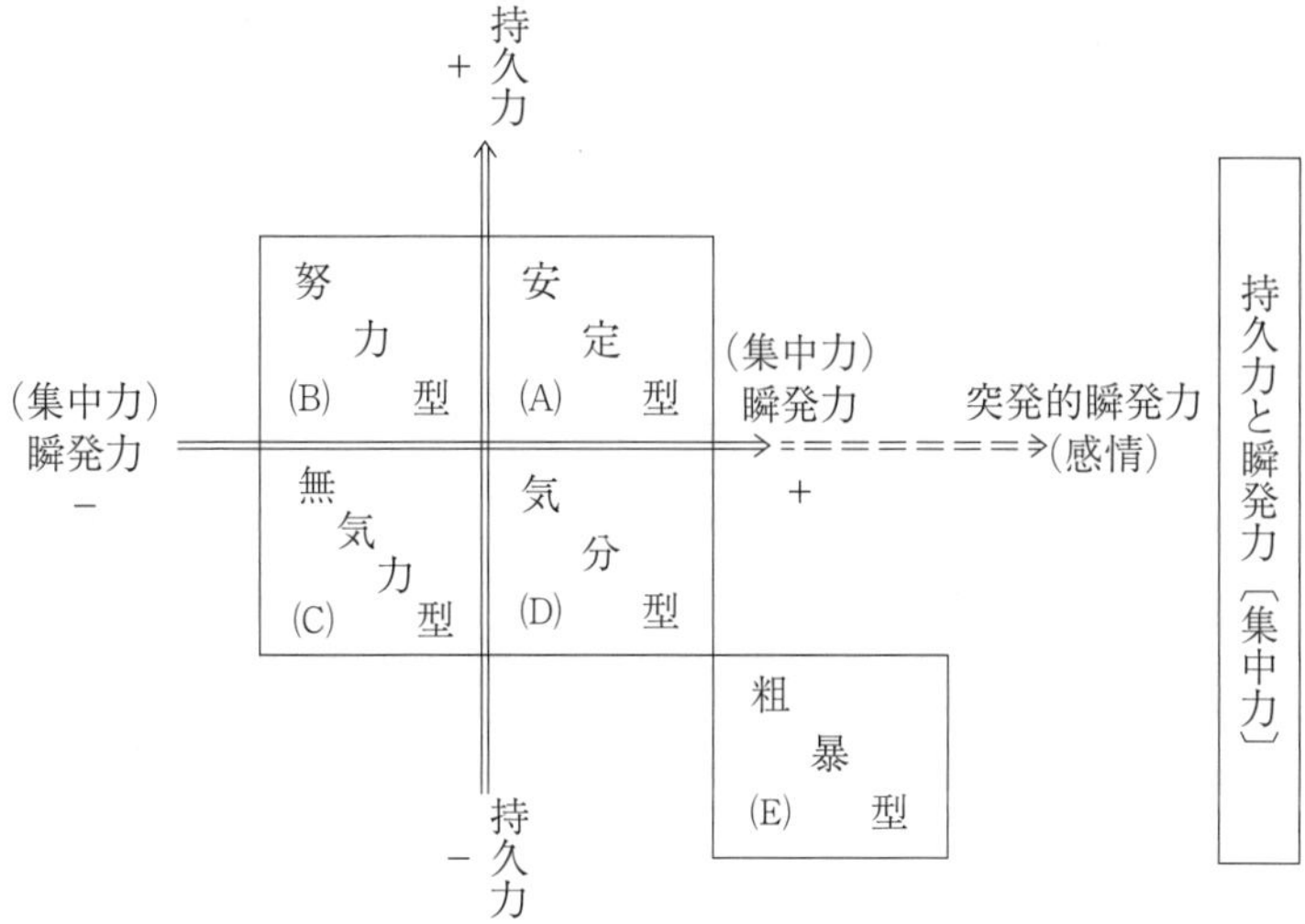

す。

粗暴化している生徒の一般的特徴は、意識下にない感情に左右された突発的な瞬発力が強すぎて、周囲の者に多くの破壊力を示すということです。また、それでいて地道に続ける持久力が欠如して、極端なむら気があるように思われます。このようなグループを仮にEグループとします。

次に、「能力低下・学力不振」について、生徒を四つのグループに類別してみましょう。Aグループは安定型と呼び、内部生命力の現れである持久力や瞬発力（意識下にある集中力）を備えた生徒の集まりとします。Bグループは努力型と呼び、持久力を普通に備えていますが、瞬発力（集中力）をあまり多く備えていない生徒の集まりとします。Cグループは無気力型と呼び、Aグループのように瞬発力を備えていないないし、持久力をも備えていない生徒の集まりとします。Dグループは気分型と呼び、Aグループのように瞬発力を備えているが、Cグループのように持久力を備えていない生徒の集まりとします。このように生徒を四グループに分け、しかも前述のEグループ（粗暴型）を加えると五グループに分けることができるのです。

そして、この第二節の中で、食物の力が内部生命力の現れとしての持久力や一部の心・体の症状と関係があるであろうと述べたことを考え合わせると、この「生徒五グループの類別」と「食物の力」とが関係があると言えるのです。すなわち、食物の力は、大自然の動物の性質やネズミの持久力等の他に、今日の日本・米国における生徒の一部の心や持久力そして瞬発力（集中力）とも関係があるようです。

さらに極論を述べれば、食物の力は、子どもの集中力・持久力に影響を与えるだけでなく、他の内部生命力の現れであろう知力・直感力・創造力等の一部にも影響を与えているのではないでしょうか。この知力・直感力・創造力等は遺伝として諦めなければならないのでしょうか。それとも、基礎教育としての家庭環境や自然環境、また心の教育としての禅的発想法・暗示教育・夢の教育、さらには知識教育としての外部環境の整備による今日的教育等だけで、育つのでしょうか。もちろん、このどれもが必要かもしれませんが、知力・直感力・創造力を育てるためには、前述の一部の他に、内なる力・内部生命力が必要なようです。しかも、この内部生命力は、地球ひいては宇宙からの見えざる糸のようなもので引き出されるように、食事を通して影響を受けているものと考えられます。

第三節　食物から見た現代社会

一　ビタミン・ミネラルが欠如した子どもたち

さて、精製し過ぎた白砂糖は、今日においては必ずしも健康に良いとは言われていないようです。精製されていない黒砂糖は、次ページ表4が示すように白砂糖に比べて、三大栄養素のタンパク質・脂肪・炭水化物はあまり差がないようです。しかし、生理作用の調節として働いている微量しかないビタミン・無機塩類の副栄養素、特に無機塩類においては黒砂糖が白砂糖の二四〇倍も違うのです（表を参考にして下さい）。この違いが重要な問題になっていると指摘されている。

白砂糖と黒砂糖の比較

表4

		白砂糖	黒砂糖
	エネルギー(Kcal)	384	352
	水　　分 (g)	0.8	5.0
	たんぱく質 (g)	0	1.7
	脂　　質 (g)	0	0
炭水化物	糖　　質 (g)	99.2	89.7
	繊　　維 (g)	0	0
	灰　　分 (g)	0	3.6
無機質	カルシウム (mg)	1	240
	リ　ン (mg)	0	31
	鉄 (mg)	0.1	4.7
	ナトリウム (mg)	2	27
	カリウム (mg)	3	1,100
ビタミン	カロチン (μg)	0	0
	A 効 力 (IU)	0	0
	B_1 (mg)	0	0.05
	B_2 (mg)	0	0.07
	ナイアシン (mg)	0	0.8
	C (mg)	0	0

科学技術庁資源調査会編
「四訂日本食品標準成分表」より

黒砂糖と白砂糖との大きな違いは、黒砂糖にはアクがあることです。そして、このアクの成分が白砂糖の害を和らげていると言われています。このアクの成分は無機質〔ミネラル〕です。

この白砂糖が多く消費される理由は、㈠消費者の外見的純白さへの憧れ、㈡生産者の経済上の理由、㈢質よりは量・スピードを重要視する考えに立っていること等が挙げられます。特に副栄養素不足について別の言葉で表現すれば、タンパク質・脂肪・糖質の三大栄養素を重要視して、「強い力」と欧米人のような「大きな体」作り等を目差した栄養学からきた物の見方・考え方が原因として挙げられるのです。ですから精製された白砂糖は、黒砂糖に比べて、㈠純白に近い色、㈡持ちが良い、㈢表のように力としてのエネルギーのみで、生理作用として働く微量しかない副栄養素のビタミン・ミネラルを取り除いてあるのです。

このような理由によって精製された白砂糖は、一般によく知られるように、体内に入ってブドウ糖に変化するわけですが、この時ビタミンB_1・カルシウム・リン酸などが必要だと言われています。しかし現代の子どもたちは、ビタミンB_1が含まれている豆類・糠（ぬか）（玄米が精製されて純白な白米になる時に出る、胚芽と種皮とが混ざった粉）を嫌い、しかもカルシウム・リン・ナトリウム等のミネラルを多く含む魚や海藻等を嫌うのです。さらに、母親がこのような豆類・糠・魚・海藻を嫌う上に、社会一般もこのような食事を非現代的食事であると考えてか、多くの人は鹿鳴館的発想に根差した食事に傾き過ぎていたのです。さらに学校給食が風土や伝統を軽視したこの発想と同じようであったため、現代の子どもたちは、ビタミンB_1・ビタミンEそしてカルシウム等のミネラルを摂取する機会が少ないのです。

このような状況下の現代の子どもたちは、ビタミンやミネラルが欠如した精製し過ぎの白砂糖を、バランスを欠くほどに多量に摂取し過ぎているのです。この結果でしょうか、確かに三大栄養素による量としての体格は大きくなりましたが、生理作用として働く副栄養素が欠如した子どもたちの体は脆（もろ）くなっているように感じられます。

子どもたちの歯・骨はあの副栄養素としてのカルシウム等によって作られていますが、

前述のようなことでこのカルシウム等が不足し、それを補うために自らの骨等がカルシウムを血液に流し込み、ついにはこの骨・歯が弱くなり耐久性を失っているようです。この結果、骨・歯自身が内部から崩壊して、外部の菌等に影響されやすくなっているのではないでしょうか。まさに、片瀬博士が行った「兎（うさぎ）の実験」を思い出します。

歯や骨が耐久性を失いつつあることは、現代の生徒の多くが歯を磨いているにもかかわらず虫歯にかかり、しかも一部の生徒が骨を折りやすくなっているというところに現れています。入れ歯は年輩者の使用するものと考えられていますが、ある日本の医学博士は、世界で初めて総入れ歯をした小学生が日本に現れたことを報告されたそうです。年輩者のものと思われていた症状に肩こり・頭痛・冷え症等がありますが、これらが主婦をはじめとして中学・高校生にも現れています。骨を折っている生徒は、肩こり・頭痛・近眼・虫歯・冷え症等の症状とも重なっている場合が多く、性格面では一般的にやさしく、優柔不断なところがあるように見受けられるのです。このような生徒は、粗暴化した荒々しい性格の持ち主という印象は少ないようです。

このような症状や現象が食物の力かどうか言いきれなくとも、科学的にビタミンB_1とカルシウム等のミネラル不足が骨や歯に悪いことは知られています。またこのような所が悪い生徒は、他の症状である肩こり・頭痛・冷え症・近眼（高校に入って、メガネを使用する者は除く）等の症状と幾つか重なっている所が見受けられるわけですから、子どものこのような他の症状も、ビタミンやミネラル等を含んだ食物の不足からくるのではないでしょうか。ともかく、塾内で調べた子どもたちの二～三割の者は、このような症状を訴えているのです。それも、成績効果の現れにくい生徒に多いのです。

二　食生活の変化と内部生命力の変化

平安時代末期のころは肉を食べると体や血が汚れると考えられており、哺乳動物の肉を食べる機会が少なかったのです。約千年くらいを過ぎた明治時代は、肉食を文明開化の象徴と見なして食生活の改善をし、日本を工業国へと進めた時代でした。それ故に、明治四年には明治天皇自らが肉を食され、明治五年には啓蒙書が作られて大いに肉食が勧められたのです。

桜美林大学の川島四郎先生の著書によると、体格も大きく、病気らしい病気もせず、健在であった明治天皇は、六〇歳で、急に発病して、わずかの間に亡くなったとのことです。その原因は現在でいう糖尿病と高血圧と腎臓病の併発だったということです。当時の栄養学はドイツのフォイト学派の動物性タンパク質を尊重し、野菜等を軽視する傾向があったため、料理班は明治天皇に野菜の煮転がしではおそれ多いと考えて、肉や卵や酪農品等の動物性食品を差し上げていたのです。

ところで、時の明治政府の努力にもかかわらず市民は肉食をしなかったわけですが、今日のように市民が肉食をするようになるためには、第二次大戦の終戦を待たなくてはならなかったのです。そして、戦後の食生活は、次の厚生省国民栄養調査報告による内容の一部が示すように、戦前の穀物中心から欧米型の乳製品・油脂類・肉類へと徐々に変化しています。

昭和三十三年の調査では、米を中心とした穀類が摂取エネルギーの七一％でしたが、十年後の四十三年の調査では、それが五三％になっています。しかし、肉や卵等の動物性食品においては八・六％から十四・八％に変化しています。なお、果実類は約三・五倍、牛乳は二・七倍と増加しています。つまり、厚生省の報告は、戦後の日本の食生活が肉類・乳製品の動物性食品・果実類等を急激に取り入れていることを示す一方、米や豆類等の炭水化物のそれが減っていることを表しているのです。

次に、このような「食生活の変化」と「病気の種類の変化」との関連性を調べてみましょう。確かに、戦後の日本人は体格面において戦前の人を上回り、結核等により死亡することも大幅に減っています。しかし、今日では成人病という言葉は、成人以外の老人や子どもまでが病気になるようになってか、現代病という言葉に昇格してしまいました。ところで厚生白書（四十九年度版）は次のような内容を報告していました。

「我が国の死因順位を見ると、二十六年の時点において、それまで長い間第一位を占めてきた結核がその座を脳卒中に譲った。三十三年には第一位脳卒中、第二位がん、第三位心臓病の順位になり、以来、現在（四十九年）までこの順位が続いている。これらの三疾患は一般に成人病と言われているが、結核等伝染病による死亡者の割合が減少したのにくらべ、これら成人病による死亡者の全死因に占める割合は、増加の一途をたどっている」

ここで、前述の国民栄養調査報告の一部とこの厚生白書の報告の両者には、何らかの相関関係がありそうです。つまり、脳卒中が死因の第一位になった昭和三十三年は、欧米の食生活が日本に定着しはじめた頃であり、また果実類が十年前の約三・五倍、牛乳二・七倍、肉類・油脂類二・五倍と増加した年であったからです。特に、心筋梗塞や心不全等で死亡する方々が、都会のしかも地位のある人たちであったそうです。こうしてみると、内部生命力に影響を与えるであろう食生活と病気は、なんらかの関連性があるように思われます。

次に、遺伝以外の食生活がもたらした結果と思われる興味ある実験報告を述べましょう。

この報告は、京都大学の加藤教授等の研究されたもので、月刊誌「蟻塔」（五十年三月号）に掲載されていた内容のものです。

蚕は桑の葉を食べて繭を作るので、人間はこの繭から絹糸を取り出しているのです。ところが、桑の栽培には広い土地が必要ですし、摘み取る手間もかかるというわけで、蚕の餌を桑から他の代用食品にしようと考えた生産者は、化学者に蚕の食欲をそそる化合物を研究してもらおうと依頼したのです。十年近くの研究の結果、モーリンやワニリン（アイスクリームのバニラエッセンスの主成分）等が選ばれたのです。蚕は、大豆の粉・さつまいも・じゃがいもで作ったものに先ほどの化合物を混ぜて作った餌を良く食べたということです。さらに、この餌を五％の砂糖水に一晩浸けて、それにクロロゲン酸を振り掛けると、半分くらいの蚕がこの代用食品を食べるようになったというのです。この餌付けに成功した蚕同士を交尾させて作られた二代目の七割の蚕が、この代用食品を食べるようになったのです。これを続けた結果、四代目の蚕に至っては十割近くの蚕がこの代用食品を食べ、繭を作ったのです。

しかし、驚いたことが起こったのです。代用食品で育った蛾（が）（蚕の成虫）が全然交尾をしないのです。そこで桑で育った蛾をあてがうと、こちらは交尾のモーションをかけ、交尾態勢に入るのですが、代用食品で育った蛾はその態勢に入らず、結局この四代目からは子孫ができなかったのです。

　このようなことは、人間のような雑食性の動物には無関係なのでしょうか。食生活の変化が、病気や子孫を作る性欲にまで影響を与えることがあるのでしょうか。このような食生活の変化か、社会の複雑化から来るストレス等の多くの要因によってか、この道の最先端を歩くアメリカでは粗暴化する人々の増加とは反対に「ホモ・レズ」も増加しています。日本では、今の中学生以下くらいの生徒が戦後の大幅な食生活の変化後の二世代目に当たりますから、それに伴った変化が出てきているのではないでしょうか。

三　学生の間にも心臓病や糖尿病が増加する傾向がある

　厚生省（現・厚生労働省）が最近発表した事柄や日大の大国真彦博士らが報告した事柄などを参考にして、病気の変化と食生活の変化をさらに述べてみます。

　前述したように食生活が変化する中で、日本の中学生や高校生のコレステロール値が高くなると同時に、他の要因が加わって、彼らは動脈硬化を招き、心臓病の候補生になりつつあると言われています。かつて厚生労働省が、動脈硬化を招き虚血性心疾患に陥って入院及び来院した患者の実態調査をしたのです。それによると、一九七一年にこの病で来院した患者は四万九〇二一人だったというのです。しかし、一九八一年における患者は、十三万二四一二人だったということです。この中でも怖い急性心筋梗塞によると思われる死亡者数は、一九七一年（昭和四十六年）には二万一五六九人で、一九八一年（昭和五十六年）には二万九三五五人になっています。一〇年間で、死亡者数の増加の割合は約三六％であったのです。

このような調査結果の他に、日本の中学生や高校生が動脈硬化症になり、心臓病の候補生になり得るだろうことを日大の大国真彦博士等が、都内の中学・高校生九千人を対象に調査した報告があります。博士等の報告では、血液中のコレステロール値が二〇〇 mg/dl 以上を示す高校生がかなり多くなり、特に高校三年生の女子においては一五％の者が二〇〇 mg/dl 以上であったと示しています。そして、通常はその値が一八〇 mg/dl 以上になると動脈硬化が進みだすと言われていますので、都内のある女子高校生では二〇〇 mg/dl 以上の者が二一％もあったのですから、この女子高校生はすでに動脈硬化が進んでいることになります。

また、五十九年二月二十二日の読売新聞の中に、五島雄一郎・東海大医学部教授らの研究グループの調査報告が書かれてあり、その調査報告は、同様に日本人の一〇代・二〇代の血清コレステロールが急激に増加し、近い将来心筋梗塞などを誘発する動脈硬化性疾患が彼らの中にも大幅に増加するであろうと警告しています。さらに、こうなった原因としては二〇年間の日本人の食生活が欧米化したからであろうと報告されています。

厚生省の発表や他の報告が示すように、コレステロール等による動脈硬化や他の要因によって心臓病になったり、また中学生や高校生の中にもコレステロールが増加して、心臓病の候補生が増加しているとのことでした。ところで、他の要因である肥満によっても高血圧となり、それが心臓病の原因になることもあるわけですが、この肥満者がこのごろの中学生や高校生に多く見受けられるようになってきました。最近の学生は、昼食にハンバーガーや飲料水（白砂糖が一五〜三二g入っている・昭和五十五年現在）を摂り、さらに部活の後などにアイスクリームや飲料水等で糖分を摂っているのです。特に中学三年生、高校三年生そして浪人生は、受験のために運動量が減少する割には糖質を多く摂り、しかも母親の根強い三大栄養素主義からくる高タンパク質・高脂肪崇拝のために、動物性食品へと偏っています。これが学生の肥満を導き、ひいては心臓病の候補生を増加させているのかもしれません。

以上のところから見ても、食物の持つ力が子どもたちの内部生命力に影響を与えているのは確かです。

第五章

発展編㈢・食生活の捉え方

この章では、三章で述べた物の見方・考え方である相対的一元論で、四章で述べた内部生命力に影響を与えていると思われる食生活を、どのように捉えたらよいかについて具体的に述べています。すなわち、五章は、局所的には食生活の良否を相対的に捉えながらも、中庸としてのバランス感覚で取る方法を述べており、大局的には東洋的発想を西洋的発想で、逆に西洋的発想を東洋的発想で見る方法を述べた章なのです。

第一節　時代の流れ

一　時代の流れの中の栄養学

今日のように医学が発達していなかった頃は、日本人も現在のアフガニスタンや一部のアフリカ国民のように栄養失調で死亡したり、ペスト・コレラ等の伝染病で死亡することも今以上に多かったようです。しかし、このような現象の中でも、時代は静止・固定化することなく流れているのです。先進国と言われている欧米や日本においては、今日、栄養失調や伝染病で死亡するより、むしろ、栄養過多によって死亡するケースの方が多くなっているのではないでしょうか。特に、㈠動物性食品や精製し過ぎの白砂糖の取り過ぎなどの食生活によりバランスが失われた、㈡ストレスから来る精神的病気、㈢運動不足等、などによる死亡者の方が多いのではないでしょうか。ですから、心臓病・肝硬変・がん・脳軟化症等の病気が多くなったものと予想できそうです。

約40年ほど前の日本では、がん・脳卒中・心臓病で死亡する人が死亡者中六一％であると言われており、細菌や栄養失調で死亡する者は明らかに減少しています。この三大病の増加は、前章の中で示したように食生活の変化に呼応するかのように現れてきているところから、食事が最大の原因と考えられます。この動向をいち早く気付いた数人の日本人は、欧米で多くのデータを公表し、日本食ブームの火付け役となりました。そして、その結果の一部がアメリカ上院栄養問題特別委員会で指摘される内容になって、現在日本に逆輸入されました。その一つに、前述した今村光一氏の監訳の本があり、それによると「特別委員会は今日の病気の原因を食事に求め、これらの病気の多くを食源病と呼んでいる」とのことです。

確かに今日の栄養学は、栄養失調や細菌の時代には実に貢献してきましたし、今日でもアフリカや一部のアジア地域では大いに貢献するものと思われます。日本の明治・大正・

昭和初期は、質より量であり、小さいことより大きいことの方が良かった時代で、まさに食事の世界も経済社会と対応するように高度成長時代であったようです。しかし、二〇世紀末に入ったころは、欧米をはじめ日本においても安定低成長の情報化時代であり、量より質を求める時期になったようです。この変化に合わせるかのように、日本の社会は、昭和五十九年十一月に時代に即した人物を新紙幣に登場させ、六十年三月から筑波で情報化時代を象徴する科学万博を行い、しかも四月には放送大学を開校して、華々しく動き出し始めたようです。まさに当時の日本の社会は、質の時代の幕開けなのです。このような時代の流れの中で、栄養学は、この変化に呼応していく必要があるのです。

現代栄養学は確かに今日まで様々に貢献してきましたが、時代の流れを見失い、アインシュタイン以前の発想に根差したカロリー学で、局所的・固定的になっているようです。ですから現代栄養学は、あの素晴らしき分析・解析力があるにもかかわらず、「この食物はある成分を何パーセント含んでいて、何カロリーの熱量を出すから重要なものである」というように捉えてしまう傾向があったのです。しかし、実際食物が私たちの体内で働くのは、㈠食べる時期・場所、㈡料理方法、㈢食べ方、㈣個人の体質、㈤体の中に入ってから他の要素と相合わさって化学反応する、等の条件が必要なのです。これからの現代栄養学は、固定的・局所的・対立的に食物やその成分を捉えるのではなく、流動的・相対的にしかも統合的にそれらを捉える必要があるのです。

現代の日本や欧米諸国は、他の国々、特にアフリカや一部のアジアの国々と違って、現代栄養学が推奨してきた三大栄養素による栄養過多の国々なのです。ですから、これらの国々の大人をはじめ子どもまでが、肥満等で苦しみはじめているのです。

二　カロリー栄養学の補助役を求めて

よく知られているように、現代栄養学は熱量を中心としたカロリー学です。ここにおけるカロリー計算は、今日の教育界に大きな役割を果してきた偏差値によく似たものなのです。偏差値は、ある一面における子どもの能力を示していますが、他の面における質としての創造力を調べることは、現在の段階では不可能なのです。もちろん、左脳によるどんな科学的分析的論理を以ても完全に物事をはかることが不可能なように、このカロリー計算は一つの物差しであり、一局面の特定の時期における量を示すことしかできないのです。

実際、これは科学の宿命ですが、このカロリー計算は次のような特殊な条件下で成立しているのです。まず対象の試料を一〇〇～一五〇気圧の高圧酸素ボンベの中で燃やします。この時、試料が発生した熱量から割り出して作ったものなのです。この際、消化吸収率等

表1　栄養素の種類と働き

時代	分類	栄養素	働き	
高度成長時代（・量 ・力）	三大栄養素	・炭水化物〔糖質、繊維〕	エネルギー源	力
		・タンパク質	原形質の主成分、エネルギー源	量 力
		・脂肪	エネルギー源	力
対比 ↔				
安定低成長時代（・質）	副栄養素	・ミネラル	体内の生理作用の調節 体物質構成	質
		・ビタミン	体内の生理作用の調節 補酵素の役割	質

を考慮していますが、私たちの体内の生理化学現象は、0℃、一気圧の下で酸化反応が行われており、前述のような特殊条件下ではなされていないのです。この意味において現代栄養学のカロリー計算は、私たちの複雑な体内で行われているのであろう状態とは若干違ったものなのです。ましてや病人の体の中における状態とは、どのくらい類似しているのでしょうか。ですから、偏差値が子どもの能力の全体を示したものではなく、一部を表していると認識されつつあるように、カロリー栄養学は、このカロリー計算が食生活の全体を示した物差しであるかのように考えてはならないのです。食生活の指導者である栄養士や母親は、この点からも食生活を見直す必要がありそうです。要するに、その食物に含まれる成分の量や三大栄養素（脂肪・タンパク質・炭水化物＝現代は繊維を除く糖質だが）重視によるところか

らきた特殊条件下の量的カロリー栄養学から、食べ方・料理方法・食べる時期・食べる場所・個人の体質・副栄養素（ミネラル・ビタミン）をもより重要視した質的栄養学に変えていく必要があります。

私は、量と力を重要視した現代栄養学に基づく食生活がもたらしたのであろう子どもたちの肥満などの病気が、量・スピードそして均一化を重要視した教育から置き去りにされた子どもたちの学力低下や粗暴化と、大いに関係があるものと考えています。そして、教育の世界と食生活の世界と病気の世界との三者に共通して言えることは、固定的・局所的・対立的・量的に、しかも外部から物事を捉えようとする傾向があるということです。

指導者たる栄養士・教育者・両親には、時代の流れを知り、従来の物の見方や考え方の他に別の見方・考え方ができて、さらに内部生命力を重要視する認識が必要なようです。それでは、具体的にどのような物の見方・考え方、すなわちどのような物差しを利用して食生活を捉えたら良いのかを二節から六節にわたって述べてみます。

第二節　風土の違いによる食生活（第一の物差し）

この節は、子どもの内部環境に影響を与える食物を、風土の違いからどのように捉えるかを説明した第一の物差し「地球規模的風土」を示します。もちろん、この物差しは一つの見方であり、個人が適度に選択し、時代と共に変化することは言うまでもありません。

一　赤道近辺の国と北極近辺の国

二〇世紀末の地球において、北極・グリーンランド・北欧そしてロシアの一部は、日本・朝韓・中国・アメリカそしてヨーロッパより寒い国であり、農業や牧畜業が行われにくい所です。このような国々の人たちは、厳しい寒さを防ぐために動物の毛皮を身に付ける他に、体の内部からエネルギーを作り出させるために生肉を食べて動物性タンパク質・脂肪を摂るのです。もちろん彼らは、私たちのように一部の肉をステーキとして摂るのではなく、丸ごともしくは内臓をも上手に食べるのです。今は少し様子も変化しましたが、イヌイットは、動物性タンパク質や脂肪等をアザラシの肉から摂り、野菜が不足しやすいので、ビタミンやミネラルが豊富に蓄積された動物の内臓を食べて補っていたのです。

一方、ロシアの一部・スイス・デンマーク・ドイツ等は、先ほどの国々よりは厳しい寒さではないし、牧畜ぐらいは可能な国々です。ですから、この国々の人たちは、イヌイットのように極端な肉食に偏らずに、牛乳・チーズ・バターなどの形で動物性タンパク質・脂肪等を摂る食生活なのです。このように、最も寒さの厳しい所では農業や牧蓄業ができないこともあってか、生肉を丸ごと、しかも内臓をも一緒に食べる習慣があるのです。また、北極よりは少し寒さが和らいだスイス・デンマーク等では、加工食品の形で動物性食品を摂っていても、前章で述べたほど害も少ないのです。これは風土が作り出した食生活なのです。

一方、これらの国々とは正反対に、また日本の暑さよりさらに暑さの厳しい国々——インド・パキスタン・東南アジア等——は、一体どんな食生活文化を持っているのでしょうか。これらの国々は環境が厳しいほどに熱い所であるため、体全体はほてり、体内の糖質を消費し、塩分や水分等を汗として外へ排出してしまうのです。自然は不思議なことをするもので、このような熱い国は、寒い国よりはるかに豊富な食物が与えられているのです。特に、さとうきびや果物から糖質を補給するように、これらの国々には、人間の体を冷やすと言われている果物が豊富です。そして、彼らの食事は日本食のように淡白ではなく、味がはっきりしています。一般に香辛料が多いため、日本の食事より辛く、食後に出てくるものは、果物や糖質の多いプリン状の甘いものなのです。実に自然の理にかなった食生活を各々の国は生み出しているのです。ここで、イヌイットが肉を丸ごと、しかも内臓まで食べているから肉の害が少ないように、インド・パキスタン・東南アジアの国々においては、前章で述べた精製し過ぎた白砂糖でなければ、その害は少なく、熱さや労働等で消費した糖質を補給する必要があるのです。

逆に、この熱い国々では脂肪という布団を着すぎる結果となる肉・チーズ・バター等（寒い国のもの）の多食をすることは、風土的に適していないのです。この理由からでしょうか。ヒンズー教国のインドでは牛を食べず、イスラム教国のパキスタン・サウジアラビア等では脂肪の多い豚を嫌い、そして仏教国のタイ等では四つ足動物を避けるなど、今でも熱い国々の人は欧米の国々の人よりは肉を多く食べていません。もちろん、この理由は、㈠農耕民族と遊牧民族との違い、㈡経済的な事柄、㈢宗教的理由、等があるかもしれません。

仏教では生命を断つことをできるだけ避けるためからでしょうが、宗教はその国の風土の中から生じるものですから、創始者が自然の摂理を十分に心得て戒律を作ったのではな

図１　地球規模的風土と食事

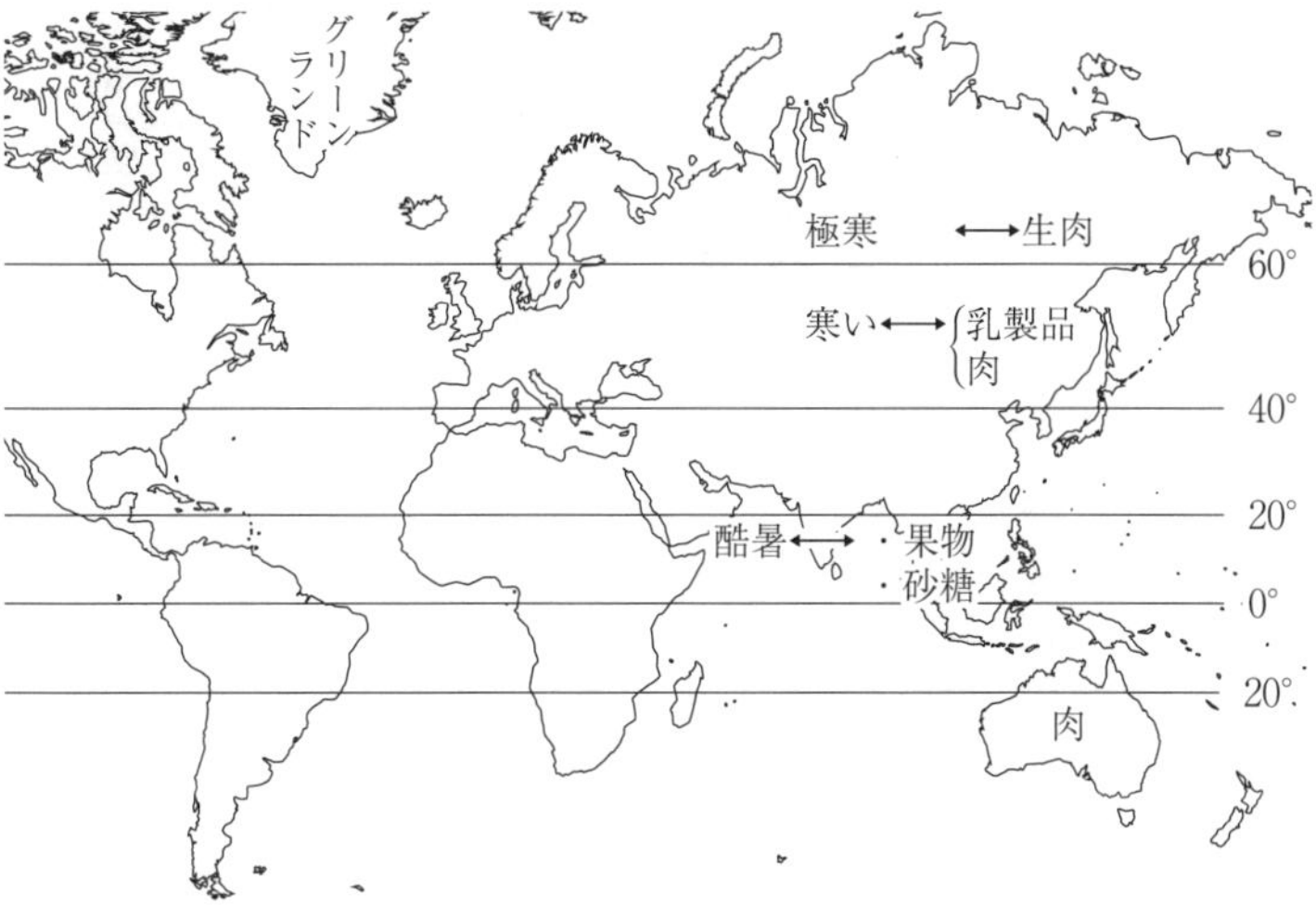

いでしょうか。いずれにせよ、このような熱い国においては、肉の過食はあまり良い結果を生まないことを知っての卓越した考え方があったようです。

以上のように、インド・パキスタン等は、熱い国であるために精製し過ぎていない砂糖、果物・香辛料・塩を多く摂り、逆に動物性タンパク質や脂肪を多く摂り過ぎないようにすることが地球の環境・風土から見て自然の摂理に適しているのです。また、極寒の国々では体を冷やすと言われている果物や砂糖の過食をすることはあまり好ましくなく、風土に適した動物性食品を丸ごと食べることが自然の摂理にかなうのです。

二　北緯三五度から北緯五〇度近辺の国

日本・韓国・中国・米国・西欧等の国々は、北極に近い国々ほどは寒さも厳しくなく、赤道近辺の国々ほどは極端に熱くもないので、自然界は適度に動物性食品や果物等をそのような国々に与えてくれたのです。そこで、もし私たち日本人が北欧の人たちのように肉や乳製品の過食を続けたり、しかも赤道近辺の国々の人のように砂糖を多量に摂るならば、風土的環境から考えると、私たち日本人にとっては好ましくないようです。

アメリカ人や西欧人は、彼らの食欲における旺盛さと経済力等故に、この風土的規模から見た自然の摂理を考慮しなかったのです。彼らはイヌイットと同じかそれ以上の動物性タンパク質・脂肪を過食し、インド・パキスタン人以上の果物と白砂糖をも摂ったのです。しかも、彼らは風土的環境を考慮しなかっただけでなく、肉の内臓をも同時に食べることをしなかったし、また嗜好飲料水や菓子類で精製し過ぎた白砂糖をも多量に摂っていたのです。欧米人のこのような食生活が、今日の現代病といわれるがん・脳出血・心臓病そして糖尿病等を増加させたと思われます。ですから、アメリカの上院栄養問題特別委員会が今日の現代病を食源病と呼んだのです。

表2　栄養素等摂取量の年次推移

	昭和30年	昭和40年	昭和50年	昭和57年	昭和57年/昭和30年
エネルギー kcal	2,179	2,184	2,226	2,136	0.98倍 →
たんぱく質 g	72.6	71.3	81.0	79.6	1.09倍 →
たんぱく質 g〔動物性〕	25.0	28.5	38.9	40.0	1.6倍 ↑
炭水化物 g	425.0	384	335	306	0.72倍 ↓
脂肪 g	21.4	36.0	55.2	58.0	2.71倍 ↑
脂肪 g〔動物性〕	8.4	14.3	26.2	28.2	3.36倍 ↑

〔参考：厚生省国民栄養調査〕（１人１日当たり）

一方、今日の日本の食生活は、欧米型の食生活のように動物性脂肪・動物性タンパク質・精製し過ぎた白砂糖の消費が多くなっています。そして、この欧米型の食生活が定着しはじめた昭和三十三年くらいから、この変化に呼応するかのように、従来一位の座を保ってきた結核患者死亡者が、一位の座を脳卒中患者死亡者に譲りました。さらに、今日の日本は欧米ほどの動物性食品と白砂糖の消費における絶対量は多くないものの、死亡者の六〇％近くがあの三大病であることは前章で述べました。

今日の日本の食生活を菜食主義にし、砂糖を絶対摂らない方が良いと言っているのではありません。地球規模的風土という違いを極端に無視し、しかもバランスの取れているものを崩してまでも、極端に精製し過ぎてはならないと述べているのです。教育者・両親・栄養士等が、伝統的食事の作り方・食べ方・食べる時期・原理等を忘れ、しかも時代の流れやこれから述べる日本の風土の特殊性を忘れているのです。ですから、食生活を個人の運動や仕事量によって考えたり、この章で述べるような理論を知っていただきたいのです。

ここで誤りやすいのですが、食生活を固定的・局所的・対立的に捉えるのではなく、風土からその食生活を相対的に捉える必要があるのです。例えば、私が寒い北欧・ソ連の北部・グリーンランドへ単身赴任することになったり、または永住するようなことになれば、私は彼らのように動物性食品を多く食べるでしょう。しかし、南の国――インド・パキスタン――に永住することになれば、日本にいる現在よりは動物性食品をより一層減らし、逆に果物や精製しない砂糖を多く摂る必要があります。

このように食生活をその風土との関連の下で、相対的・流動的に捉え、成分や量としてのカロリー等だけで固定的に考えてはならないのです。

三　日本風土の特殊性――（酸性土壌）

表3

〔日本とヨーロッパの野菜に含まれるカルシウムの比較〕

	ヨーロッパ / 日本	日本	ヨーロッパ
トマト	4.3倍	3 mg	13mg
人参	1.4倍	35mg	48mg
プラム	2.3倍	6 mg	14mg
苺	1.6倍	14mg	22mg
かぶ	2.4倍	25mg	59mg

〔表①〕

〔海の幸と牛乳に含まれるカルシウムの比較〕

食品名	食品 / 牛乳	mg / 100g
煮　干　し	22倍	2,200
ひ　じ　き	14倍	1,400
イワシ丸干し	13.5倍	1,350
乾燥わかめ	9.6倍	960
目　刺　し	8.55倍	855
青　の　り	8.4倍	840
牛　　乳		100

参考：〔科学技術庁資源調査会編 四訂日本食品標準成分表〕

〔表②〕

風土の違いによる食生活を考えるには、日本風土の特殊性をも考慮しておかねばならないのです。これに関しては桜美林大学教授・川島四郎先生が述べられているように、日本の土壌が酸性土壌であり、ヨーロッパ大陸のそれがアルカリ土壌であるということです。

これは日本が火山国で、土地が火山灰等のためなのです。一方、ヨーロッパ大陸は大理石を多く産出するように、日本とは逆のアルカリ土壌になっているのだそうです。このような土壌の違いがその土地の食物や水質の違いを現わすのです。後に詳しく述べますが、日本の土壌が酸性土壌であるということは、カルシウム（Ca）やマグネシウム（Mg）という無機質（ミネラル）がヨーロッパ大陸やパキスタンの土壌より少ないので、そのため日本の野菜はCaにおける含有量が前ページ表3のようにヨーロッパのそれより少ないのです。

次に、ヨーロッパ等の水は硬水(通常は一〇〇ccの水に酸化カルシウムを一〇mg以上二〇mg以下のものをいう。酸化マグネシウムの場合は一四mg以上二八mg以下)と呼ばれ、これに対して日本の水は軟水(前者が一〇mg未満。後者が一四mg未満)と呼ばれているのです。これは、日本の水質がヨーロッパのそれより酸性水質であるということです。

表のように、海の幸はカルシウムの含有量のみで考えただけでも、その含有量が多いと言われていた牛乳より数十倍も多いのです。ですが、現代の子どもは地球規模的風土や日本の特殊性を知らず、そして海藻類や魚類を食べずに、風土の違った国々の動物性食品(一般に、肉類のカルシウム含有量は一〇〇g中一〇mg以下)を食べています。

これは、現代一般の人や食生活の指導者である栄養士や母親が「地球規模的風土」や「日本の特殊性」等の教育を受けておらず、子どもの体格・身長を大きくするという量的・局所的概念に目を向け過ぎたため、三大栄養素を重要視してしまったからです。ですから、多くの若者は肉の動物性食品からタンパク質や脂肪を摂り、魚類(206~207P表4で理解できるように、これは肉よりタンパク質以外のエネルギー・脂肪では劣るが)から摂らなかったのです。しかもエネルギーとしての精製し過ぎた白砂糖を過食したため、彼らはますますカルシウム不足に陥り、特に子どもたちは昔の子どもより歯を磨く習慣を身に付けても、予約制の歯科医院に行かなくてはなりません。また、最近では、転んだだけで骨を折る子どもが増加するといった傾向が現れています。

四　パキスタンの友人から教えられたこと

私は一九八三年の八月に、イスラム教の宣教師マグフル・アハマド・ムニーブ氏他、多くの友人の助けを借りて、パキスタンの文化・生活の一部に触れることができたのです。この国は実に熱く、砂漠においては、日本から持っていった「アイスノン」がほとんど役に立たないくらいで、約四四℃になっていたのです。しかし、この国は湿気が高くないためでしょうか、木陰に入れば日本の真夏より涼しく感じられるのです。汗をかく体質ではないし、水を多く飲む方でもないのですが、タクシーの中では腕や背中から汗がびっしょりと出ており、腕の汗を少し舌でなめると、確かにしょっぱさを感じたのです。

いずれにせよ、日本より一〇℃くらい違う気温や湿気の有無等の外部環境の違いによって、水分や塩分そして糖質の消費が大きく異なっていたのです。この結果、体内の内部環境である体液は、臓器だけの調節では間に合わず、当然、外部の食物から香辛料・塩・砂糖・果物・水等の形で補給してもらいたかったのでしょう。「郷に入っては郷に従へ」と

（100g 当たり）

ビタミン							備考
A			B_1	B_2	ナイアシン	C	
レチノール μg	カロチン μg	A効力 IU	mg	mg	mg	mg	
79	2	267	0.14	0.19	5.0	1	生魚、魚卵（生）、蒸し魚、水煮缶詰
Ø	Ø	Ø	0.02	0.27	10.0	0	味つけ缶詰、つくだ煮
12	0	41	0.20	0.25	9.9	0	塩、生干し、半生干し、干し魚、たらこ、すじこ、かずのこ（だしにするものは除く）
0	0	0	0.01	0.04	0.5	0	蒸しもの、揚げもの、魚肉ハム、魚肉ソーセージ
313	Ø	1,050	0.46	0.23	5.1	9	牛、豚、とり、鯨肉とその内臓および加工品
186	18	635	0.08	0.47	0.1	0	鶏卵、うずら卵、チーズ類、卵豆腐、卵焼・オムレツ・茶碗蒸
0	0	0	0.07	0.03	0.1	0	豆腐、焼豆腐、凍り豆腐、おから、湯葉、豆乳
0	0	0	0.07	0.16	0.3	0	生揚げ、油揚げ、がんもどき、納豆
0	0	0	0.04	0.10	1.5	0	味噌（甘・淡色・赤色・麦・豆）、なめ味噌
0	4	0	0.27	0.09	1.3	0	あずき、いんげん豆、えんどう豆、大豆
0	0	0	0.04	0.02	0.3	0	うずら豆煮豆、うぐいす豆、ぶどう豆
29	13	120	0.03	0.16	0.1	Ø	牛乳、加工乳（普通・濃厚）
4	1	15	0.02	0.09	Ø	0	乳飲料、ヨーグルト、クリーム、乳酸菌飲料
0	862	471	0.13	0.41	3.5	3	こんぶ、わかめ、ひじき、のり、こんぶつくだ煮
0	3,040	1,686	0.10	0.15	0.6	38	あさつき、グリーンアスパラガス、さやいんげん、さやえんどう（グリーンピース）、オクラ、かぼちゃ、サラダ菜、トマト、にんじん、ピーマン、ふだんそう、ブロッコリー、ほうれんそう、みつば、わけぎ等
0	27	15	0.04	0.04	0.3	18	たまねぎ、根深ねぎ、なす、たけのこ、しょうが、ふき、キャベツ、きゅうり、だいこん、セロリー、そらまめ、もやし、ごぼう、はす、はくさい、カリフラワー、切干し大根、生しいたけ、えのきだけ、なめこ、乾きくらげ、乾しいたけ
0	231	124	0.04	0.04	0.3	27	野菜塩漬、ぬか漬、加工漬物

食品成分表〔第一出版より〕

表4

	廃棄率%	エネルギー	水分	たん白質	脂肪	炭水化物		無機質				
						糖質	繊維	カルシウム	リン	鉄	ナトリウム	カリウム
		kcal	g	g	g	g	g	mg	mg	mg	mg	mg
魚介類												
生	34	135	73.4	18.9	5.8	0.2	0	37	195	1.1	148	329
味付（缶詰佃煮）	0	278	25.4	30.0	2.9	32.0	0	550	900	8.0	2,400	370
塩、生干し、乾	10	165	52.8	32.1	3.2	0.2	0	210	433	2.2	3,471	351
水産ねり製品	0	113	72.0	12.0	1.9	10.9	0	35	62	1.1	1,000	95
獣鳥鯨肉類	5	217	65.5	17.8	14.9	0.4	0	4	167	1.4	190	243
卵類	12	161	74.7	12.1	11.2	0.8	0	65	206	1.7	159	115
豆類												
豆腐	0	77	86.8	6.8	5.0	0.8	0	120	85	1.4	3	85
その他の大豆製品	0	254	59.5	15.2	19.3	3.9	0.6	225	190	3.3	5	231
味噌	0	197	44.7	11.8	5.1	23.8	2.0	100	165	3.9	4,283	381
豆類乾燥	0	341	15.1	12.0	1.4	66.7	2.5	52	211	3.4	7	2
煮豆	0	265	35.4	8.4	2.6	50.0	2.0	50	123	2.7	195	262
乳類												
乳	0	63	88.0	3.1	3.4	4.8	0	100	95	0.1	50	150
乳製品	0	72	81.8	2.0	0.5	15.0	0	73	59	Ø	34	90
藻類	0	—	48.5	8.4	1.4	20.8	1.6	555	302	12.2	5,200	1,900
緑黄色野菜類	5	25	91.2	2.3	0.1	4.2	0.8	43	46	2.1	15	526
その他の野菜類												
その他の野菜類	10	20	93.4	1.1	0.1	4.2	0.5	27	27	0.3	7	208
野菜漬物	4	29	88.5	1.6	Ø	6.2	0.6	54	40	0.5	873	79

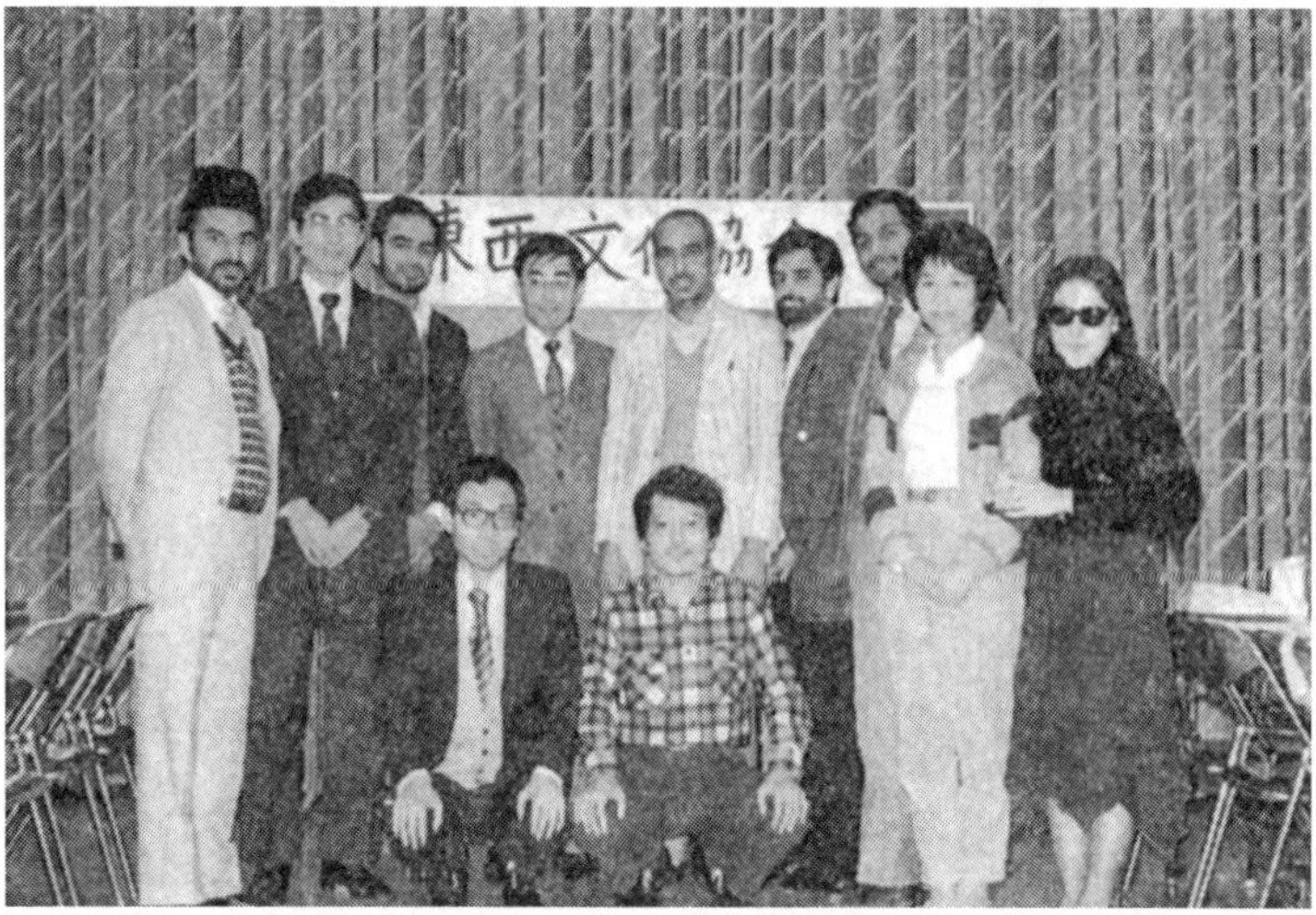

東西文化協会のメンバーたち

考えていたのですが、急激な環境の変化に頭も体も対応できずに、私の体は生水によって六〜七回の下痢を起こしてしまいました。この下痢が追い討ちをかけ、私の体は弱り、私は予定を変更して体を休めたのです。そして、医師が適切な診断をして下さり、注射・ビタミン剤さらには塩と砂糖の入った薬を与えてくれたのです。最初、友人のムニーブ氏は、私が精製された白砂糖を日本において摂らないことを知っていたので、医師から頂いたものが何であるかを私には教えてくれませんでした。薬を出されるままに飲んだ結果、体も回復して、歩けるようになると、今まで飲んでいたものが実に甘い物であることに気付いたのです。私が彼にそのことを告げると、彼は「体が回復したのだろうから、もう飲まなくともいいよ」と言ったのです。体の塩分や糖質等を下痢や猛暑の中で消耗していた割には、パキスタン人が食べたり飲んだりしていた辛い物や甘い物をほとんど摂らなかったため、今回のようになってしまったのです。私は、物事を固定的概念で「これが良く、あれが悪い」という考え方に固執することが危険であることを肌で感じ、食生活を地球規模的風土で考慮し、しかも相対的・流動的に捉える必要性があることを痛切に感じた次第です。

この私の経験とは逆に相当するようなことを述べて、食生活を相対的にバランスのとれた見方で捉えるための、「一つの物差し」である〝地球規模的風土〟で捉えることの重要さをさらに認識していただきましょう。

私は日本に在住している外国人の中で、特にパキスタンの方々と食事をしながら話し合う機会が多いのですが、その際パキスタンの方々は、母国より熱くもなく湿気の多い日本の中で、パキスタンの水のようにカルシウムを多く含んでいない、しかもカルシウム（アルカリ性元素）とは逆の塩素（酸性元素）を多く含んだ東京の水を、母国での長い習慣のためか多量に飲むのです。さらに、彼らは母国の風土には適した砂糖を日本のような風土において、しかも精製し過ぎた白砂糖を炭酸飲料水から多量に摂っていたためか、彼らの一部の中には日本の白米を摂ると鼻がつまり、肩がこり、時には頭痛がすると言う人がいました。私には、この現象が私のパキスタンでの病気と似ていることに思えてならないのです。すなわち、地球規模的風土の違いからくる温度・湿度・土壌・水質を考慮せず、習慣的・固定的概念で食生活を考えて、相対的・流動的にそれを捉えることを彼らがしなかったからであろうと考えています。もう少し簡単に述べれば、「郷に入っては郷に従へ」ということでしょうか。

五　生物は環境の産物

生物は、環境の産物ですから、その国の風土を尊重されずに極端な場所から極端な場所に移されると、環境に対して順応性や抵抗力が弱り、生理学的・生物学的に、しかも一時的に、時には半永久的に外的変化や内的変化を来たすと言われています。これは外部環境の変化によって習慣的に摂ってきた食物等を正常に摂ることができず、そのため内部環境(体液や細胞)が変化を来たしたためではないでしょうか。生命工学で別の品種を作り出さなければ、高山植物はなかなか平原では育たないものです。ここで、当然ながら新しい品種は今まで持っていた性格や体格を失い、新しいそれらが育ってきています。これも留まることなく流動している社会だからです。まさに現代の日本は、このような流れの中にあり、その過渡期であるために多くの所で矛盾が出てきているのです。

現代の子どもたちは、確かに戦前の日本人とは違ってきています。タイ、マレーシア人のような温厚な農耕民族であった日本人は、徐々に遊牧民族のように荒々しく闘争的に変化してきたようにすら感じられます。また、現代の青年は欧米人のように体格が大きくなり、特に足の長さが戦前のそれに比べて長くなってきています。教育的側面においては、この変化が生理的・心理的側面に現れてきているようです。女子の初潮が早まっているように、子どもは早熟になる反面、社会とのズレや歪(ゆがみ)を感じているのです。また、「大豆によるネズミと肉によるネズミの実験」で示したような、原因に風土的側面が加わってか、子どもの持久力・体力そして忍耐力が衰えているように思われます。

日本は風土的にもヨーロッパと異なる所ですから、日本に長く定住している者にとっても動物性食品や糖質の良い点が認められるものの、「地球規模的風土」「個人の状態」そして次の節で述べる「時間」を誤ると、そのものが持つ矛盾とも言うべき欠点が現れてくるのです。ですから、これからは食べる時間についてや、その物が持つ矛盾とも言うべき毒性を減らす方法等を知るための勉強が必要なのです。もし、そのようなことがおっくうであるならば、動物性食品や白砂糖を減らすか、貴重な時間を運動にまわして摂り過ぎたエネルギーを消費すれば良いのです。

生物が環境の産物であり、それなりに環境に適応できるわけですが、急激な変化に対しては適応できないものも多いのです。例えば、上野のパンダ（カンカン・ランラン）の死はそれを物語っているのではないでしょうか。パンダは中国で笹の葉を食べていたのですが、早く二世を生んでほしいという周囲の期待から、上野動物園に来てからは、現代の子どものように過保護に育てられ、しかもじゃがいもや他の野菜を混ぜて練ったものに、栄養豊富なバナナや卵を与えられ過ぎてしまったため、パンダの食律が乱れ、その結果があのような悲劇になったものと考えられるのです。事実、あのパンダは現代人のような成人病になっていたのです。

このようなところから察すると、現代の子どもたちは、多くの期待から超過保護になり、しかも食生活が戦後七〇数年間に極端に欧米化し、日本人の食律が大きく変化するという中で育ったために、今後ますます問題を起こすものと思われます。現在、私たちはパンダの死を教訓にして、今日の食生活を見直し、バランスある食生活とはどのようなものなのかを考える時期なのです。

第三節　時間の違いによる食生活（第二の物差し）

この節では、子どもたちの内部環境に影響を与えているであろう食生活の立場から、「時間を相対的一元論」でみた第四章の事柄と第五章の内部生命力とを関連させながら、「第二の物差し」を説明しています。

一　五八〇年間に作り出された体質

時間の概念を大きく二つに分けて、物理的時間（時計の針が刻む一定速度の時間で、今日普通に用いられている時間）と心理・生理的時間とを考えたのがフランス人、カレル博士等です。簡単に述べれば、この心理的時間とは、悲しい時には無常にも刻むあの一定の物理的時間が長く感じられるような主観的時間であり、嬉しい時には物理的時間が一瞬に過ぎ去ってしまうかのように感じられる一定でない時間です。一方、生理的時間とは、老人と子どもでは負傷した時の傷口の回復力が違うように、各細胞が持つ一定でない復元力

図2

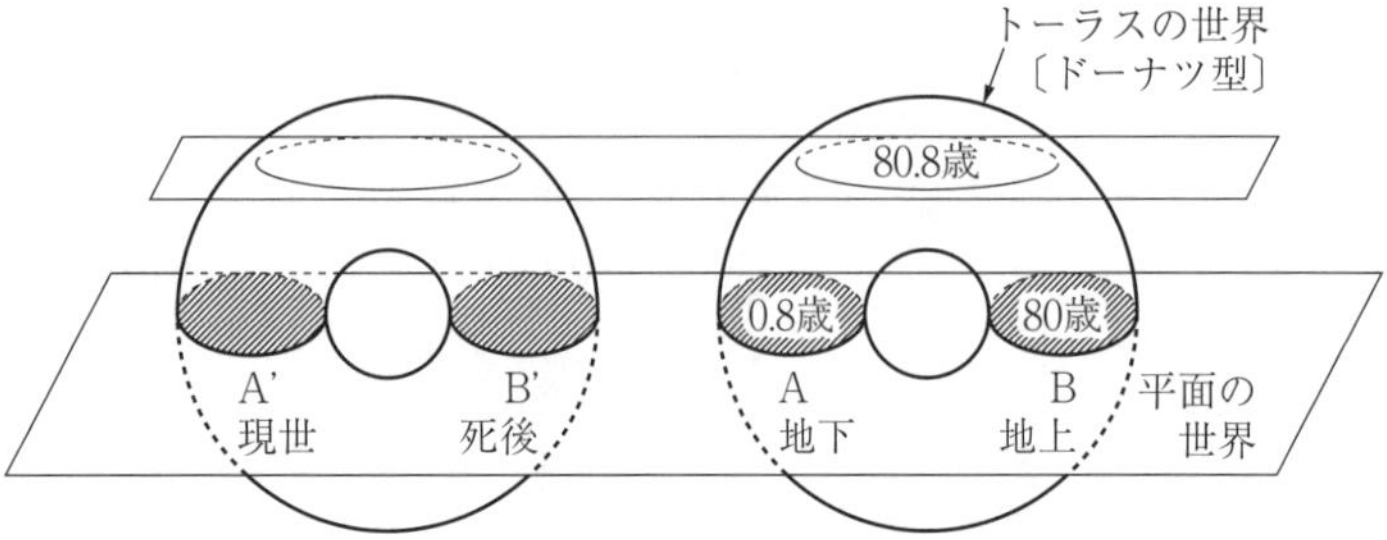

・　B（地上）……通常　80歳　　平面の世界において物理的時間で考える。

・　A（地下）＋B（地上）……0.8歳＋80歳＝80.8歳……トーラスの世界において、物理的時間の和として考える。

等によって決定され得るであろう時間のことです。
蜉蝣（かげろう）は成虫として、夏の時期に水辺を飛び、産卵を終えると数時間で死んでしまいます。また、蟬（セミ）は幼虫として地中に七年間近くおり、成虫になって約一週間しか地上で生きていないと言われています。私たちは、物理的時間である物差しを用いて、しかも地上に出てからという一側面においてそれを見ているため、これら生物の哀れさを感ずるわけです。

この二つの例は、物事を、物差しの一つである前節の「地球規模的風土」だけで捉えれば良いというものでないことを示しています。トーラス(図2のようなドーナツ型）を利用して、この蟬についてもう少し述べてみます。今、図中のAは蟬が生活していた地下の世界とし、Bは地上の世界を示していると考えて下さい。このA・B両世界は別個の対立した世界ではなく、トーラスという世界の一つの断面です。一つの平面の世界から固定的に考えると、地下の世界（A）と地上の世界（B）は対立して、共有点を見い出せません。しかし、三次元空間の中を移動して考えると、AとBの両世界はトーラスという世界で統一されていたのです。ですから、蟬を地上のBの世界だけで考えると、蟬の生命が約一週間となって哀れだと考えられてしまうのです。これを統一体のトーラスの世界で考えれば、蟬という生命体は地下のAの世界で十分楽しんできたのかもしれません。また仮にA'を現世、B'を死後の世界とすれば、現世と死後の世界はトーラスという世界で統一された世界の、一側面となるわけです。ですから極論を述べれば、蟬にとっては地下の世界が本来の世界で、地上の世界が死後の世界なのかもしれません。

次に人間の年齢は、地上の世界で、しかも物理的時間（通常の時間）によって決められています。しかし、同じ年齢であっても、若く見える人がいるのはなぜでしょうか。人間は、この地上世界に生まれる前の約一〇ヶ月間に、一個の受精卵が母親の体内という世界で約三〇数億倍の大きさになり、体内という一側面（A）から体外という別の地上世界（B）に出てきたもので、八〇歳近く生命を地上の社会の中で燃やしている生物なのです。ですから、トーラスという統一体で、しかも物理的時間で考えると人間の寿命は「体内の年齢と体外の年齢の和」ということになり、〇・八歳＋八〇歳＝八〇・八歳ということに

表5　人間の年齢は660歳

質量と時間／区分	質量の変化の割合	物理的時間	内部生命的時間	内部生命的時間を物理的時間に換算し直す	トーラスの統一体の中での物理的時間	トーラスの統一体の中で、内部生命的時間を物理的時間に換算する
受精卵から赤子	30数億倍	10ヶ月〔0.8歳〕	31歳年 ①	580歳 ③		
赤子から老人	20倍	80年間〔80歳〕	4.3歳年 ②	80歳		
受精卵から老人					0.8＋80 ＝80.8歳	580＋80 ＝660歳

①の計算

$$2^n=3000000000$$
$$\log_2 2^n=\log_2 3\times 10^9$$
$$n=\log_2 3+10\log_2 10$$
$$=\frac{\log_{10}3}{\log_{10}2}+9\times\frac{\log_{10}10}{\log_{10}2}$$
$$=\frac{0.4771}{0.3010}+9\times\frac{1}{0.3010}$$
$$=31.3$$
$$\therefore n\doteqdot 31\text{歳年}$$

②の計算

$$2^n=20$$
$$n=\log_2 20$$
$$=\log_2 2+\log_2 10$$
$$=1+\frac{\log_{10}10}{\log_{10}2}$$
$$=1+\frac{1}{0.3010}$$
$$=1+3.332$$
$$=4.332$$
$$\therefore 4.3\text{歳年}$$

③の計算

$$4.3:31=80:x$$
$$x=\frac{31\times 80}{4.3}$$
$$=576.7$$
$$\therefore 580\text{歳}$$

なるのです。特に物理的時間の一〇ヶ月間（10÷12≒0.8歳）は、人間の受精卵がある程度の外部環境の力と食物によって作られる内部環境（体液と細胞）から生じる力によって、中でも細胞自身が持つ力（内部生命力）によって影響を受けている期間と考えられるのです。

しかし、良く知られているように、人間の寿命は地上の世界

図3

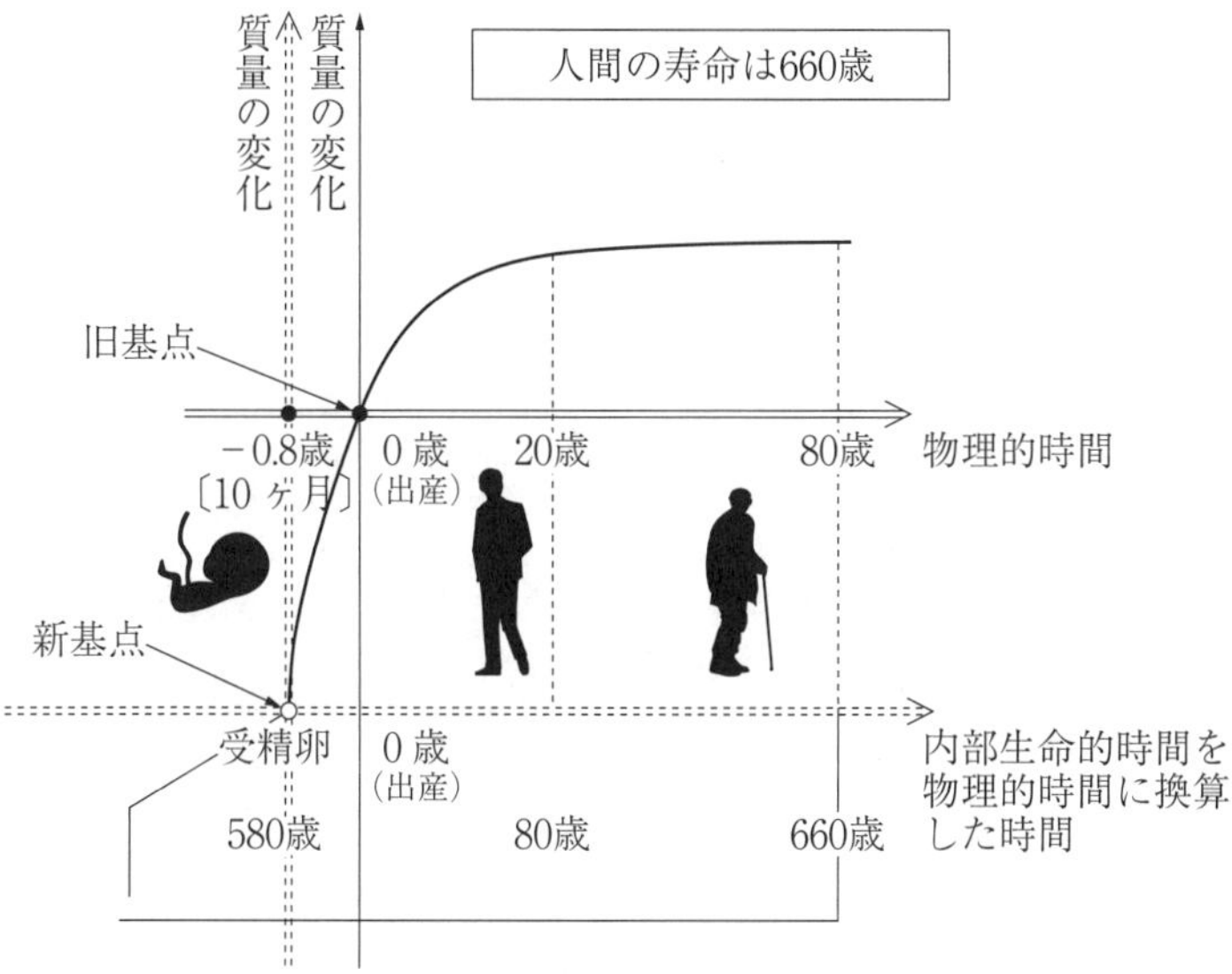

（B）で、しかも物理的時間によって八〇歳と言われています。八〇・八歳とは言いません。ところが人間の寿命をA・B両世界で、内部生命的時間によって決めたら、八〇歳という寿命はどのような数値になるのでしょうか。

今、地上に出た三kgの赤子は八〇年間〔物理的時間〕で、体重が二〇倍になり、六〇kgの成人になったとします。例の地下の世界（A）で三〇数億倍になる受精卵とは雲泥の差です。この点に目を向けて、次のような大雑把な物差しで「内部生命的時間」を考え、食生活が子どもの体質に重大な影響を与え、しかも時間との関係で捉える必要があることを述べてみます。

祖先からの遺伝子を持った精子と卵子が受精卵を作った時点を仮に出発点とします。一個の受精卵が活発に細胞分裂を起こし、徐々に全体の質量を増加させていきますが、細胞全体の質量が二倍になるのに費やした時間を仮に内部生的時間の一歳年と定義します。ここで赤子は八〇年間で約二〇倍の質量になって、老人になるわけです。もちろん、実際は成人の段階で質量的増加はほとんどありません。しかも、赤子から老人までの伸び率を便宜上一定（体内ほど急激な変化でないため）とすると、次の計算によれば、赤子から老人になる八〇年間は、内部生命的時間で捉えると四・三歳年に相当します。一方、受精卵が一〇月ヶ間（物理的時間）で三〇数億倍になって、赤子として地上の世界（B）に出てきたのですから、同じような計算によれば、この一〇ヶ月間は内部生命的時間の三一歳年に相当するのです。

次に、老人の四・三歳年が物理的時間の八〇歳に相当しますから、次の簡単な計算によって、赤子の三一歳年は物理的時間に換算し直すと五八〇歳に相当します。ですから、八〇歳という人間の寿命は、大雑把な内部生命的時間を物理的時間で換算し直し、しかも前述の地下の世界と地上の世界との和で考えてみると、「五八〇歳に八〇歳を加えた和。六六〇歳」となります。すなわち、通常八〇歳と言われている人間の寿命は、トーラスの統一体の中で、しかも内部生命的時間を物理的時間に換算し直すと、六六〇歳となるわけです。

以上のように、「物差し」をどこから、どのような基準で目盛るかによって、大きく物の見方・考え方は変化してしまいます。こうして考えてみると、あの五八〇年間は、受精卵が母親の体内で食物の変形体である血液によって影響を受けている時で、基本的な体質が形成される時期なのです（216〜217Pの表5・図3を参照）。

二　体質として諦めてはならない

一で述べた五八〇年間を強調することは、胎児教育への偏りとなり、高校・大学での教育を放棄するものと言われるかもしれません。多くの教育者が指摘するように、中学・高校の時期において既に学力差が認められますし、幼稚園・小学校においても同じようなことが言われています、ですから低学年における教育が重要であることは、多くの人が認めるものです。

指導者は、子どもに個人差・能力差が存在していることを認めた上で、どのように教育するかを考えるべきで、それを認めず、子どもの能力がすべて平等であると考えるのは問題です。もちろん、教育を受ける機会の平等を否定するわけではありません。また、高学年での教育は低学年のそれとは本質的に違うもので、高校・大学においては、一面的な学力の差が存在して、記憶力やスピードが劣っても他の面で優れていれば、それなりに認められることも多くなってきています。そのようなところは義務教育の場ではなく、他の優れた面を磨くような場ではないのでしょうか。

以上のように個人に能力差があって、しかも低学年と高学年における教育の役割が存在していると考えていますが、その能力差は、遺伝や五八〇年間による体質として諦めなくてはならないもの、教育の手が完全に届かない領域にあるものとは考えていません。教育において、外部環境の整備と訓練の他に内部生命力を重要視し、しかも子どもの不健康になりつつある体と頭脳を、生まれ持った体質として諦める必要はありません。体質は、遺伝の他に、内部環境から生じる内部生命力が前述の六六〇年間に食物によって作り出されたものなのです。そして、このように作られた体質の一部は、内部環境や内部生命力に影響を与えているであろう四大要素（食生活・教育・運動・精神的活動）によって、特に食生活と教育（三章で述べた相対的一元論による物の見方・考え方）により改善されるものなのです。

実際、五八〇年間に作り出された細胞は、一瞬たりとて固定・静止しているものではないからです。常に、それはダイナミックに流動的に変化しているのです。ですから、内部生命力の突発的破壊力の現れであろう粗暴化現象や神経細胞の衰えによる学力低下、そして一般学生の中にも広がっている肩こり・頭痛・アレルギー性鼻炎・骨折等、体全体をも体質として諦めてはならないと考えています。指導者や両親は、この点を考慮せずして外部環境である良き教材・良き場所・良き教育技術等だけに目を向け過ぎず、子ども自身の内部生命力が活発に躍動していなくては教育効果が少ないであろうという認識が必要です。あの鶏卵の例（四章）が示すように、内部生命力がなくてはその鶏卵自身のひよこは生まれ、育たないのです。

三　食物を時間との関係で捉える

今日の日本においても、砂糖や肉の良い点は認められるが、日本の風土が極端な熱帯でなく、さらに酸性土壌という特殊性であるため、極端に精製され過ぎた白砂糖や肉の過食は好ましくないと述べてきました。この他に年齢や食べる時期等の時間的誤りが加わって、食物自体が持つ矛盾が現れてくるのです。

一般に、頭を使ったら糖質を摂りなさいと言われているため、多くの母親は、甘い物を夜遅くまで勉強している受験生に与えています。食物は口から喉を経て胃に入り、そこで塩酸や酵素等の働きによって消化され、十二指腸を経て小腸に行き、吸収されているわけです。ところが、精製されて繊維・ミネラルの少ない白砂糖は、速効性があるが故に、胃を出て十二指腸で急激に吸収されるのです。ですから、登山などで体力が消耗した時に角砂糖やチョコレートが良いと言われるのですが、運動量が極端に少ない受験生やサラリーマンにとっては、この速効性がマイナスに作用し、糖質が血液中に出てくるとも言われています。ということは、この時の吸収の速度に合わせて膵臓（すいぞう）が糖分を細胞に吸収させるために、インシュリンを一時に多く出させるのです。それにより低血糖症を招き、これが繰り返されるうちに膵臓は弱り、逆にこの膵臓は必要な量のインシュリンを供給せず、ついには糖尿病になってしまうということです。もしこの説が正しく、次の「インシュリンの過剰投与や一部の薬剤投与後が低血糖症を招き、脳組織に十分なグルコースが補給されないため意識の混濁を起こす」という事実を加味すれば、精製し過ぎた白砂糖の摂り過ぎが、子どもの「意識の混濁を招く」という結論が導かれるのです。

　この意識の混濁は、お酒を飲んだ場合を考えれば、さらに理解しやすいかもしれません。周知の事実として、酒には白砂糖と同じように速効性があるのです。ですから、膵臓は糖分を細胞に吸収させるためインシュリンを一時に多く出させ、その結果、意識の混濁を起こさせているではありませんか。もちろん、この意識の混濁が多くの不安や不満を一時的に忘れさせていることも確かです。ですから、子どもに酒を飲ませることが良くないと言うならば、精製し過ぎた白砂糖（繊維、無機質、ビタミンB_1・B_2が非常に少ない）を長期間にわたり多く摂ることは、糖質の多い米（七〇％近く糖質）や果物（水分を除いた残りの半分近くが糖質）を多く摂る日本人にとっては必ずしも良いことではないのです。特に、現代の子どもは飲むべき時間帯を考えていないからです。

現代の子どもは、部活等の運動で腹を減らした時に、水の代わりとして炭酸飲料水等を多量に飲むのです。さらに一部の高校生の昼食時に見掛ける光景としては、パンと牛乳ではなく、パンと炭酸飲料水という組み合わせの食事なのです。一方母親が、子どもに食後のデザートとして果物を与えるべきところを、空腹時の食前や夜の一〇時くらいにそれを与えているのです。また、父親は速効性のある酒を空腹時に飲んでいるのです。今や子ども・母親・父親の多くの者は、食物が持つ利点を活用しきれずに、食物が持つべき矛盾ともいうべきところをより一層拡大するかのように、食べる時間帯をも無視して食事をしているのです。

私たちは、もっと食事の持つ良き特徴を活用するために、空間と共に時間をも十分考慮して、食物を捉える必要があります。

四　自然の摂理が教える完全食品

キリン、ライオン等野生動物や牛のような家畜などは、母体から生まれ出ると最初の数ヶ月間は乳を取りますが、自らの年齢と体力に応じて母乳を摂らなくなります。また、鳥や魚等は完全食品である卵自体を食べてこの世に生まれ出てくるわけです。その後は、これらは卵を極端に食べることなく、周囲の虫や草等を食べているのです。

それでは人間自身はどうでしょうか。母親の体内にいる約一〇ヶ月間（物理的時間）は、母親と「ヘソの緒」を通じて食事をしている期間なのです。その緒が断ち切られた後は、食事を口から母乳として与えられているのです。そして、この母乳はその赤子に飲ませるように一年近く出るのです。しかも、この母乳や牛乳は卵と同じように完全食品であるため、五大栄養素を十分含んでいるのです。また、その割合は人間が考え出したものではなく、まさに、それらは自然の芸術品なのです。

ところが、どんな食物も「その風土」や「時間との関係」を誤って捉えると、このような完全食品はそれ自体が持つ矛盾を私たち人間に現すのです。人間をはじめとする多くの動物は、赤子のように不完全で、しかも内部生命的時間の速い時に、その体を完全な一生命体にさせるために完全食品である卵や母乳を摂るのです。ですから、魚類・鳥類の多くは卵を食べ、牛・人間等は母乳を飲んで育っているのです。自然界では、途中からほとんどそのようなものを摂り続けていないのです。

実に自然の摂理の偉大さを感じると同時に、発達は、ある食品が成分上完全だから良いものであるといった固定的・静止的な考え方・見方だけに囚われてはならないようです。むしろ、前節のような「地球規模的風土」で捉えたり、「時間との関係」で捉えることが必要なのです。

私たちの一生のサイクルは、物理的時間によって乳児・幼児・青年・成人・老人というように区分されています。この区分の変化に伴って内部生命的時間には、スピードの違いがあるでしょうが、同時に変化しているのです。例えば、若い時は物を吸収する力が強いが、老いた時はそれが弱いのです。この変化は一度たりと固定して、留まることはありません。ですから、人間をはじめとする多くの動物は、最初は完全食品である母乳や卵を摂り続けますが、後は草・魚・他の動物の肉といったような食品の組み合わせで、食事のバランスを取っています。さらに、動物は運動量や風土等に合った食生活を行っているのです。生まれた瞬間の不完全な動物が、これから数ヶ月間飲み続けるであろう完全食品を、局所的に成分上優れているからといって、時間的配慮――もはや児童・成人になったという――がなされないで摂り続けたらどのようになるでしょうか。もちろん、難民のように極度な栄養失調に陥っていたならば、人為的協力によってあのような完全食品が必要です。またベドウィン（アラビア半島に住むアラビア人のうち、内陸砂漠でラクダ・羊・ロバ等をつれてオアシスを渡り歩いている放牧民）のように、極端な温度差があり、食糧の少ない内陸砂漠に住んでいる者にとっては、乳製品のような完全食品を摂り続けることは必要です。

しかし、先進国や一部の豊かな人たちにとっては、今日があまりにも飽食の時代なのです。それでは、時期に適した食生活と言われるものがあるのでしょうか。

五　年齢に適した食生活

a　胎児期

この期間は精子と卵子が結合して出産するまでの約一〇ヶ月間（物理的時間）で、完全に受動的生活で母親の胎盤と赤子のヘソが直結されており、母親が食べた物によって作られた体液が体内に取り入れられている時期です。あの特殊な一つの物差しで計ると、この一〇ヶ月と言われている時期は五八〇年に相当する時です。ですからこの時期は、胎児が母親の体液に影響を受け、自らの好みだけで食事ができず、精子・卵子という極小の生物が三〇数億倍くらいの体になるように、生命活動が最も活発な時期です。

b　乳児期

この期間は出産から歩行ができるまでとされています。ですから、この間は完全な受動的生活の胎児期より、幾分能動的活動ができて、歩行や言語活動に対する準備が完了すると言われている時期です。また、「ヘソの緒」が切れて、赤い血液等から完全食品である白い母乳に替わる時期で、やはりこの乳児期も、胎児期と同じように内部生命力が非常に活発な時期で、食生活が大きな影響を与えているであろうと考えられる時期なのです。

c　幼少年期

この期間は、幼児期（一歳半〜五歳くらい）と児童期（六歳〜一二歳）を合わせた時期として考えてみます。幼児期は歩行と言語により精神活動が盛んとなり、身長・体重・知能が著しく発達する時期です。その反面、精神上の不均衡が目立ち、三歳〜五歳くらいに第一反抗期としての特徴が現れる時期です。また、児童期（六歳〜一二歳）は知的発達が著しい時期です。

このように幼児期と児童期を合わせて考える幼少年期は、知識の詰め込みに見られるようなパターン的教育期間というよりは、脳の発達を促進させるであろう遊びやゲーム等を試行錯誤させる、パズル的教育期間なのかもしれません。もちろん精神的側面においては、自然の中でのトンボ・蟬（セミ）・バッタ・蛙（カエル）・小さな魚等を捕える行為を通して、自然界から生命の不思議さと畏敬を学びとる時期なのです。

この時期における行為は、身近な所や自然界から食物を取っていた私達の先祖が行っていた潜在的意識の現れなのかもしれません。しかも、食生活においては、この幼少年期が小さな昆虫や小魚等を動物性食品として食べても良い時期であることを示しているようです。このような食物の捉え方は、静止的に成分が豊かだからという考え方だけではなく、内部生命的時間（物理的時間と心理・生理的時間を含めた時間）から捉えた一つの見方なのです。ですから、今日の子どもたちの食生活は、次に述べる青年・成人期とは内部生命的時間が大きく違うにもかかわらず、大人と同じような動物性食品の過食に陥っているように思われます。内部生命力の一時的狂いによる病気の時は、健康な人の食生活とは違った特別メニューを作ってあげるのに、なにゆえにこの幼少期間と青年・成人期間が同じような食生活になっているのでしょうか。ましてや、前節の風土的環境から調べたことを加味すれば、ますます疑問を感ずるところです。

d　青年期

この期間は、青年前期（一二歳～一五歳、中学生）と青年中期（一五歳～一八歳、高校生）と青年後期（一八歳～二三歳、大学生）の三つより成ります。この青年期は、中学生に見られるように身長・体重の激しい変化が現れる第二急進期です。さらに、筋肉や内臓諸器官、特に性的器官の発育が見られる第二性徴期でもあります。

一方、この時期は自我意識が高揚して、両親や社会に対して批判的傾向が強くなりますが、欧米や日本のように複雑な経済社会の国々においては、アフリカや一部のアジアの国々のように早くから成人としての地位が認められていないのです。このように日本の社会はこの青年前期や中期を一般には大人の仲間入りの時期とは認めていませんが、この時期の中学生や高校生の体は、昔より成熟が早まって大人と同じようになってきているのです。多くの人が指摘するように、このギャップが一部の家庭内暴力・校内暴力・性のモラルの低下等に現れているのです。腕力が付いて行動的になってきた青年たちは、小柄でおとなしい動物である鶏や羊等の肉食をし、しかもご年輩の方々よりは身軽に木登りをして果物を取って食べることができるのです。しかし、現在の中学生・高校生はどうでしょうか。彼らの中には、すでに幼少年期の食生活が一部において乱れていたり、社会的抑圧に耐えられずシンナー・酒等の誘惑でさらに体を悪くしている者まで現われているのです。そのうえ行き過ぎた受験教育や遊び場の減少で、体を動かして熱量を発散することができず、しかも風土的環境下の違いの中で、動物性食品や清涼飲料水等を過剰に摂ってきた者も多いのです。そのせいなのでしょうか、この青年期に成長すべき内臓器官や骨等が丈夫に（質的面）育たないため、現代人は内臓器官が弱く、骨が脆くなったものと思われます。

e 成人期

この期間においては筋骨がますます発達し、生理的諸器官も完成します。また社会的にも認められ、知識と経験が豊かになり、社会活動も活発になる時期です。その結果、周囲との協力・協調が大きな力を生み出し、力の強い、大きな動物や魚を捕え、これを食べることも多くなります。

しかし、この成人期は、内部生命的時間という点からは青年期より見劣りがしますが、知恵や筋力においては青年期より優(まさ)っているようです。ですから、適度に大きな動物の肉を食べても良いのかもしれません。もちろん、前節で述べた地球規模的風土を考慮したり、青年期ほど運動量が多くなく、食べ物のエネルギーが消費されにくくなっている事実をも考慮する必要があります。

f　高齢期

この期間は、多くの経験を通して豊かな知恵を備えている時です。しかし、欧米人の好きな概念である「力とスピード」という面では、この時期が前の青年期や成人期より明らかに劣ります。ですから、高齢者は大きな動物や動きの速い動物を自らの手では捕えることができず、野菜・木の芽・貝・小さな魚等のような幼少年期と似た食生活に戻っていくのが「自然の摂理」なのかもしれません。健康な人ならば、このようなことが自然と行われているようですが。

以上、aからfのように、内部生命力の強弱が私たちの肉体的・精神的変化として現した特徴による区分から見て、私たちの食べる物がその区分に応じて違うことを述べました。このような物の見方・考え方は、欧米人的思考の局所的な「成分」から食物の重要度を考えるのとは違いますが、今や、このような一見非科学的に思われる捉え方も大切なのです。

第四節　酸性・アルカリ性から見た食生活（第三の物差し）

この節は、子どもの内部環境が悪化して、その結果が一部の粗暴化現象・学力低下・不健康をもたらしたのであろうと考えた第四章の推測的結論に対して、「第三番目の物差し」としての「酸性・アルカリ性論」で、内部環境を作っているであろう食生活を具体的にどのように捉えるかを述べています。

この「第三番目の物差し」は、前の二つの物差しと違って、食物の副栄養素としてのミネラルやビタミン、特にミネラルを用いた方法なのです。これが三大栄養素（脂肪・タンパク質・糖質）やカロリー計算以外による質としての生理作用を重要視した考えなのです。もちろん、従来の栄養学が基本にあってのことです。

一　表から何を推測するか

人間一人一人に個性があり、役割があるように、食物も各々役割が違うのです。この役

表６　食品群別荷重平均成分表　（100g 当り）

	エネルギー (kcal)	たん白質 (g)	脂肪 (g)	糖質 (g)	カルシウム (mg)	ナトリウム (mg)	鉄 (mg)	ビタミンA (IU)	ビタミンD (IU)	ビタミンB_1 (mg)	ビタミンB_2 (mg)	ニコチン酸 (mg)	ビタミンC (mg)
米類	351	6.2	0.8	76.6	6.0	2	0.4	0	0	0.09	0.03	1.4	0
パン類	270	8.0	1.5	54.3	11.0	480	1.0	0	－	0.10	0.03	0.7	0
めん類	190	4.6	2.7	35.8	9.3	460	0.6	0	0	0.05	0.02	0.3	0
いも類	90	1.8	0.2	20.2	11.0	14	0.6	0	0	0.11	0.04	1.0	18
砂糖類	384	0	0	99.1	2.0	0	0.2	0	0	0	0	0	0
菓子類	356	5.4	6.7	63.7	29.1	73	1.3	0	0	0.02	0.03	0.8	0
油脂類	844	0.5	95.0	Ø	1.0	174	0	169	－	Ø	0.01	Ø	－
大豆製品	97	8.7	6.4	2.9	143.0	6	1.9	0	－	0.03	0.07	0.5	0
豆類	363	28.4	10.6	38.8	151.0	5	6.3	6	－	0.50	0.18	2.1	－
味噌類	169	14.3	4.5	20.0	103.0	5,150	4.0	0	－	0.03	0.10	1.5	－
果実類	52	0.7	0.4	12.3	10.0	4	0.2	46	－	0.06	0.02	0.6	31
緑黄色野菜類	38	2.2	0.3	6.9	67.0	31	2.0	1,782	－	0.09	0.18	0.9	63
淡色野菜類	26	1.3	0.1	4.8	32.0	33	0.4	34	－	0.06	0.04	0.3	25
海草類	－	6.9	1.7	46.9	750.0	0	10.0	320	－	0.06	0.09	2.0	15
魚介類	104	17.2	2.6	2.1	47.0	440	1.7	45	140	0.05	0.09	4.8	0.5
獣鳥肉類	231	17.7	17.2	0.1	70.4	149	1.5	21	－	0.26	0.20	5.1	Ø
卵類	156	12.7	11.2	0	65.0	90	2.6	800	10	0.10	0.30	0.1	0
乳類（生乳換算）	59	2.9	3.3	4.5	100.0	36	0.1	100	－	0.03	0.15	0.1	0

〔第一出版〕

割を知るために、科学技術庁資源調査会の『四訂日本食品標準成分表』や他のデータを付した『食品成分表』（第一出版株式会社）の表6を見ながら考えてみましょう。

a　砂糖

砂糖は、力としてのエネルギー（カロリー）、すなわち糖質の役割が中心となり、この部門においては他の食品群中ほぼ第一位の食品です。ですから、力とスピードの高度経済社会においては、「文明のバロメーター」と称されて大いに消費されたのです。今でも、エネルギーを多く消費するスポーツ選手や激しい肉体労働に従事している人、そして熱い国でエネルギーを消費する所にいる人は、繊維・カルシウム・ビタミンB_1等を同時に摂取しているならば良いわけです。軽い仕事をしている人や受験生のような人など、しかも砂糖と同じ部門を競合する米を多食する人には、この精製し過ぎた白砂糖の取り過ぎは禁物です。

b　獣鳥肉類・油脂類

獣鳥肉類は豆類と同じように栄養素が豊富で、料理方法が簡単であるため、今日のように忙しい主婦にとっては手軽な食品です。そして、三大栄養素を重要視した社会の中で、欧米人にコンプレックスを持っていた日本人は、体をより大きくしたいと考えて、これらをパン食と共に摂ったのです。ですから、今日の青年が大きくなったように、この食品は大いに貢献したのです。しかし、どんな食品も長所と短所を備えており、時・場所・個人・料理法等によって、短所としての側面が現われたのです。例えば、日本のような風土的環境の中では、コレステロールや脂肪（グリセリド）が体に蓄積し、ホルモン・胆汁酸の原料やエネルギー貯蔵源等の役割を超えて、子どもたちの一五％近くが肥満児になるという結果をもたらしてしまうのです。

次に、この食品は主食である米やパン類より成分が豊かで、バランスが取れているために、一部の方々は、ご飯やパンよりこの副食物を多く摂る方が良いと考えたのです。もちろん、アフリカの難民のように栄養事情の悪い環境下に生活している者にとっては、主食より副食を多く摂って、栄養のバランスを考える必要があるでしょう。しかし、日本をはじめとする先進国では、獣鳥肉類等、副食が主食になり得ないことは言うまでもありません。なぜなら、日本は栄養過多（教育における過保護という言葉に相当）の国であり、肥満児・肥満者が多い国であることからも理解できるからです。ところで、栄養士やコックさん方の恰幅（かっぷく）が良すぎると思うのは、私だけでしょうか。肥満は成人病の大きな原因の一つですが。

c　米と豆類

米は日本人の主食であり、欧米人がパンを食べて労働するように私たち農耕民族は米を食べて生活しておりました。この米は肉類や魚介類よりも見劣りがしますが、その本質的役割が違うのです。白米の役割は砂糖と同じようにエネルギーとしての糖質にあるのかもしれません。ですから、前述したように赤道近辺の熱い国でなく、農業のように厳しい肉体労働をしていない先進国の人たちには、米・酒と砂糖の両方を多量に消費することは必ずしも好ましくないのです。ですから、砂糖を多く摂り続ける習慣を身に付けたパキスタンの友人たちは、日本の米や炭酸飲料水（砂糖が多い）を摂ると頭痛がすると言ったり、「酒を飲まない方が良い」というイスラムの教えを説くのでしょうか。

先祖の人たちは、米が糖質を多く含むが、タンパク質・脂肪・カルシウム・ナトリウム等が少ないことを知ってか、肉類や卵以上に豊かな成分を備えた豆類・みそ類をいろいろな形で摂ったのです。

d　海藻・魚介類

量と力を中心にした三大栄養素時代には、海藻はあまり重要視されませんでした。特に、海藻や魚介類を多く食べる習慣のなかった二〇〇カイリ時代以前の欧米人によって組み立てられた栄養学は、それを重要視しないのは言うまでもありません。しかし、海藻の役割は、米や豆類だけでは補えないところを担うことだったのです。すなわち、日本はヨーロッパ等の土壌と違ってカルシウムが不足がちになっていたので、よりカルシウムを補給し、しかも鉄・ビタミンA、Cをも補う役割がある海藻や魚類を摂ったのです。また後述しますが、この海藻はアルカリ性食品で、まさに質の時代の横綱級の食品なのです。しかしエネルギー・タンパク質・脂肪で劣るため、この海藻は、野菜が主食になれないように、主食になれないことは言うまでもありません。

また、海藻はビタミンDを含んでいません。ですから、ビタミンDは魚類から摂るようにする必要があるのです。というのは、いくら海藻がカルシウムを多く含んでいても、それをより効率よく小腸が摂取するためには、カルシウムの運搬屋であるビタミンDが必要だからです。

次は魚介類の役割ですが、これは日本に住む人にとっては欠くことのできないもので、主食たる米と豆類の欠点を補うようにできています（表参照）。あらためて食物が自然の摂理や風土的環境の産物であることに驚かされる次第です。魚介類はエネルギーや脂肪の項目では獣鳥肉類に見劣りがしますが、他の面では同じようであり、大いに副食として期待できるのです。

特に、海藻や魚介類が他の食品と比べて、カルシウムやビタミンDを多く含んでいるのは、何故なのでしょうか。やはり前述したように、日本の土壌や水がカルシウムを多く含んでいないから、それを魚介類や海藻から摂るように自然が与えてくれたものなのです。

e　果実類と野菜

果実類や野菜の一〇〇g中の八割から九割は水分であり、果実類においては残った成分の半分近くが糖質です。ですから、熱い国にさとうきびや果実類が豊富なのは、いかにそのような国では水分や糖質が必要であるかが理解できるでしょう。また、果実類や野菜が持つ特質は、他の食品と違ってビタミンA、C等が多いことです。特に、緑黄色野菜類においてはこの傾向が目立ちます。表からは理解できませんが、ミネラル（無機質）のカリウムが多いのも果実類や野菜の特徴です。

以上のように表6を見て、食品について簡単にaからeにまとめてみました。この分類から食品には各々役割があって、その食品の短所と長所を見ながら、全体としてバランスの取れた食事とはどのようなものかが理解できたかと思われます。しかも、エネルギーや三大栄養素だけに目を向け過ぎることなく、栄養過剰で運動不足という時代の流れの中で、さらに日本風土の特異性を考慮して、これからの食生活をバランス良く摂る工夫が必要なのです。

しかし、一般にバランス良く食事を摂るとは、どのようなことなのでしょうか。厚生省（現在は厚生労働省）は昭和五十九年九月二十三日の新聞に、「生活活動区分と必要運動量・身長別栄養所要量」と題して、カロリー計算による食事のバランスの取り方を示しています。しかし、この方法がカロリーと三大栄養素を中心に考えたものであるのに対して、質としての生理作用に関係があるミネラル（無機質）を用いた「酸性・アルカリ性食品」というところから、私は食事のバランスを取る別の方法を次に述べてみます。

二　酸性食品とアルカリ性食品とは

初めに「酸性食品」と「アルカリ性食品」の定義を述べます。「アルカリ性食品」と「酸性食品」との判断基準は、その食品に含まれている無機質の種類と量によります。一般には、無機質（ミネラル）の中のカルシウム（Ca）・ナトリウム（Na）・カリウム（K）・鉄（Fe）・マグネシウム（Mg）のように生体内でアルカリ性を示す元素が、無機質の中の

食品	灰分%	灰分のアルカリ度
野菜類、いも類		
ほうれん草	1.30	+12.00
まびき菜	1.43	+7.40
同上（ゆで）		+6.60
ちしゃ	1.14	+6.33
きょうな	1.07	+5.80
キャベツ	0.90	+5.40
ぜんまい	0.31	+5.20
こまつな	1.38	+4.60
みつば	1.32	+4.40
アスパラガス	0.64	−0.20
だいこん	0.49	+9.28
にんじん	0.77	+8.32
ごぼう	0.63	+8.01
こんにゃく粉	7.03	+8.00
さといも	0.99	+7.80
たけのこ	0.74	+5.80
かぶ	0.78	+5.40
じゃがいも	1.03	+5.20
さつまいも	0.93	+4.60
ゆり	1.35	+4.60
やまのいも	0.94	+4.40
れん根	1.13	+3.40
たまねぎ	0.70	+2.40
紅しょうが	15.10	+1.40
くわい	1.44	−1.20
かぼちゃ	0.75	+5.80
なす	0.42	+4.60
きゅうり	0.47	+4.60

食品	灰分%	灰分のアルカリ度
きのこ類		
まつたけ	1.00	+6.40
しいたけ	4.37	+4.00
しめじ	0.68	+5.40
藻類		
わかめ	16.72	+15.60
こんぶ	2.78	+14.40
乾しのり	8.75	−0.60
漬物類		
菜漬	0.48	+2.60
たくあん漬	8.30	+0.60
果実類		
みかん汁	0.36	+10.00
すいか	0.22	+9.40
ぶどう汁	0.24	+9.40
バナナ	1.05	+8.40
なし	0.31	+8.40
りんご	0.42	+8.20
いちご	0.72	+7.80
干しぶどう	2.75	+7.60
かき	0.43	+6.20
し好飲料類		
さけかす	1.01	−12.00
清酒	0.06	−8.00
ビール	0.23	−4.80
麦茶（2gを水1ℓ）	0.09	−0.56
茶（5gを水1ℓ）	0.18	+8.89
コーヒー（5gを水1ℓ）	0.22	+8.41
ぶどう酒	0.29	+8.40
カレー粉	5.57	+6.60

〔第一出版〕

表7　食品のアルカリ度表

食品	灰分%	灰分のアルカリ度	食品	灰分%	灰分のアルカリ度
獣鳥肉類			煮干し	30.00	－0.80
鶏肉	1.37	－7.60			
馬肉	1.00	－6.60	穀類		
豚肉	1.10	－5.60	精白米	0.37	－11.67
牛肉	1.00	－5.00	玄米	1.46	－10.60
鶏肉スープ	0.74	－0.80	オートミール	1.98	－9.00
			こめぬか	10.65	－8.00
乳類、鶏卵			ふすま	4.92	－7.40
人乳	0.16	＋2.80	ひきわり麦	1.45	－6.80
牛乳	0.73	＋0.30	小麦粉	0.53	－6.50
チーズ	4.30	－1.00	ふ	0.56	－5.40
卵白	0.67	＋4.80	そば粉	1.43	－5.40
卵黄	1.02	－18.80	おおむぎ	1.41	－2.50
			パン	0.74	－0.80
魚介類					
たい白子	1.91	－15.60	豆類、種実類		
かずのこ	0.45	－12.00	そらまめ（ゆで）		－4.40
かつお節	3.25	－11.40	そらまめ	3.11	－1.40
かき	0.77	－10.40	えんどう	2.49	－1.00
まぐろ	1.82	－8.40	落花生	1.80	－3.00
生さけ	1.04	－7.60	油揚げ	1.25	－0.40
うなぎ	1.14	－6.60	生揚げ	0.95	－0.20
こい	1.37	－6.40	みそ	12.77	0
たい	1.38	－6.20	しょうゆ	23.68	0
貝柱	1.32	－5.00	豆腐	0.64	＋0.20
するめ	6.17	－4.80	さやえんどう	0.68	＋1.60
たこ	2.78	－4.60	だいず	4.64	＋2.20
はまぐり	1.88	－4.00	あずき	3.06	＋2.40
どじょう	1.56	－3.40	いんげんまめ	3.62	＋5.20
あわび	1.98	－1.80	くり	1.22	＋6.80
えび	1.77	－1.80			

リン（P）・塩素（Cl）・イオウ（S）等のように生体内でリン酸・塩酸・硫酸を作って酸性を示す元素より、含まれる量が多い食品を「アルカリ性食品」と言います。逆に、「酸性食品」とは、カルシウム・ナトリウム・カリウム・鉄・マグネシウムよりリン・塩素・イオウ等がより多く含まれている食品のことです。

ここで、アルカリ性食品と言っても逆の酸性を示す元素を内包していることは、前の定義からでも理解できると思われます。そして、この二大分類には、若干の例外があるものの、一般的傾向があります。それは、アルカリ性食品には海藻・果実類等、植物性食品が多いということです。そして例外としては、米・そば・小麦等の穀物やアスパラ・くわい・のりで、これらの植物性食品は酸性食品です。さらに次の一般的傾向としては、酸性食品には卵黄・数の子・肉類・魚介類のように動物性食品が多いということです。そして例外としては、人乳・牛乳が中性か弱アルカリ性食品です。

次にアルカリ性食品・酸性食品には、当然ながら、それらの元素（無機質）の含有量の多少により強弱があります。ですから、それを数値化して表したものがアルカリ度・酸度と言われているものです。すなわち、食品中のアルカリ性を示す元素（Ca・K・Na・Mg・Fe）と酸性を示す元素（S・P・Cl）の量の度合を、食品のアルカリ度・酸度と呼んでいるわけです。そこで、わかめのようにアルカリ度一五・六〇を＋15.60と、卵黄のように

表8

〔酸性食品とアルカリ性食品〕

		酸性食品	アルカリ性食品
元素		リン P 塩素 Cl イオウ S	カルシウム Ca　ナトリウム Na カリウム K　マグネシウム Mg 鉄 Fe
一般的食品		動物性食品 穀物 〔例外あり〕	植物性食品 人乳・牛乳 〔例外あり〕
酸・アルカリ度の強弱	強	卵黄　数の子 米　赤身の魚	わかめ　果物 緑色野菜　茶
	弱	油揚げ　煮干し チーズ　パン	沢庵漬　豆腐 牛乳　人乳
体内で変化		白砂糖	梅干し
備考		血液と食品の酸・アルカリ基準は違っていますが、人体の血液等は中性か弱アルカリ性が良いと言われております。そのせいか、生後の赤子が飲む人乳や牛乳等が、弱アルカリ性食品なのです。	

酸度一八・八〇を－18.80と記しておきます。このようにして作られた表が、「食品成分表」（第一出版）にまとめられてありました。ここでは240～241Pの表7をもとにして考えてみます。

さて、ただ単に食物の持つ成分の含有量だけで論じて、その食品が酸性食品・アルカリ性食品であると解釈するのは、正しくありません。というのは、梅干しや白砂糖のように特殊な食品があるからです。精製し過ぎた白砂糖は、表7の中に現れてこないのですが、これが体の中に入るとアルカリ性の横綱級であるカルシウム（日本の土壌で不足がちになるCa）を同時に消費してしまい、理想である中性か弱アルカリ性の血液を酸性化させると言われています。また、これとは逆に梅干しについてですが、この梅干しは生梅が青酸を含んでいるように強い酸性食品ですが、人間の知恵により、日光にさらされ、紫蘇（しそ）やpH七・七の弱アルカリである天然の食塩等が加わって、本来の酸性の力が弱らされています。さらに、この梅干しは体内に入ると、持って生まれた酸性としてではなく、逆のアルカリ性として働くのです。ですから、日本のように特異な酸性土壌という外部環境の中では、白砂糖や動物食品の過食によって血液が弱酸性へ傾くのを「体液の調節機構」などだけにまかせず、「どんな食品がアルカリ度・酸度が強く、またどんな食品が体内でアルカリ性か酸性の側面を現すか」を指導者や両親は知っておくことが大切です。このように、その食物が持つ成分の含有量によるアルカリ度・酸度だけで論ずるのではなく、白砂糖や梅干し等のように体内に入って変化することをも頭に入れて、次の「食品の酸度・アルカリ度のシーソー」という大雑把な「第三番目の物差し」で臨機応変に食物を捉える必要があります。

以上、内部生命力に影響を与えているであろう内部環境、そしてこの内部環境（体液・細胞組織）を作るために最大限に活躍している食物を、従来の量や力としてのカロリー学とは違った角度から、特に人間の体組織の成分やいろいろな生理作用として働いているミネラルという立場から捉えました。すなわち、内部生命力の豊かな子どもに影響を及ぼしているであろう食物を、酸性・アルカリ性食品という立場から調べてみたわけです。そして、それを簡単に243Pの表8のようにまとめておきます。

三　食品のアルカリ度・酸度のシーソーシステム

この四節の中心内容に触れましょう。すなわち、相対的一元論の具体的一例であり、第三番目の物差しによって食物を調べ、内部環境である「体液と細胞組織」を考える手助けの準備をするわけです。

次ページの表9は「第三番目の物差し」を表わしています。この表9は、食品成分表の表7を参考にして、子どもが遊びに使うシーソーのようにバランスを考えて食品を捉えられるように作り替えたものです。まず、この表からどのようなことが言えるのでしょうか。箇条書きにしてまとめておきます。

(a)　前述したことですが、酸性食品には卵黄・数の子、赤身の魚、肉類そして主食である穀物等が見受けられること。一方、アルカリ性食品には昆布・わかめ、果物そして緑黄色野菜等が目に付くこと。

(b)　赤子になる前の卵は酸度が最も大きく、生まれた後の不完全な赤子のために与え

表9

食品成分表〔第一出版〕の付録十を参考にして、シーソーシステムとして作り替えたものです。

食品のアルカリ度・酸度のシーソーシステム〔表三〕

強弱と中庸	← 強い　酸性 (S, P, Cl)　弱い →	中庸	← 弱い　アルカリ性 (Ca, Na, K, Mg, Fe)　強い →
アルカリ度(+)と酸度(−)によるシーソー	−20　−15　−10　−5	0	+5　+10　+15　+20
食品名：獣鳥肉類	鶏肉　馬肉　豚肉　牛肉　鶏肉スープ		
食品名：乳・卵類	卵黄　チーズ		牛乳　人乳
食品名：魚介類・藻類	かき　まぐろ　生鮭　うなぎ　鯉　するめ　どじょう　えび		
	数の子　鰹ぶし　鯛　貝柱　たこ　はまぐり　あわび　海苔　煮干し		昆布　わかめ
食品名：穀類、きのこ類、果物、漬物	精白米　玄米　米糠　ふすま　小麦粉　ふ　大麦		椎茸　しめじ　松茸　苺　バナナ
	そば粉　パン		沢庵漬　菜漬　柿　干しぶどう　梨・りんご　西瓜　みかん汁
食品名：豆類、種実類、嗜好飲料類、いも類、野菜類	麦茶　みそ		紅しょうが　たまねぎ　蓮根　三ツ葉　小松菜　なす　ぜんまい　キャベツ　京菜　ちしゃ　ごぼう　まびき菜　人参　大根　ホーレン草
	さけかす　清酒　ビール　落花生　そら豆　えんどう　油揚げ　しょうゆ		豆腐　大豆・小豆　さやえん豆　さつまいも　じゃがいも　いんげん豆　たけのこ　かぼちゃ　カレー粉　栗　里芋　ぶどう酒　コーヒー　日本茶
土壌	日本の水道（酸性土壌）	←→	ヨーロッパ大陸（アルカリ性土壌）
水質	日本の水道（硬水, Ca少ない, 塩素消毒Cl_2）	←→	ヨーロッパ, パキスタンの水, 日本の一部の井戸（硬水, Caを多く含む）

られた人乳・牛乳が、弱アルカリ性食品であるということ。

(c) 伝統的加工食品の中には、洋の東西を問わず、酸度・アルカリ度が「0」に近い食品があること。すなわち、日本のみそ・醬油・豆腐・沢庵漬け、そして欧米のチーズ等が中庸としてのバランスの取れた加工食品であること。

(d) 魚介類の中では、ヘモグロビンとミオグロビンを含み、活動量の大きい赤身の大型魚が白身の小魚や貝類より一般に酸度が大きいということ。

(e) 一般に主食は酸度が大きく、副食としての野菜はアルカリ度が大きいこと。しかもデザートとしての果物もアルカリ度が大きいこと。

(f) 米飯（酸度が大きい）と一緒に摂りにくい清酒・ビール等は、穀類と同属であるが故に酸性食品だが、食事の後に飲む茶・ブドウ酒・コーヒーは逆のアルカリ性食品であり、アルカリ度が大きいものであること。

(g) 欧米の食事は、脂肪・コレステロール等について考えずにこの表のみで見るかぎり、すなわち「食品のアルカリ度・酸度のシーソーシステム」という点から見れば、バランスがとりやすいものであること。一方、わかめ等を食べて脂肪・コレステロールをコントロールできる日本食は、一般に酸度・アルカリ度のバランスが取りにくい食事であること。

(h) ヨーロッパの食事は、土壌・水質がアルカリ性の側にあり、(g)のように酸度が極端でないため、さらにバランス（脂肪・コレステロールに関しては除く）が取りやすいこと。しかし、日本の食事は、土壌・水質が酸性の側にあり、(g)に示したように酸度が大きいため、わかめ・昆布そして野菜等でバランスを取る必要があること。

以上、(a)から(h)のように、この表9から読み取れる事柄を箇条書きにしてみたわけです。

四　生命活動と食生活をどのように関連させるか

三で述べた(a)から(h)の事柄から食生活と生命活動の関係を、量と成分としてだけでなく、相対的に、それでいて統一的にバランスを取るという見方・考え方で捉えてみることにします。

まず、(b)に記したように人乳や牛乳が弱アルカリ性食品であることと、そのような食品の酸性・アルカリ性判断とは違いますが、人体の血液等は中性か弱アルカリ性であるということをも同時に考えてみると、人間の体液は、一生を通じて中性寄りの弱アルカリ性に維持されることが大切なのかもしれません。特に、内部生命力が豊かな赤子は、不完全であるため単品でも完全食品である母乳から栄養を摂り、しかも非活動的生命体であるが故に中性食品に近いそれを摂るのでしょうか。また、社会に貢献してきた年輩者は、内部生命力が衰えて非活動的になってきたが故に、栄養豊か過ぎる完全食品や強酸性食品を避けて、中性か弱アルカリ性食品である鶏のスープ・のり・小魚・貝類そして(c)のような豆類・根菜類等を多く摂ることが必要なのです。このような食事は体液のpH調節機構を間接的に高め、体液の弱アルカリ性が一生のサイクルで行われるよう助けているものと考えられます。

また、(b)で示したように卵黄や数の子はなにゆえに酸度が最も高いのでしょうか。そもそも卵から一つの生命体が世に出ることは、実に素晴らしいことであり、最もエネルギーを使うことかもしれません。このことに関しては、この章の三節の内部生命的時間で述べましたように、精子と卵子が結合した後の時期は、卵から別の姿のひよこに変化するほど生命が活発化する時なので、卵や数の子は極酸性食品として作られているのでしょう。いずれにせよ、卵や数の子は生命力あふれる極酸性食品です。ですから、栄養失調になっている人や激しい肉体労働を行っている人には、この食品も良いものなのです。しかし、(a)で示したように、そのような人も逆の強アルカリ性食品である昆布・わかめで酸性食品とのバランスを取って食べることを忘れてはならないのです。

現代の子どもの偏食は、このような「第三の物差し」から見ても、確かに好ましくありません。彼らは運動量が少なく、体内に入って酸性食品以上の影響力を持つと言われている精製し過ぎた白砂糖を多く取り過ぎ、しかも逆の力であるアルカリ性食品の昆布・わかめ・キノコ等が嫌いで、さらにアルカリ性食品の関脇クラスの根菜類をも好まないのです。もちろん、そのような子どもの中には、コーヒーや果物を多く摂ってこの第三の物差しを上手に操っている人も多いようです。

次に、一日の食事はどのように取るのが良いのでしょうか。私たちは、㈠穀物である米や小麦粉が酸性食品であること、㈡動物性の肉や魚が酸性食品であること、㈢血液が中性か弱アルカリ性であること、の三項目を知りながらも、何故これら酸性食品を逆のアルカリ性食品と共に摂るのでしょうか。多分、人間は頭脳労働だけ行っているのではなく、肉体労働をも行っているからかもしれません。肉体労働には酸性食品が必要なのです。となると、朝食と昼食は一日の活動を支えるようなものであり、アルカリ性食品と共にバランスを取りながら酸性食品を食べる必要があるのです。しかし夕食時は、私たちが一日の活動を終え、極端な活動ではない睡眠へ向かう時間なので、血液を本来の弱アルカリに持って行きやすいようなアルカリ性食品にした方が良いのです。ということは、夕食も主食の酸性食品である穀物を摂るのですから、弱アルカリ性食品の根菜類や豆類、強アルカリ性食品の海藻類等を多く摂り、酸性食品の動物性を減らして、夕食全体をアルカリ性食品に傾ける方が良いのです。要するに、一日の食事のサイクルは、前半は酸性食品とアルカリ性食品で中庸を取り、後半はアルカリ性食品が主流になるようにすることが理想的なようです。

今、一日の食事のサイクルを酸性・アルカリ性食品で考えてみましたが、それでは私たちの一生の食事のサイクルを同じように酸性・アルカリ性食品で考えてみることにします。これに関しては三節の五「年齢に適した食生活」で述べた内容と照らし合わせて考慮して下さい。胎児期は、精子と卵子が結合して出産するまでの約一〇ヶ月間（物理的時間）ですから、この間は表9の卵黄や数の子に対応する時期と考えると、最も酸度の高い時期なのかもしれません。次に乳児期は、人間として不完全な時で、しかも運動選手のようには活動的でない時期のためか、人乳・牛乳のような完全食品で、しかも中性か弱アルカリ性の、アルカリ度0から＋3近辺の食品を摂る時期なのです。ですが、幼少年前期は、活動が活発になり、自ら選んで食べられる時期のためか、酸度が0から－7近辺の酸性食品を逆のアルカリ性食品と共にバランスを考えて食べられる時期なのです。次に、最も社会活動が激しくなる青年後期・成人期は、酸性・アルカリ性食品でバランスを取りながら、活動のためには酸性食品をも食べなければならない時期なのです。高齢期は、社会で活躍されてこられた後の時期で、人間本来の血液等が中性か弱アルカリ性であることをも考慮すると、酸度が0から－5近辺の酸性食品を逆のアルカリ性食品と共にバランスを考えて食べられる時期なのです。

以上のように、「一日と一生」の食生活のサイクルを食品のアルカリ度・酸度から推測してみたわけです。これをまとめたものが次ページの表10です。

五　アルカリ度・酸度のシーソーシステムから見た食事

ここでは、化学的方法を知らぬ先人たちが作った食品や料理方法を、東西を問わず表9の「第三の物差し」で調べてみます。

まず四の(c)に記したように、伝統的加工食品がなにゆえに牛乳や人乳のような中性食品に近い所にあるのでしょうか。伝統的加工食品であるみそを利用したみそ汁は、実にこの「第三の物差し」から見ても理想的食品なのです。このみそ汁は、湯の中に中性食品の煮干しや酸性食品のかつお節を入れ、しかも一般には大根やじゃがいも等のアルカリ性食品を入れて、最後に中性食品のみそを加えて作ったものです。

次に魚料理ですが、魚自体は酸性食品ですから、弱アルカリの天然塩（一般の塩はpH一〇・七の強アルカリ）をこの魚に振り掛けることは、身が崩れないだけではなく、「第三

表10

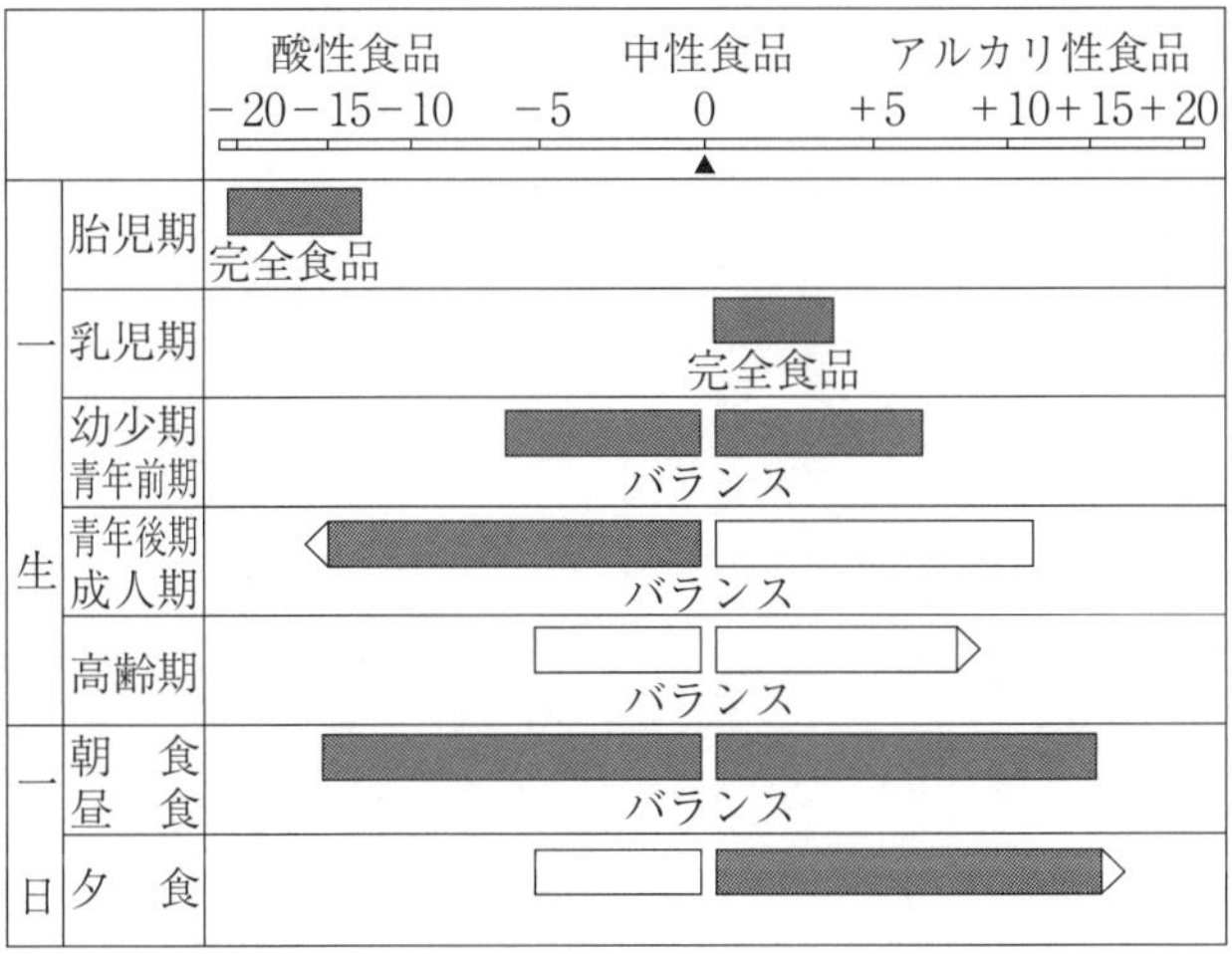

食品のアルカリ度・酸度から推測した一生・一日のサイクル

の物差し」から判断しても正しいのです。
しかも、アルカリ性食品の大根おろし等を添えることは、ビタミンCや繊維を摂って消化を助けることの他に、この酸性・アルカリ性食品という立場から判断しても理想的なのです。

昔の多くの僧侶は、動物性食品をできるだけ避けるような精進料理を食べていましたが、この精進料理は、酸性食品の穀類に、中性食品のみそ・醤油・油揚げ・豆腐・沢庵等や、アルカリ性食品の根菜類などによって作られたものです。今でもこのような食事を行っている人たちに、永平寺の修行僧がいることはすでに述べました。

このように「第三の物差し」である酸性・アルカリ性食品から、先人たちが作り上げてきた食品を見ると、あたかも彼らが化学的知識で食品を中性か弱アルカリ性という概念で、捉えていたかのように感じられます。このことは遊牧民族のヨーロッパ人にとっても、同じような結果が言えるのです。その例としては、中性食品に近い日本の豆腐に相当するチーズです。もちろん、動物性タンパク質と植物性タンパク質の違い等はありますが、あの「第三の物差し」から判断すると、表9に示してあるようにこのチーズは中性食品に近いのです。また、彼らは日本の魚に相当する動物性食品としての肉を食べる時、酸性食品である肉にアルカリ性食品の塩やこしょうを振り掛け、時にはアルカリ度の強いブドウ酒やトマトケチャップを掛けています。もちろん彼らは、このような肉に中性のパン、アルカリ性の野菜やブドウ酒を添えて、バランスを取るかのように食事をしています。しかし、彼らは過食や運動不足等のために、コレステロールや脂肪という点で今日問題点を持ち、一方、私たち日本人も風土的判断の誤りやこのようなバランス感覚の取り方を忘れたために、同じような問題点を抱えているのです。

六　アルカリ性を示す元素……カルシウム（Ca）

アルカリ性・酸性食品で調べた「第三の物差し」である「食品のアルカリ度・酸度のシ

表11

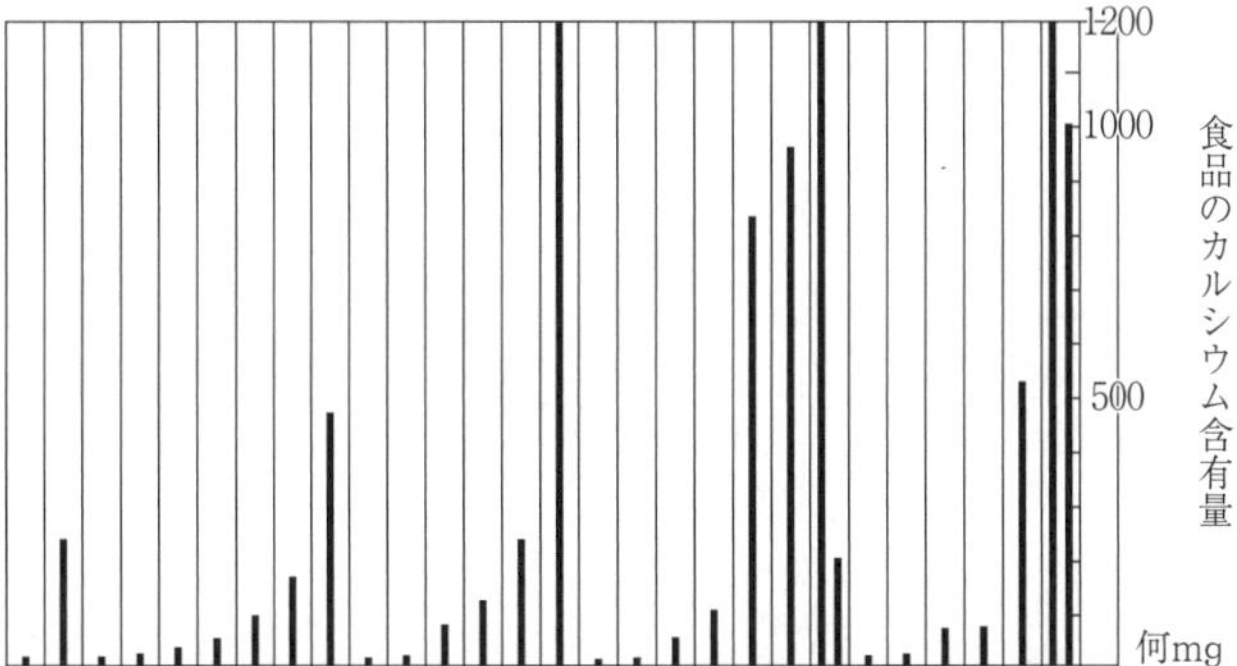

食品名	煮干し	しらす干し	いわし	さんま	さけ	かつお	ひじき	乾燥わかめ	青のり	牛乳	卵	豚	牛肉	ごま	大豆	豆腐	小豆	玄米	白米	切干大根	小松菜	ホーレン草	栗カボチャ	人参	キューリ	ナス	黒砂糖	白砂糖
IU	2200	530	85	75	14	10	1400	960	840	100	55	6	4	1200	240	120	75	10	6	470	170	98	56	40	24	16	240	1

科学技術庁資源調査会「四訂日本食品標準成分表」を参考にして作成しました。

ーソーシステム」で、私たちの食生活のバランスを取る方法を述べたわけです。ですからこの四節の中心内容は終わりましたが、アルカリ性食品を決定づけるミネラルの「東の横綱」カルシウムについて述べておきます。

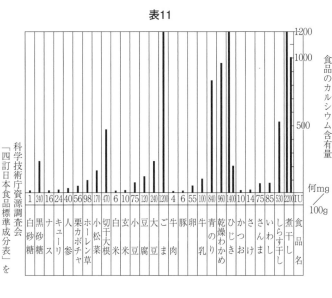

まず、表11を見ていただければ、カルシウム（Ca）が一体どの食品に多く含まれているか理解できるし、また前述した日本の土壌の特殊性が間接的にわかるものと思われます。すなわち、日本の土壌が酸性土壌で、アルカリ性を示すカルシウムが日本の水に少ないのを穴埋めするかのように、昔の人は「海の幸」からカルシウムを補ったのです。このカルシウムを多く含んだ食品は、ごま等一部の野

表12

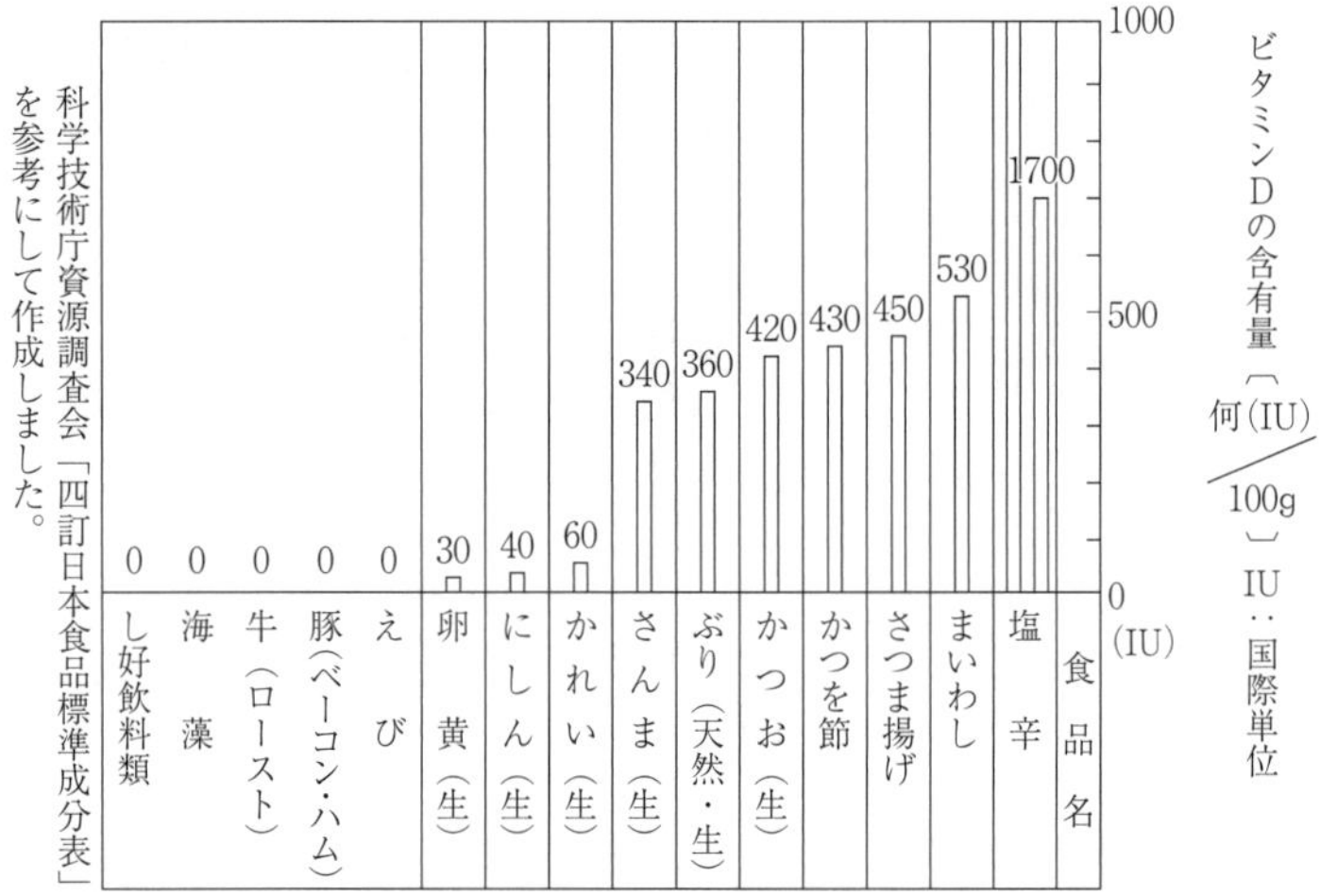

菜を除くと海の幸に多いようです。特に、中性食品であり、カルシウムを多く含む煮干しをみそ汁に入れていた理由もうなずけると思います。また、大きな赤身の魚は骨ごと食べにくいため、小魚のようにはカルシウムを補給しづらいし、白色野菜からでは緑黄色野菜よりそれを補給しづらいことにも気付くと思われます。さらに、黒砂糖のカルシウム含有量は、白砂糖のそれの二四〇倍であることも驚くべき特徴です。

　以上のようにこの表を見ていると、食物はその風土に合わせて作られたかのような産物であることに気付きます。

　それでは、このカルシウムにはどのような働きがあるのでしょうか。人体にあるカルシウムは九九％が骨にあり、一％が血液や柔らかなところにあるとのことです。ところが、血液中のカルシウム（アルカリ性を示す元素）が何らかの事柄で減少すると、食事等でカルシウムを補給しなくてはなりません。しかし、風土的にカルシウムが不足しがちな所に住む現代の子どもは、カルシウムの豊富な海藻類・ごま・小魚を食べずに、カルシウムを減少させるリン酸塩を多く含む加工食品を多食しているのです。もちろん、現代の子どもは牛乳を飲んではいますが、この牛乳のカルシウム含有量は煮干しの二二分の一、ひじきの一四分の一であり、しかもカルシウムの吸収率を良くするビタミンDが残念ながらこの牛乳にはないのです。ですから、現代の子どもはカルシウムを十分に補給できないのです。その上、本来カルシウムが含まれていた砂糖は、三大栄養素重視と経済性のために精製された白砂糖になっていますから、この白砂糖は体内でブドウ糖に変化する時にカルシウムを消費するため、子どもはますますカルシウム不足になっているのです。

このような状態になると、喉の所にある副甲状腺が副甲状腺ホルモン（パラトルモン）を分泌し、骨に働きかけて骨のカルシウムを血液中に流し出させるのです。この時、腎臓にも働きかけてカルシウムの排出を抑制するわけです。もしこの状態が続くと、骨髄というカルシウム貯蔵庫はどんどん減少し、この状態が繰り返される間に体の調整作用も狂い、骨は脆くなって折れやすくなると言われています。こうした体の変化が、高齢期になって背丈が縮んだり、腰が曲がったりする原因の一つになっているのです。世界各国に比べ、日本人の高齢者に多い病気の一つに、骨組織のカルシウムが減り、骨に穴があいて、それが折れやすくなっている骨粗しょう症があります。このような現象は高齢者だけなのでしょうか。もし、今日の食生活で十分カルシウムが補給されているとするならば、歯が悪く、骨が折れやすくなっていると言われる子どもがなにゆえに多いのでしょうか。高齢者の骨粗しょう症と無関係なのでしょうか。

以上のように、アルカリ性を示す横綱級の元素のカルシウム不足は、日本の風土や食生活の現状を考えれば、当然の事柄のように思われます。

ところで、前にも述べましたように、食品が単に成分を多く含んでいれば、良い食品であると考えるのは的を得ていないのです。物事を判断するには、局所的・固定的になり過ぎては良くないのです。ですから、ここで考えているカルシウムについても同じことが言えるのです。第一番目として、各食品のカルシウムの吸収率が違うのです。例えば、小魚に含まれるカルシウムの吸収率は二〇％から三〇％くらいであり、海藻のそれは七五％から八〇％と言われているのです。第二番目として、食べ合わせによっても栄養の吸収率が違うのです。このカルシウムの吸収率を高めるには、ビタミンDが同時に必要なのです。このビタミンDはカルシウムが体内を素通りしないようにしているのです。まさに、ビタミンDはカルシウムの運搬業者です。

次に、このビタミンDがどんな食品に多く含まれているか述べておきましょう。表12を見て下さい。この表から、次のような二つの結論が導かれます。
(a)一般的傾向としてビタミンDが豊富な食品は、動物性食品の魚に多いこと。
(b)　赤身の魚の方が白身の魚よりビタミンDを多く含んでいること。
この二つの事柄で一つの推理をしてみると、赤身の魚は、「第三の物差し」である酸性・アルカリ性食品から判断すると酸度が肉より強いが、アルカリ性を示す元素であるカルシウムの吸収率を助けるビタミンDが多いので、魚の酸度を本来より弱めている可能性があるのです。

第五節　「NaとKの比の値」から見た食生活（第四の物差し）

この五節の目的は四節のそれと同じです。すなわち、「子どもの内部環境の悪化が、三位一体の粗暴化現象・学力低下・不健康を導いたのであろう」と考えた第四章の推測的結論に対して、「第四番目の物差し」としての「NaとKの比の値」による理論で、食生活を

表13

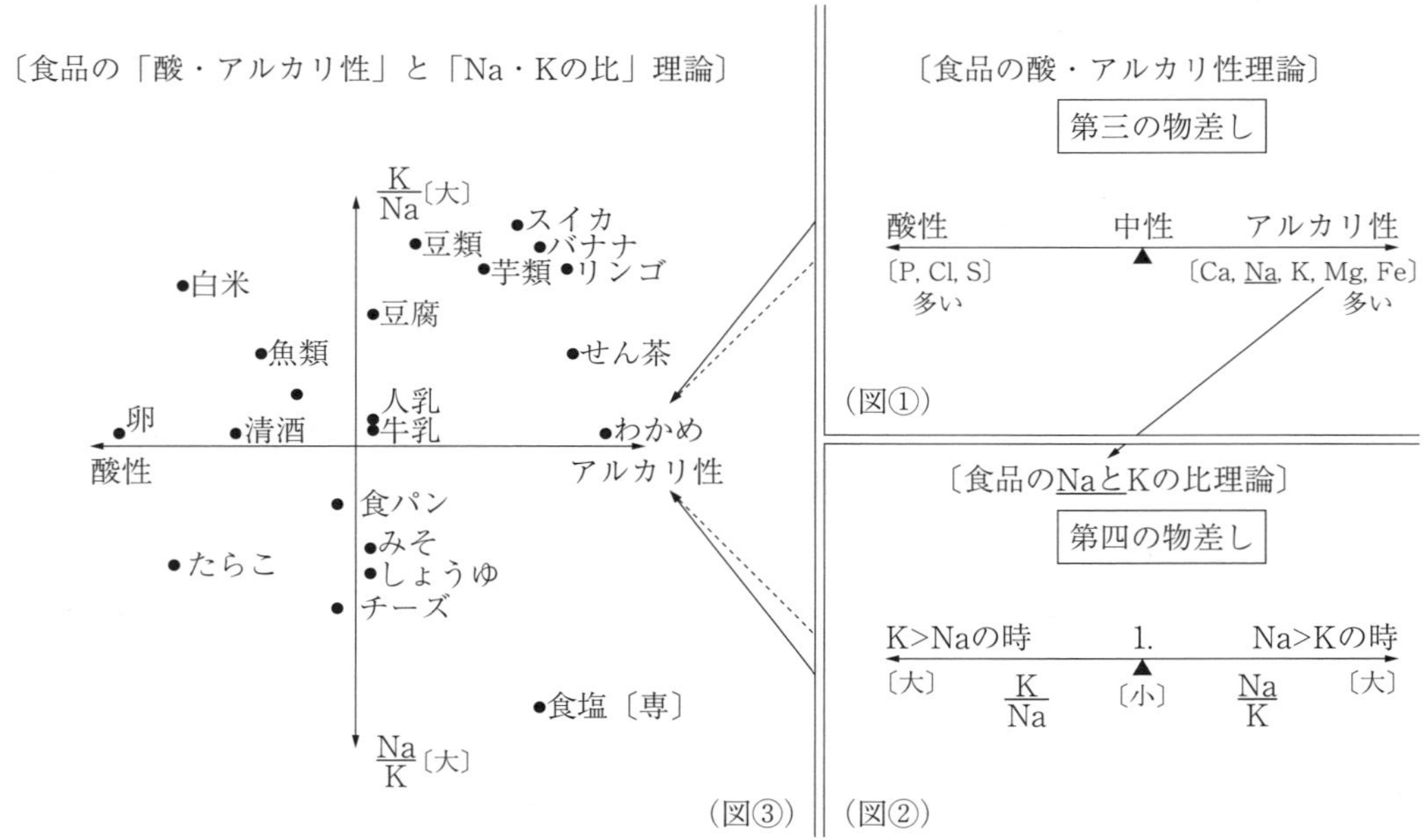
〔食品の「酸・アルカリ性」と「Na・Kの比」理論〕
K/Na〔大〕
Na/K〔大〕
酸性
アルカリ性
白米
魚類
卵
清酒
たらこ
豆類
芋類
スイカ
バナナ
リンゴ
豆腐
せん茶
人乳
牛乳
わかめ
食パン
みそ
しょうゆ
チーズ
食塩〔専〕
(図③)
〔食品の酸・アルカリ性理論〕
第三の物差し
酸性
中性
アルカリ性
〔P, Cl, S〕
多い
〔Ca, Na, K, Mg, Fe〕
多い
(図①)
〔食品のNaとKの比理論〕
第四の物差し
K>Naの時
1.
Na>Kの時
〔大〕
K/Na
〔小〕
Na/K
〔大〕
(図②)

具体的にどのように捉えるかを述べることがこの節の目的です。ただし、手段としての物差しが違うのです。前節では食品の副栄養素であるミネラルを「酸性・アルカリ性論」で捉えたのに対して、この五節では、次の表13の図①が示しているアルカリ性のナトリウムとカリウムだけに注目して、このNaとKの比の値により、図②が示すような別の「物差し」として述べています。ここで注意していただきたいことは、「この物差し」がアルカリ性を示す元素に注目しているため、アルカリ性食品のみを対象にした「物差し」であると解釈しないでいただきたいのです。というのは、アルカリ性を示す、大関クラスの元素であるNaとKは酸性食品にも含まれているからです。さらに注意しなければならないことは、この「NaとKの比の値」だけに固執してはならないことです。ですから、従来の栄養学が基本にあって、新栄養学が示すようなカロリーを年齢・体重に則して減少させ、その他「第一から第四の物差し」を利用して食品を上手に扱っていただきたいのです。

一　「NaとKの比の値」の必要性

人間の体の各部を循環して組織や細胞間を連絡している体液（血液・リンパ液・組織液）は、その循環・成分・pH調節・浸透圧・血糖量等を常に一定に維持しようとする性質があります。この性質は体液の恒常性（ホメオスタシス）と呼ばれています。

しかし、不健康（先天的・後天的）な人は、例えば脳血栓のように血液循環が悪くなったり、糖尿病のように血糖量が変化するように、あの恒常性がなされていません。この原因は㈠外部の細菌の侵入、㈡臓器の出す毒素、㈢運動不足、㈣精神的ストレス、㈤食生活――等五項目によって各器官が衰えたからではないのでしょうか。もちろん、専門的な事柄は学者や医師の方々にお願いして、ここでは一般的に知られている事柄を「食生活と教育」とを絡めて考えています。

この第五節では「第四番目の物差し」としての「Na（ナトリウム）とK（カリウム）の比の値」について考えるわけですが、なにゆえにこの「NaとKの比の値」を考える必要があるのでしょうか。その妥当性は次の三つの事柄によるのです。

(a)　一般に動物の体液にはナトリウムイオン（Na^+）がカリウムイオン（K^+）より多

く含まれていますが、逆に、神経細胞などの細胞内ではK^+がNa^+より多く含まれています（表15の2）。そして、重要なこととしては、細胞の内外における「Na^+とK^+の比」が約一対一であるという事実（265Pの表15）です。

(b)　神経細胞の刺激に対する興奮伝達の仕組みは、神経細胞などの細胞膜が選択透過性（生活物質や老廃物を選択的に通すという大きな特徴）をもつため、膜の内外でイオン濃度差を生じ、そのために電位（膜電位）が生じて、それが順次変化することによって行われています。この時に重要な働きをしているイオンがNa^+（ナトリウムイオン）とK^+（カリウムイオン）等であるという事実。

(c)　食物が血管を通って臓器に送られるように（次ページ表14の図④）、体組織においても組織液（体液の一部）の中の栄養物は、細胞の隙間を通って細胞に送られています（表14の図⑤）。一方、食物に含まれている栄養物は、ミネラルの中ではNa（ナトリウム）とK（カリウム）を実に多く含んでいる事実（表16・17）。

以上、三つの事柄によって、食物をナトリウム（Na）とカリウム（K）の関係で捉え、食品と「教育や健康」との関係を予測することが大切になるのです。その前に、NaとKの関係をどのような物差しで考えたら良いのでしょうか。それでは、「第四の物差し」である「NaとKの比の値」を考えるための準備をすることにします。

表14

体　液

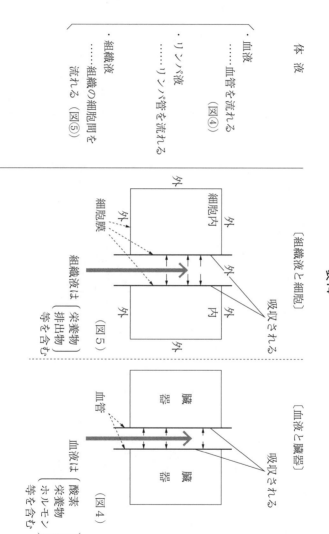

- 血液
  ……血管を流れる（図④）
- リンパ液
  ……リンパ管を流れる
- 組織液
  ……組織の細胞間を流れる（図⑤）

〔組織液と細胞〕

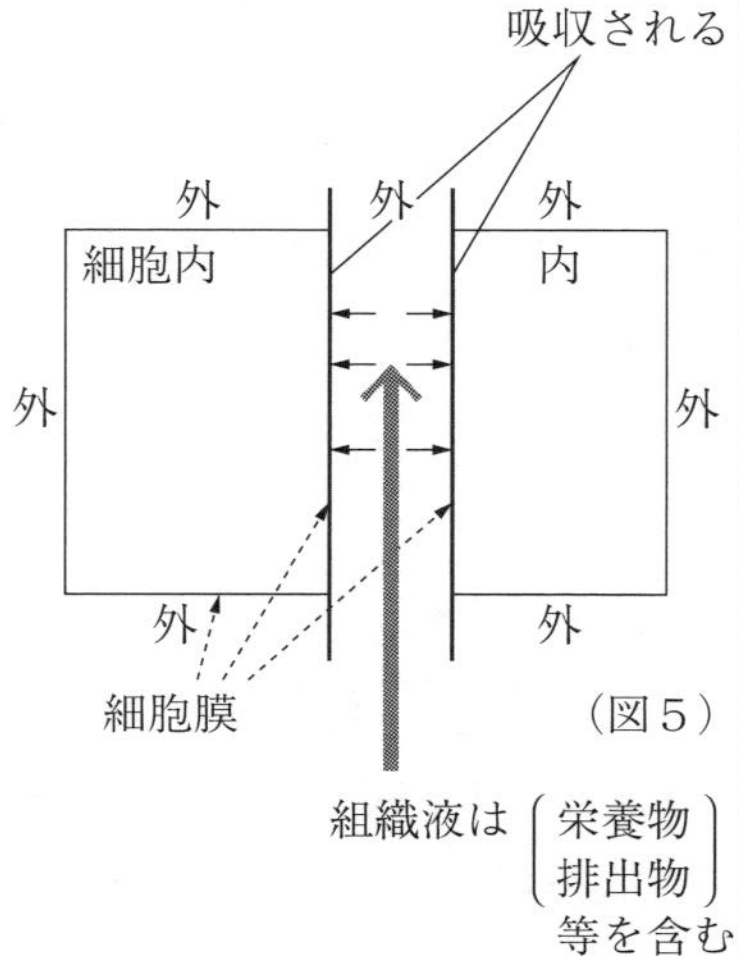

（図５）

〔血液と臓器〕

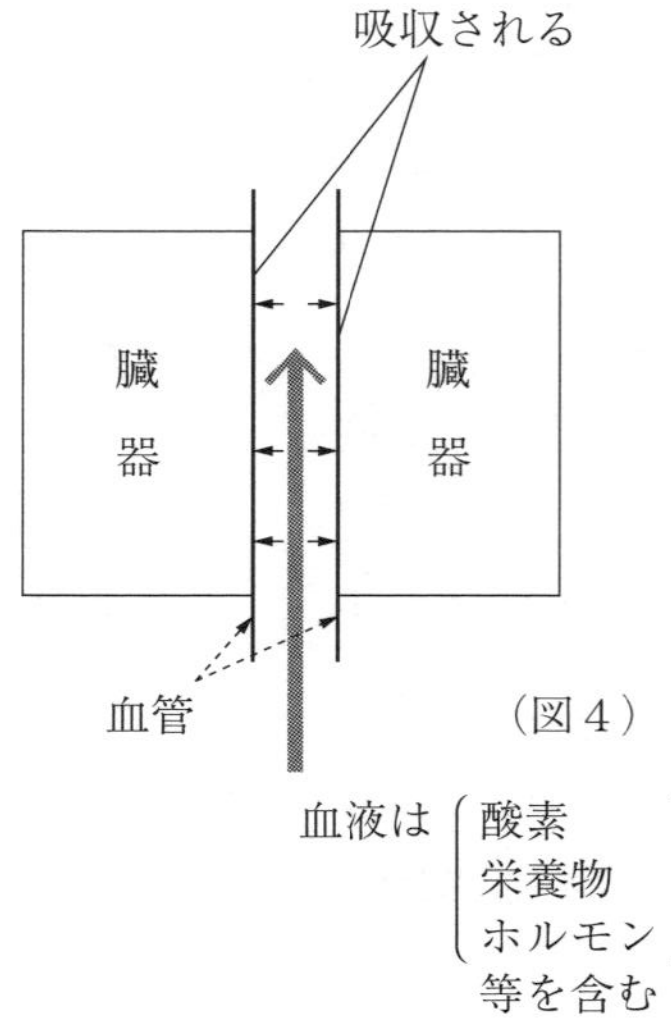

（図４）

表15

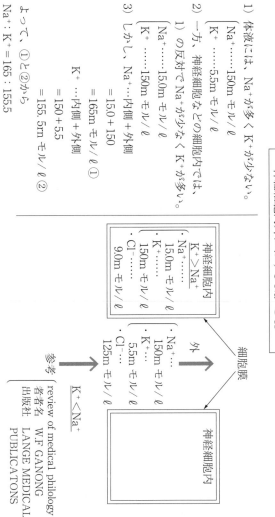

神経細胞内外における Na^+ と K^+

1）体液には、Na^+が多く K^+が少ない。

Na^+……150m モル/ℓ
K^+ ……5.5m モル/ℓ

2）一方、神経細胞などの細胞内では、
1）の反対で Na^+が少なく K^+が多い。

Na^+……15.0m モル/ℓ
K^+ ……150m モル/ℓ

3）しかし、Na^+…内側＋外側
＝15.0＋150
＝165m モル/ℓ ①
K^+ …内側＋外側
＝150＋5.5
＝155. 5rn モル/ℓ ②

よって、①と②から
$Na^+ : K^+ = 165 : 155.5$
Ⓐ…≒<u>1.0 6：1</u>…〔重要視〕

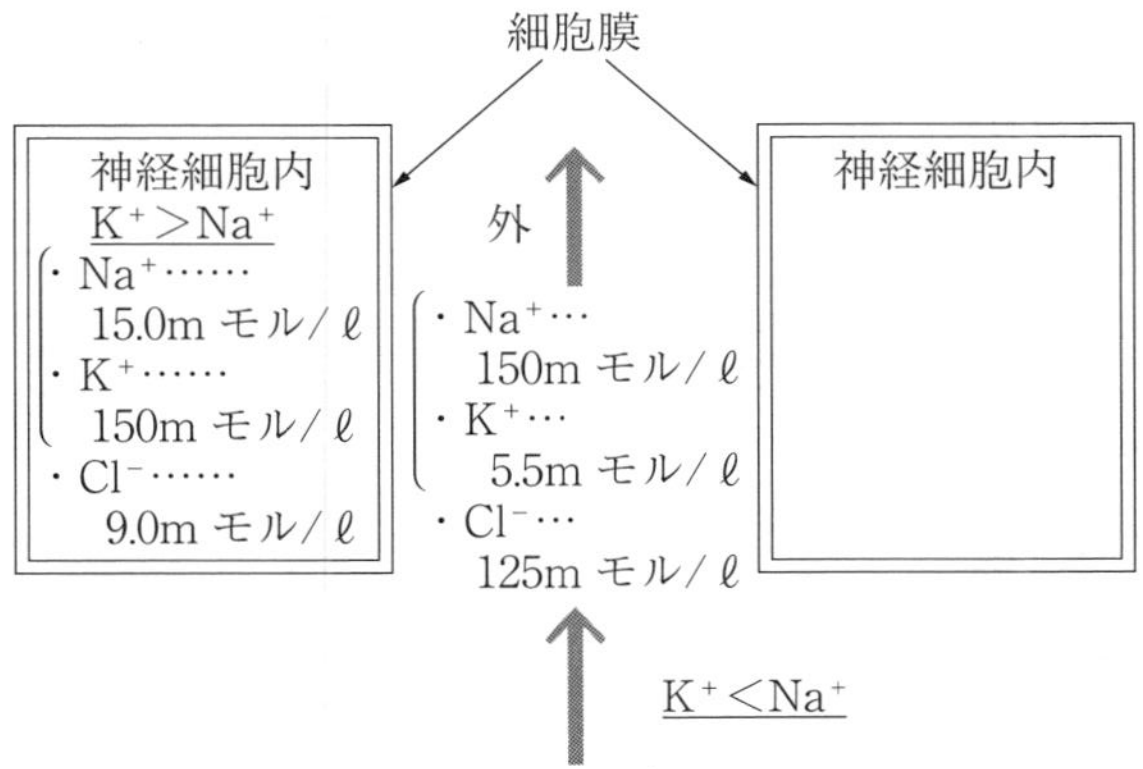

参考
review of medical philology
者者名　W.F GANONG
出版社　LANGE MEDICAL PUBLICATONS

表16

（100g 当たり）

	廃棄率	エネルギー	水分	たん白質	脂肪	炭水化物		無機質					ビタミン						
						糖質	繊維	カルシウム	リン	鉄	ナトリウム	カリウム	A レチノール	A カロチン	A効力	B_1	B_2	ナイアシン	C	備考
	%	kcal	g	g	g	g	g	mg	mg	mg	mg	mg	μg	μg	IU	mg	mg	mg	mg	
魚介類																				
生	34	135	73.4	18.9	5.8	0.2	0	37	195	1.1	148	329	79	2	267	0.14	0.19	5.0	1	生魚、魚卵（生）、蒸し魚、水煮缶詰
味付（缶詰佃煮）	0	278	25.4	30.0	2.9	32.0	0	550	900	8.0	2,400	370	Ø	Ø	Ø	0.02	0.27	10.0	0	味付け缶詰、つくだ煮
塩、生干し、乾	10	165	52.8	32.1	3.2	0.2	0	210	433	2.2	3,471	351	12	0	41	0.20	0.25	9.9	0	塩、生干し、半生干し、干し魚、たらこ、すじこ、かずのこ（だしにするものは除く）
水産ねり製品	0	113	72.0	12.0	1.9	10.9	0	35	62	1.1	1,000	95	0	0	0	0.01	0.04	0.5	0	蒸しもの、揚げもの、魚肉ハム、魚肉ソーセージ
獣鳥鯨肉類	5	217	65.5	17.8	4.9	0.4	0	4	167	1.4	190	243	313	Ø	1,050	0.46	0.23	5.1	9	牛、豚、とり、鯨肉とその内臓および加工品
卵類	12	161	74.7	12.1	1.2	0.8	0	65	206	1.7	159	115	186	18	635	0.08	0.47	0.1	0	鶏卵、うずら卵、チーズ類、卵豆腐、卵焼・オムレツ・茶碗蒸
豆類																				
豆腐	0	77	86.8	6.8	5.0	0.8	0	120	85	1.4	3	85	0	0	0	0.07	0.03	0.1	0	豆腐、焼豆腐、凍り豆腐、おから、湯葉、豆乳
その他の大豆製品	0	254	59.5	15.2	9.3	3.9	0.6	.225	190	3.3	5	231	0	0	0	0.07	0.16	0.3	0	生揚げ、油揚げ、がんもどき、納豆
味噌	0	197	44.7	11.8	5.1	23.8	2.0	100	165	3.9	4,283	381	0	0	0	0.04	0.10	1.5	0	味噌（甘・淡色・赤色・麦・豆）、なめ味噌
豆類乾燥	0	341	15.1	12.0	1.4	66.7	2.5	52	211	3.4	7	2	0	4	0	0.27	0.09	1.3	0	あずき、いんげん豆、えんどう豆、大豆
煮豆	0	265	35.4	8.4	2.6	50.0	2.0	50	123	2.7	195	262	0	0	0	0.04	0.02	0.3	0	うずら豆煮豆、うぐいす豆、ぶどう豆
乳類																				
乳	0	63	88.0	3.1	3.4	4.8	0	100	95	0.1	50	150	29	13	120	0.03	0.16	0.1	Ø	牛乳、加工乳（普通・濃厚）
乳製品	0	72	81.8	2.0	0.5	15.0	0	73	59	0	34	90	4	1	15	0.02	0.09	0	0	乳飲料、ヨーグルト、クリーム、乳酸菌飲料
藻類	0	—	48.5	8.4	1.4	20.8	1.6	555	302	12.2	5,200	1,900	0	862	471	0.13	0.41	3.5	3	こんぶ、わかめ、ひじき、のり、こんぶつくだ煮
緑黄色野菜類	5	25	91.2	2.3	0.1	4.2	0.8	43	46	2.1	15	526	0	3,040	1,686	0.10	0.15	0.6	38	あさつき、グリーンアスパラガス、さやいんげん、さやえんどう（グリーンピース）、オクラ、かぼちゃ、サラダ菜、トマト、にんじん、ピーマン、ふだんそう、みつば、わけぎ等
その他の野菜類																				
その他の野菜類	10	20	93.4	1.1	0.1	4.2	0.5	27	27	0.3	7	208	0	27	15	0.04	0.04	0.3	18	たまねぎ、根深ねぎ、なす、たけのこ、しょうが、ふき、キャベツ、きゅうり、だいこん、セロリー、そらまめ、もやし、ごぼう、はす、はくさい、カリフラワー、切干し大根、生しいたけ、えのきだけ、なめこ、乾きくらげ、乾しいたけ
野菜漬物	4	29	88.5	1.6	Ø	6.2	0.6	54	40	0.5	873	79	0	231	124	0.04	0.04	0.3	27	野菜塩漬、ぬか漬、加工漬物

食品成分表「第一出版社より」

表17

（100g 当たり）

	廃棄率	エネルギー	水分	たん白質	脂肪	炭水化物		無機質					ビタミン							備考
						糖質	繊維	カルシウム	リン	鉄	ナトリウム	カリウム	A			B_1	B_2	ナイアシン	C	
													レチノール	カロチン	A効力					
	%	kcal	g	g	g	g	g	mg	mg	mg	mg	mg	μg	μg	IU	mg	mg	mg	mg	
果物類																				
柑橘類	33	40	88.7	0.7	0.1	10.0	0.1	13	14	0.1	1	140	0	120	65	0.08	0.04	0.3	35	みかん、オレンジ、グレープフルーツ、レモン、みかん天然果汁
その他の果物	22	48	86.1	0.6	∅	12.3	0.3	5	14	0.2	∅	183	0	85	43	0.02	0.02	0.3	14	いちご、すいか、バナナ、もも、りんご、ぶどう、びわ、天然果汁
加糖加工品	0	73	80.3	0.6	0.1	18.4	0.1	10	12	0.4	4	117	0	152	85	0.06	0.03	0.2,	20	濃縮果汁、果肉飲料、果物缶詰、乾燥果物
穀類																				
米類	0	353	15.5	7.1	2.0	73.9	0.6	8	220	0.8	2	170	0	0	0	0.39	0.05	3.5	0	米、もち米、加工品、強化米
パン類	0	260	38.0	8.4	3.8	48.0	0.1	36	70	1.0	520	95	0	0	0	0.07	0.07	0.7	0	食パン、加工パン
めん類	0	174	58.4	4.4	0.8	35.1	0.1	10	34	0.3	333	34	0	0	0	0.05	0.02	0.2	0	めん（生・ゆで・乾）、マカロニ、スパゲティ
その他の穀類	0	368	14.0	8.0	1.7	75.7	0.2	23	70	0.6	2	120	0	0	0	0.13	0.04	0.7	0	小麦粉、ふ、パン粉、上新粉、ビーフン、でんぷん、はるさめ、押麦
いも類	10	61	82.8	1.6	0.1	13.8	0.3	19	40	0.5	4	412	0	1	0	0.08	0.04	1.0	14	さつまいも、さといも、やまのいも、じゃがいも、くり、こんにゃく、乾燥マッシュポテト
油脂類																				
植物油	0	847	4.8	1.3	91.3	1.4	0.1	63	33	0.5	201	26	150	0	502	0.05	0.02	0.2	0	植物油、マーガリン、ごま、くるみ、落花生、マヨネーズ、スプレット、ピーナッツバター
動物脂	0	776	13.6	0.5	84.0	0.1	0	12	12	0	628	23	419	117	1,592	0.01	0.03	0	0	豚脂、牛脂、バター
調味料																				
砂糖	0	384	0	0	0	99.2	0	1	∅	0.1	2	3	0	0	0	0	0	0	0	砂糖、みずあめ、はちみつ、ジャム類
ルウ	0	488	3.4	6.6	35.2	42.9	1.1	90	110	3.5	4,000	320	0	35	19	0.09	0.06	0.1	0	カレールウ、ハヤシルウ、ホワイトルウ、ドレッシング
食塩	0	—	0.1	0	0	0	0	30	0	0	39,000	130	0	0	0	0	0	0	0	調理用の付加食塩
しょうゆ	0	58	69.5	7.5	∅	7.1	0	21	140	2.3	5,900	440	0	0	0	0.05	0.19	1.1	0	しょうゆ（濃口）
その他の調味料	0																			食酢、ソース、トマトソース、トマトケチャップ、清酒、みりん
強化剤	0																			強化米以外のもの
調理食品	0																			ぎょうざ、しゅうまい、ミートボール等四訂成分表を参考とする。但し、内容成分が明確なものは分解してそれぞれ分類に入れることがのぞましい。

注）表中の数値は四訂値

資料）国立病院 療養所栄養共同研究班‥昭和56年度　国立病院・療養所　管理共同研究報告書<栄養部門>（1983.4.15発表）

〔食品成分表〔第一出版社より〕

二　続「NaとKの比の値」の必要性

前の一で述べた(a)・(b)・(c)の事実をもう少し述べておきましょう。濃度〇・九%の人間の赤血球は、濃度一〇%の食塩水の中に入れられると、急激に蒸留水を吸入して、最後には破れてしまうのです。このような現象は浸透圧の具体的なものです。一般に浸透圧は、間脳の視床下部にある浸透圧受容器の働きによって分泌されたバソプレッシンというホルモンが、体液中の水の量を腎臓で加減することによって行われています。また、体液の浸透圧は体液中の無機塩類（ミネラル）の量を加減することによっても行われています。特にNa^+とK^+は、表15のⒶが示すような割合で神経細胞などの細胞内外に存在して、体液の浸透圧の恒常性をも維持するのに関係しているのです。以上のように、細胞膜を境にした体液が浸透圧の恒常性を保っているのです。その中でNa^+とK^+は、浸透圧の恒常性の一翼を少し担っているのです。

次は一の(b)の事柄をもう少し述べることによって、「NaとKの比の値」を説明する準備をしなければなりません。ところで、ある情報という刺激（例えば学習）に対して、その興奮伝達（指導者による説明を聞いて理解する）が速い子と遅い子がいます。実際一の(b)

で述べたように、興奮伝達にはあの「Na^+とK^+」とが関与しているという事実をも考慮すると、教育効果の一部はNa^+とK^+に影響があるのではないでしょうか。前にも触れましたように、教育効果が低い子どもは行動において鈍さが感じられるし、粗暴化している子どもは突発的瞬発力（意識下にない感情から来る力）が強すぎるように思われます。このような生徒は興奮伝達が不安定なのではないでしょうか。こうしたことと(b)で述べたことを考慮すると、「NaとKを含んだ食品」と「教育」とは関係があるように思われるのです。

次に一の(c)の事柄をもう少し補足してみましょう。本書においては細胞と細胞を取り囲む体液とを合わせて内部環境と呼んできましたが、この内部環境から生じる内部生命力は、㈠精神的活動、㈡運動、㈢食生活、㈣教育（物の見方・考え方）――の四項目の影響を受けるものと考えてきました。特にこの五節では㈢の食生活の中で、食品の成分であるNaとKとの関係から考えているわけです。そこで表16・17のNaとKの箇所を見ていただくと、この両者が無機質の中では実に多く含まれているのです。しかも、五章第一節の一で述べたように、現代は副栄養素であるビタミンやミネラルをも重要視しなければならない時代でもあるため、このNaとKに注目した物差しが必要なのです。

三 「NaとKの比の値」による表

㈠浸透圧の恒常性の一翼を担い、㈡刺激に対する興奮伝達の根本的しくみに関与し、㈢私たちが毎日食べている食物の中に、ミネラルとして多く含まれているもの——等三項目に関係している「NaとK」は、どのように捉えられるものなのでしょうか。

まず、次の表18と表19を見て下さい。この二つの表は、科学技術庁資源調査会が「四訂日本食品標準成分表」として公表したものを基本として、代表食品と思われるものの「NaとKの比の値」を計算して、作ったものです。ですから、この表ではカロリー、コレステロール、脂肪、糖質、酸性食品・アルカリ性食品という事柄は示されていません。逆の言い方をすれば、従来の栄養学や「第三番目の物差し」である「酸性・アルカリ性食品」等が、見失っていたところや見失うであろう箇所の一部を補ってくれるのが、この表の役割となるのです。ましてや、単なる食品の成分の量として、固定的に見ていたところからは気付かなかった一部を、これらの表が示してくれるのです。

表18は、カリウム（K）がナトリウム（Na）より多い食品を示したものであり、しかも「KとNaの比の値」が大きい食品ほど左側にくるように並べたものです。すなわち、Kが

表18

a焼く、b塩入り、c蒸し、dゆで、e開く、fいる、g生、h水煮、i精製

食品名	食品（K>Naの時 K/Naの比 1000→1 の順）	K/Naの比
獣鳥肉類・乳卵類	くじら 赤肉・冷凍、輸入牛 肩、脂身つき、豚 肩、脂身つき、和牛 肩、脂身つき、羊 肩、仔牛 リブロース・脂なし、レバー 鶏、人乳、生乳、成鶏 手羽、(d)全卵	8.7, 5.5 5.3,5,4.6,4.2,3.9, 3, 2.7 1
魚介類	(a)たらこ、(a)ぶり、(g)かつお、(g)まぐろ、かつお節、(h)こい、(a)まだい、(a)さば、(a)さんま、煮干し、(a)あじ、(a)いか、(a)まいわし	13 11 9.3 8.4 7 6.6 5 3.5 2.4, 2, 1.7, 1.5, 1
藻類	(a)天然あゆ、(g)うに、(g)車えび、(g)ほたて、(h)かき	6.3 2.6 2.4 1.2 1
穀類、きのこ類、漬物	米ぬか、(h)えのきたけ、小麦、(g)しいたけ、(h)玄米めし、(g)白米、(g)ほししめじ、(d)そば、(g)なめこ、(i)白米めし、あおのり、ほしひじき、(h)おもゆ、昆布、(g)わかめ、味付のり	360 75,65,57,55, 55 33 17 15 13.5 6 3.1 2.5 2.4 1.2 1
果物	スイカ、バナナ、オレンジ、いちご、柿、メロン、ぶどう、リンゴ、日本なし、レモン	390 200, 170 130,110 70 30
野菜類、いも類、し好	(d)とうもろこし、(d)えんどう豆、(g)しそ、(h)里芋、(d)たけのこ、(h)かぼちゃ、(g)なす、(c)じゃがいも、(h)長芋、(d)ぜんまい、(g)きゅうり、(g)しょうが、(h)たまねぎ、(h)ごぼう、(g)はくさい、黒砂糖、(g)キャベツ、(c)さつまいも、(d)ほうれん草、わさび、(g)根かぶ、(g)大根、セロリ、人参、(d)小松菜、油揚げ、ポテトチップ、しらたき、くず	570 450 350 270 165,150,120,105 85 65 47,46,41 35 32 25 20 17.7,17,15,14.4 10 5.5 3 2.2 1
豆類、種実類、飲料類	きな粉、(d)大豆、(d)小豆、(d)栗、(f)ごま、玉露茶、トマト、(d)グリーンピース、豆腐、コーヒー液、ぶどう酒、番茶、せん茶、ビール、紅茶、梅酒、麦茶、みりん、清酒、白砂糖	1900 570 460 250 200,180,115,100 28 27,25 21 9 8 7.2 6 2.5 2 1.5

表19

Na＞Kの時 $\frac{Na}{K}$ の比（目盛：1, 5, 10, 20, 30, 40, 50, 100, 500, 1000）

食品名		品名（Na/K比の位置順）	Na/K比
獣鳥肉類・乳卵類		(a)焼き豚	
		(g)全卵、豚ハム、豚ベーコン、豚ソーセージ、(i)コンビーフ、卵豆腐、チーズ、バター	1.1　4, 4.3, 5　7.2　7.4　12　27
魚介類・藻類		(d)たこ、(d)毛がに、(j)ししゃも、(j)まいわし、(a)(j)あじ、(a)まざし、(b)塩にしん、(j)さんま、(b)塩ます、(b)塩ざけ、あさりつくだに、(a)たらこ、(b)いか塩辛、(b)かつお塩辛	1, 1.2, 1.3　2.6　3.8　4.5　5.2　5.8　6.7　8, 8.4　13　24　45
		さけ缶詰、(j)干しえび、あさりつくだに、(b)昆布、(g)しじみ、さんまかば焼、(h)はまぐり、昆布巻、魚肉ソーセージ、さつま揚げ、練りうに	1.1, 1.3, 1.7　2.7　3.8　4.2, 4.6　11.6　17　21
穀物・きのこ		食パン、(i)えのきたけ、うどん、そうめん	4.7　6.3　7.5　11
漬物・果実類		(c)かぶ、(c)きゅうり、(b)なす、(b)きゅうり、たくあん漬、奈良漬大根、オリーブ	1.7　2　3.5　4　9.3　24　75
野菜いも類・し好飲料		ザーサイ、わさび漬、中濃ソース、しょうゆ、(j)梅干し、マヨネーズ、食塩	7　8.7　11　15　32　41　300
豆種実類		白酒、ケチャップ、甘みそ、練りわさび、(i)グリンピース、めんつゆ、昆布茶	2　2.7　7.1, 7.8, 8.8　15.5　27.6

a 焼く、b 塩入り、c 蒸し、d ゆで、e 開く、f いる、g 生、h 水煮、i 缶詰、j 干す

Naより多く含まれる時は、K／Naの値を計算し、その値が小さいものが表18の右側に並んでいるのです。しかも、食品を焼いた場合は(a)、塩入りの食品の場合は(b)のようにアルファベットを上部に付けて、下部にその食品がもつK／Na値を付けて作った表です。

表19は、逆にNaがKより多い食品を示したものであり、しかも「NaとKの比の値」が大きい食品ほど右側にくるように並べたものです。すなわち、NaがKより多く含まれる時は、「K／Naの逆数」としてのNa／K値を求め、その値が小さいものを左から並べたのです。

もちろん、表18と表19の目盛りは等間隔ではありませんが、左右対称に示し、食品群ごとに見やすく配置したものです。

ところで、「食品のアルカリ度・酸度のシーソーシステム」（四節の三）では、表9の一枚の中で中庸としての左右のバランスを取るように食品を捉えたのです。しかし、この「NaとKの比の値」においては、表18を左側、表19を右側に向かい合わせるように置いて、「NaとKの比の値」が一に近づくようバランスを取って、食品を捉えているのです。

この表18と表19から次のような事実が明らかになりますので、それを箇条書きにしてみます。

(a)　一般に自然界にある食品は、ほとんどカリウム（K）がナトリウム（Na）より多く含まれているものなのです。ですから、多くの自然界の食品は表18の中に入ることになります。

(b) 表19には、東西を問わず人間が長い経験を積み重ねて得た知恵を用いて作りかえた食品が多いのです。まさに表19の中の食品は塩や糠味噌等を使った加工食品と見なせるものです。例として、日本には塩漬け・糠漬け・みそ漬け等の野菜や魚、ソース・醤油そして梅干し等があります。また欧米にはチーズ、バター、ベーコン等があります。

(c) 一般に、欧米人が好んで食べる食品は、日本人が伝統的に食べてきた食品よりも、「このNaとKの比の値」におけるばらつきが少ないのです。

(d) 動物が歩き始める頃まで摂ることが必要である母乳・牛乳・卵は、「NaとKの比の値」が一に近いのです。

(e) 一般に自身の魚・小魚・貝類の方が、赤身の魚より「NaとKの比の値」がより一に近いのです。そして、当然なことですが、塩入りの魚（(b)の記号が付いている）等は表19に入るのです。

(f) 海藻類は「NaとKの比の値」が一に近く、果物や野菜類はこの値が大きいため、海藻類が表18の中の右端に、果物や野菜類が表18の左端に入るのです。

以上、この二つの表から六項目の事実を書き上げてみたわけです。

四　食品の「NaとKの比の値」によるシーソーシステム

それでは、この五節の中心的内容である「第四番目の物差し」、すなわち「食品を『NaとKの比の値』によるシーソーシステム」について考えてみます。そしてこの方法は、子どもの内部環境（体液と細胞）に影響を与えているであろう食品を、中庸としてのバランスある感覚で捉える一つの現代的なものなのです。

先人たちは、㈠人間の体組織における「Na^+とK^+の比」が一六五mモル／l対一五五・五mモル／l、すなわち一対一であること（表15Ⓐより）、㈡また「Na^+とK^+」が神経細胞の刺激に対する興奮伝達のしくみに関与していること（一の(b)より）、㈢しかも自然界の多くの食品からはKを補給できるが（三の(a)より）、Naを別の形である食塩（NaCl）から摂ることが大切である――の三項目を知っていたかのようです。その第一番目の現れが、食塩を利用した加工食品と見なせるものが表19に多いことから理解できます。

第二番目の現れが、まだ歩けない不完全な赤子が飲む完全食品の利用に出ています。表18を見ていただくと、完全食品と言われている母乳や牛乳そして卵は、「NaとKの比の値」が小さくて、その値が例の神経組織における「Na^+とK^+の比の値」の一に近いことから理解できます。まさに、動物が最初に口にする母乳・牛乳等が、動物の興奮伝達のしくみや浸透圧の一部に関与しているNa⁺とK⁺の、「その比の値」に実に近いということは誠に驚くべき事柄です。このように一部の完全食品は、コレステロール・脂肪で問題のない赤子や栄養失調の子どもたちにとっては良い食品なのです。

第三番目の現れが、東西を問わず「食品のNaとKの比」を一対一に近付けようとしているところに出ています。例えば、三の(a)、(b)で述べたように自然界の食品はカリウム（K）が多いので、先人たちはナトリウム（Na）を食塩（NaCl）から摂るように加工食品を作っているのです。こうすることによって私たちの体の恒常性が維持されやすいように、私たちは食生活全体のバランスを取っているのです。それでは、この第三番目の推論を具体的に表18・19（シーソーシステム）を用いて調べてみましょう。

a　穀類

生の白米や小麦等はカリウムを多く含んでいます。つまり、表を見ていただくと理解できるように、白米はカリウムをナトリウムより五五倍も多く含んでいるのです（K／Na＝五五）。しかし、炊いたり、食塩を入れたりすることによって、「NaとKの比の値」をできるだけ小さくしたものが白米めしや食パンなのです。しかし、日本の白米めしは食パンよりナトリウム（Na）の割にはカリウム（K）を多く含んでいるので、私たちは表19の中にある食品を欧米人より多く摂る必要があるのです。

b　野菜類、果物

一般に野菜類はカリウム（K）を多く含んでいるためでしょうか、私たちはこの野菜類を表19の中にあるような漬物として摂ったり、生の野菜を食べる時でも食塩やマヨネーズを振り掛けて食べます。また、カリウムを非常に多く含んだスイカ・とうもろこし・豆類・いも類等を食べる時は、Naが少ないために食塩を掛けて、ナトリウムを補給しながら「NaとKの比の値」をできるだけ小さくしているのです。カリウムを多く含んだバナナがもし昔から日本にあったならば、私たちの先人たちはこのバナナに食塩を掛けて食べたかもしれません。

ところが、何故バナナに塩を掛けて食べないのでしょうか。このバナナの生産地はアジア等の熱い国ですから、前述したように塩分と水分が多量に体外に出てしまうため、熱い国の毎日の食事が塩分の多いものなのです。食後のデザートとしての果物は、一般に逆のカリウムを多く摂ってバランスを取るためのものなのですから、熱い国では毎日の食事で多量の塩分を摂っているため、このバナナにまでは塩を掛けないのだと思われます。

C　魚介類・藻類・肉類

一般的に肉類は魚類より「NaとKの比の値」が小さく、五に近いのですが、貝類よりはその値が少し大きい食品と言えるでしょう。そして、どちらの動物食品群においても、豚ベーコン・チーズ・塩ざけ・あさりの佃煮等食品は、表18の食品とバランスを取っているかのように表19の中に位置しているのです。ここで、酸性食品を中庸のところへもっていく強アルカリ性食品であった海藻は、この「NaとKの比の値」が実に中庸としての一に近いものなのです。

以上、この節の四の最初の所で述べた三項目の事柄から、表を利用しながら三つの推論を行ってみたわけです。そして、その中で各食品群別に「NaとKの比の値」が中庸の一になるようにもっていく方法をも述べてみました。この方法を「第四の物差し」としての「食品の『NaとKの比の値』によるシーソーシステム」と呼び、食品をNaとKのミネラルでバランスを取る方法を述べました。この物の見方・考え方が相対的一元論の具体的な例です。ここに、四大要素の二つである「食生活と教育」が絡んでいるわけです。

五　NaとKのバランスから推測する事柄

「NaとKの比の値」を出すのに使われたNaとKには、どんな役割があるのでしょうか。そして、高齢者と若者の食事の違いを考え合わせて、「NaとKの比の値」が引き出すであろう問題点を調べてみましょう。

a　Na（ナトリウム）について

Naは成人の体液に約六〇グラム、体液以外に四〇グラムあると言われています。そして、これはナトリウム塩として存在し、消化液や分泌液にアルカリ性を与えたり、刺激に対する興奮の伝達や体液の浸透圧の調整に関与しているのです。このNaは表の右端にある食塩から補給されますが、これが不足すると、体液の浸透圧が弱くなって、体液の水分が細胞に移動して体がむくむ原因の一つになるのです。もしこのNaが慢性的に欠乏すると、消化液の分泌が減り、食欲不振・倦怠感・精神不安定になるとも言われています。ですから、昔から食塩は、大切なものとして珍重されたのです。

表20　四、五節の表による整理

「酸・アルカリ性」	「NaとKの比」
〔理由〕 1）ミネラルは生理作用に関与している。 2）体液は中性か弱アルカリ性である。 3）日本の土地は酸性土壌で、水質は軟水である。 4）動物が地上で最初に口にする食品は、母乳・牛乳のように、弱アルカリ性である。	〔理由〕 1）ミネラルは生理作用に関与している。 2）神経細胞内外におけるNa^+とK^+の合計の比が1対1である。 3）興奮伝達に、Na^+とK^+等が関与している。 4）NaとKは食品のミネラルの中で大きな比重を占めている。 5）母乳・牛乳の中の「NaとKの比」の値が「1」に近いこと。
〔推論〕 一生、一日のサイクルを、食品で中庸としてのバランス感覚で補える必要がある。	〔推論〕 「NaとKの比」の値が「1」になるように、バランスよく食品を取る必要がある。

b　K（カリウム）について

一方、カリウムは体重六〇キログラムの成人の体液に約六グラム、体液外に約三三五グラムあると言われています。すなわち、細胞内に多くあるのです。このKは、水と一緒にNaを体外に出すという利尿作用があります。また、これは表18が示すように、ほとんどどんな食品にも含まれていますから、人間をはじめとする高等動物は、カリウム欠乏症をほとんど起こさないと言われています。実際、欧米人が食べている肉やパンよりは、日本人が食べている魚類や米の方がカリウムを多く含むし、「NaとKの比の値」も大きいのです。また、いも類・キノコ類・豆類にも多く含まれているので、日本人はカリウム欠乏症になることが少ないのです。ですから、表19の醤油・ソース・梅干し・糠漬け・塩魚等でNaを摂って、表18の食品からこのカリウム（K）をバランスよく摂っていたのです。

c　高齢者と若者の食事の違いについて

三節は内部生命的時間という立場から高齢者と若者の食事の違いを述べましたが、ここでは「第四の物差し」である「NaとKの比の値」という立場から、それについて簡単に述べてみましょう。高齢者の方々は、きな粉・大豆・ごま・いも類・なす・きゅうり等カリウムが多い食品を食べる時、食塩や糠漬け等でナトリウム（Na）を多く摂ってきました。しかし、現代の若者は年輩者と同じようにナトリウムが多いのでしょうか。むしろカリウム（K）の方が多いように思われるのです。

というのは、今の若者はナトリウムの多い塩辛・糠漬け・梅干し等を年輩者より多く食べていないし、カリウムの多いコーヒー・紅茶を飲んだり、果物・生野菜等を食べているからです。ですから現代の若者は、ナトリウムを摂る量の割にはカリウムを摂る量の方が多いのではないでしょうか。前述したように酸性とアルカリ性とのバランスを、アルカリ性食品の果物や生野菜で摂ると、酸性・アルカリ性食品のバランス（第三の物差し）は取れても、「NaとKの比の値」のバランス（第四の物差し）の方が崩れやすいのです（五節の表13の図③）。この結果が一因なのでしょうか。ナトリウムの割にはカリウムが多いため、体液の浸透圧が弱くなって、体液の水分が細胞に移り、むくみの現象かのような水太りの生徒が増加しているようです。またこのような生徒は、動物性食品による脂肪太りとは少し違うようにすら感じられます。さらに子どもの無気力等は、第三章で述べたように子どもが夢を持っていないということの他に、内部環境(体液・細胞)における「NaとKの比」のバランスが崩れ、刺激に対する興奮伝達が悪化したからと考えられないものでしょうか。

第六節 「自然と社会」「自然と科学」から見た食生活

一 矛盾を克服するところに意義がある

私たちは、超強大なエネルギーを持った生きもののような大宇宙から生まれ、自然の豊かな地球の上で生命活動を行っています。この生命活動は、個人の尊い生命を大切にしながら、人間一人一人が幸せを求めるように行われています。同時に、私たちは地球上で他の人と交流をしながら、社会人としても生命活動を行っているわけです。すなわち人間は、大自然の摂理の中で、個人的生命活動と社会人的生命活動を営んでいるのです。

四章から五章の五節までは、個人的生命活動という立場から、しかも外部環境より内部環境という立場で、食生活を中心に話を進めてきました。その中で、古代の東洋人やギリシャ人が自然の摂理や社会現象を的確に理解し、陰陽思想のように「相対的だが中庸としてのバランスを以て」捉えてきた事柄を、現代科学的手法で捉えることが大切であると述べてきたのです。

ですから、第三章の「創造教育への入口」の中で述べた相対的一元論的物の見方・考え方を利用して、第四章の「内部生命力」の中で述べた個人の生命活動と食生活との関係を基礎に、この五章の中で、内部環境（体液と細胞）を作り出していると考えられる食生活を、四つの具体的物差しで捉えてみたわけです。

とかく、物の見方・考え方は自分たちの立場や利権のために進められて、この食品は良いものであり、あの食品は悪いものであるということになってしまうものです。その個人にとって、「今」良いと言われる食品を摂り続けていれば、環境の変化――場所・温度・社会状勢等――によって、それは良くないと言われる食品に変化し得ることもあるのです。

私は、食品の良し悪しを固定的に捉えているのではなく、相対的に場所や時間を捉えた

「第一、二の物差し」や現代科学的手法である「第三、第四の物差し」の他に、この節で述べる「第五の物差し」としての「自然と社会」「自然と科学」との関係から食品を考えることが大切であると考えています。

次にこの節で食品を「第五の物差し」で捉えることがなにゆえに大切かと言うと、自然界・非自然界のどんなもの、どんな事柄にも矛盾は含まれているからです（第三章の二節四の図に示したこと）。このような矛盾は、時と場所と個人等により長所や短所と言われる形で現われたり、私たち自身が生活することによっても地球に砂漠化等の形で現われているのです。ですから、矛盾はすべての事柄に含まれ、この矛盾があるから社会的生命活動も個人的生命活動も行われているのではないでしょうか。すべての事柄に矛盾は付きものですから、むしろこのような矛盾を人間の英知を用いて、個人・社会・自然に即した形に変えていくことが大切なのです。この英知を養ってくれるのが教育なのです。

二　私たち自身や周囲のものすべてが矛盾を秘めている

現在、私たちの周囲には多くの問題点がありました。例えば、あのベトナム戦争で米国は、解放勢力が隠れた熱帯樹マングローブの大ジャングルを枯死させるために、微量でも体内に入るとガンや奇形を発生させるダイオキシンという毒物の化学薬品を、一九六一年から一〇年間近く空中に散布したのです。このため、メコンデルタのカマウ半島の一部、関東全域に匹敵するほどの土地の自然破壊が行われ、ジャングルは消滅したと言われています。それだけでなく、そこに住んでいた人間もまた破壊されてしまったのです。この村の助産婦は、胎児が人間の形にならない肉塊のまま生まれ出てくることが異常に多いと訴えたそうです。このように、ダイオキシンという化学薬品を含んだ枯れ葉剤によって、ベトナムのカマウでは自然界も人間も後遺症に苦しめられているのです。

また、このような悲惨な戦争ではありませんが、アフリカ・ブラジル・中東などの乾燥地では、毎年、九州と四国ほどの面積が砂漠化したり、農薬や化学肥料の使い過ぎによる生態破壊や地力の低下が問題になっているとのことです。もちろん、農薬や化学肥料の使い過ぎによる生態破壊や地力の低下は、先進国の農地にも見られます。

さらに、人間の生活が、大気や水質面で地球的規模の影響を与えているのです。アメリカのランド・モリナ両博士は、「ヘアースプレーの噴射剤、クーラーの冷却に使われるガス、そしてジェット機の排気ガスなどが、成層圏のオゾン層を破壊する」と発表しました。また、ある学者は、「河川や湖が硫黄酸化物や窒素酸化物による雨によって大きな影響を受けている」と述べています。さらに、炭酸ガス濃度が昭和三十二年以来、毎年高くなっており、このペースでは二一世紀半ばに、この濃度が倍増すると予想されています。こうなると世界的な気候変化が起きて、農業・漁業ひいては人間自身にも大きな影響が出てくるであろうと言われています。

次に、人口増加は、将来の食糧問題を今以上に深刻にさせるであろうと予測されています。このような深刻な人口増加と経済利潤とが相まって、日本や欧米諸国は化学肥料等によって家畜を多量に飼育し、生産せざるを得ないのです。

しかし、このような化学肥料等による飼育は、安く多量に生産することを可能にしてくれた反面、デンマーク・米国等において改良されてきた近代豚の体に異変を現してきたのです。NHKが放映したように、欧米の一部の近代豚が人間の成人病と同じような病気になっているのです。すなわち、これらの一部の豚が糖尿病や心臓病等になっているのです。

私は、現在の食生活が化学薬品や化学肥料等によって汚染され、危険なものになっていて、この食品が絶対に悪く、あちらの食品が絶対に良いということを言っているわけではありません。むしろ、宇宙・地球の至る所に、矛盾とも言うべき問題点が存在するものと自覚し、この矛盾に対して尻込みせず、努力することが必要なのです。それには、物の見方・考え方を育てる教育が必要なのです。

三　自然食・健康食ブーム

　このような世界状況の中で、現在の日本や欧米の一部では自然食・健康食ブームが起きています。私は玄米食を中心とした健康食を始めて六十三年近くになりますが、当時は勿論今日ほどのブームではありませんでした。自然食・健康食ブームの背景には、日本人特有の付和雷同的性格の他に、老後における病気の不安から、食品への化学添加物や加工食品を恐れたことにも一因があるようです。

　しかし、本当に自然食品が良くて、化学薬品等が悪いのでしょうか。この考えの行方は、極論的には自然を肯定して、科学を否定することにもなりかねないのです。実際、自然食品・健康食品がこの世の中に存在するのでしょうか。また、どこまでを自然食品と定義したら良いのでしょうか。化学薬品は、元来自然界にあったものに人間が手を加えたものですし、一方、健康食品的イメージを与える豆腐も、人間の英知によって作り出された加工食品です。多分、中国から伝えられた当時の豆腐は、今日のような健康食品というより、現代の加工食品的イメージを与えたものではなかったでしょうか。もし仮に未来の食品がすべて宇宙食のようになったならば、現代の冷凍食品や加工食品等が原形を留めているために、それらが自然食品と言われるようになるのかもしれません。

もちろん、自然食品・健康食品ブームが悪いわけでもないし、そのようなブームによっては一時的に、現在のある種の健康を取り戻す機会が得られると思います。しかし、この現象にも矛盾があって、また近い将来には無農薬野菜から害虫の問題が起こってくるのではないでしょうか。そして、病気になって化学薬品等の薬の世話になるのです。

さらに、世界中の多くの人々が化学肥料を敵対視し、自分たちの世界に閉じこもる形を取ったならば、社会はどうなるでしょうか。ある団体は、現在行われている栽培方法と異なった方法——水や肥料そして農薬をできるだけ抑えた原生地での栽培方法——により、市販されているトマトやレタス等よりビタミン含有量が二〇数倍も多いと言われている高ビタミン野菜を作っているそうです。確かにこのことは素晴らしい試みです。

しかし前述したように、地球全体も変化しているし、すべて自然が安全で、化学肥料や加工食品が安全でないわけでもないのです。さらに、自然方法のみで栽培していたならば、今日の八十億の人口を支えられたでしょうか。やはり、今日の無駄を省きながらも、食品を作るには化学肥料も必要なのです。また、多くの人が自然栽培を実行すれば、世界貿易は保護主義傾向へと進むことになってしまいます。

以上のように、どんな事柄にも矛盾は存在するのです。とかく、私たち日本人は極端に走る傾向があります。「今」私たちに必要なのは、第三章二節の四で述べた陰陽思想の定理を思い出し、陰陽のバランスを中庸に取るようにして、「個人と社会」・「自然と社会」・「自然と科学」におけるバランス感覚を以て物事を見ることではないでしょうか。要するに、自然のものが良くて、化学肥料を使うことが悪いというように物事を固定的・局所的・対立的に捉えるのではないのです。むしろ、物事を時代の流れの中で、時間・空間・利用法・「自然と社会」・「自然と科学」等を考慮して、相対的・流動的に中庸としてのバランスの取れた感覚で捉えることです。

四　自然と科学の調和（豚・腸内菌等）

第三章で述べたように、対立するかのように考えられていた東洋と西洋の文化・思想は、ある意味では合流し、統一されつつあります。すなわち、東洋人が右脳の直感を用いて自然の摂理を体で知り、一方西洋人が左脳の科学的分析力を用いて自然の摂理を頭で知るに至り、今日、東西文化の融合が至る所に見られるようになってきたのです。この現象が食品の世界にも現れてきたように思われるのです。

前述したように欧米の一部の近代豚は、心臓病や糖尿病のような現代病になったり、雄豚の臭いをスプレーに入れて、雌豚にそれを直接吹き付けなくては交尾をしなくなってしまうほど病んでいるのです。一方、中国には世界の四分の一くらいの豚がいて、しかも豚の原種である大花白豚や一六頭の子を一度に産む梅山（メイシャン）豚がいるとのことです。欧米の豚が配合飼料で効率よく育てられているのに比べて、中国のそれは残飯を食べ、人間と共に自然の中で育っています。中国の豚は生命力が強いため、繁殖能力も欧米のそれより強いのですが、欧米の豚より脂肪が多いのです。そこで今、人間は、あの近代豚の病気を解決するために、この東洋の原種である豚を近代豚と掛け合わせようとしているのです。ここに、近代科学の配合飼料によって育った欧米の豚と自然の中で育った東洋の豚（原種）との協力が、始まったのです。

次に、食物が持つ自然の力をより生かすために、科学の力がより貢献している例を説明してみましょう。現代、世界の先進国は今日の最先端科学の一つである遺伝子工学を用いて、砂漠のような悪条件下でも栽培ができるような品種を作り、食料を管理しようとしています。ところで、この遺伝子工学によってより良い品種を作り出すためには、自然の中にある原種（在来種や野生種）との掛け合わせが必要なのです。それによって作られる新品種は、砂漠のような特殊状況の下でも育ち、さらに他の欠点をも補って、今後の食糧危機を切り開く一つの鍵になり得ると言われています。

とかく、対立的関係として見られていた「自然と科学」は、ここに来て、両者が融合し始めたように感じられます。さらに「自然と科学」の融合が、次の二つの実例を通して確認できると思います。まさに、人間の素晴らしき英知を見るような思いがします。

民間企業の研究所と東京警察病院の共同グループが、動脈硬化症の原因物質であるコレステロールや中性脂肪の血清値を低下させる腸内菌を、世界で初めて発見したそうです。人間の腸内には約四〇〇種類、一〇〇兆個の細菌がいますが、発見された菌は、その中のストレプトコッカス・フェカーリス菌の一種だそうです。この菌は従来の抗生物質（人間の体外のカビなどから作ったもの）とは違って、もともと人間の体内に共生しているものです。ですから、副作用がない新しい薬が将来作れそうだと期待されています。

さらに別の例として、東京工業大学のグループが、海藻や高等植物の葉の中から血栓防止物質を発見したのです。心筋梗塞や脳梗塞などは血栓（血管の中にできる血の固まり）が大きな原因になっている病気であると言われていますが、今回の実験はこの血栓予防からも海藻や野菜が体に良い食品であることを示してくれました。同グループの研究発表によると、血液中のフィブリンにより血管壁に作られた網目状の構造が血栓の中核をなしているが、この血栓を溶かす作用をする因子の生産を増強する物質が「フコステロール」と「シトステロール」です。この「フコステロール」は昆布・ワカメ等に含まれ、「シトステ

表21　五章の表によるまとめ

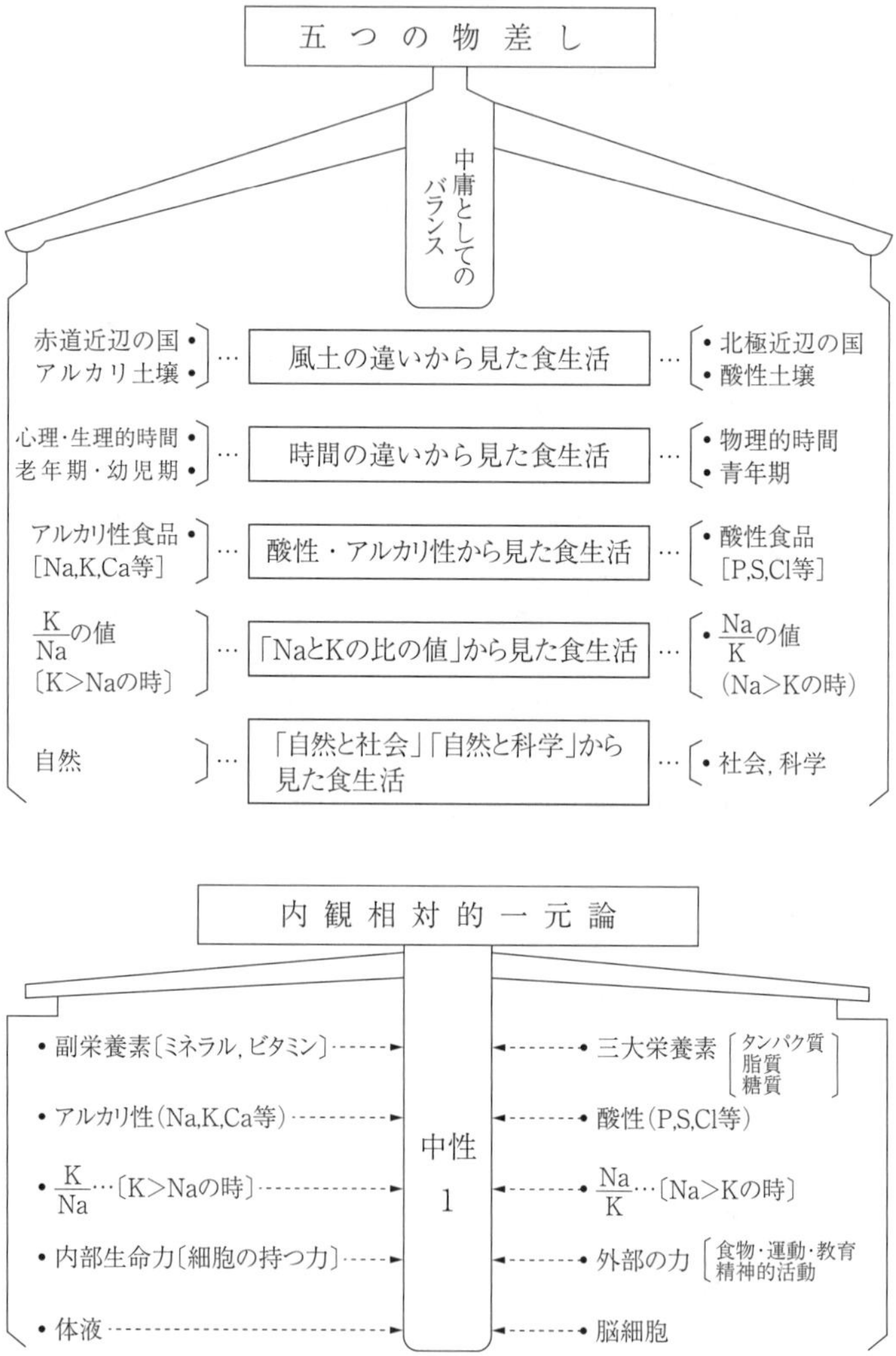
五つの物差し
中庸としてのバランス
赤道近辺の国・アルカリ土壌 … 風土の違いから見た食生活 … 北極近辺の国・酸性土壌
心理・生理的時間・老年期・幼児期 … 時間の違いから見た食生活 … 物理的時間・青年期
アルカリ性食品［Na,K,Ca等］ … 酸性・アルカリ性から見た食生活 … 酸性食品［P,S,Cl等］
K/Naの値〔K＞Naの時〕 … 「NaとKの比の値」から見た食生活 … Na/Kの値（Na＞Kの時）
自然 … 「自然と社会」「自然と科学」から見た食生活 … 社会，科学
内観相対的一元論
中性
1
副栄養素〔ミネラル，ビタミン〕
三大栄養素［タンパク質 脂質 糖質］
アルカリ性（Na,K,Ca等）
酸性（P,S,Cl等）
K/Na…〔K＞Naの時〕
Na/K…〔Na＞Kの時〕
内部生命力〔細胞の持つ力〕
外部の力［食物・運動・教育 精神的活動］
体液
脳細胞

ロール」は高等植物の葉に含まれているのです。そして、これらが血栓を溶かす作用をする因子の生産を一〇倍近くも増強させるものとのことでした。ですから、海藻や野菜を摂ることは、この物質が増強され、血栓を溶かして、その結果、血栓坊止に役立つわけです。このことを先人たちは知っていたかのように、私たちに海藻や緑黄色野菜等を食べるように勧めていたのです。

以上のように、㈠近代科学飼料によって育った欧米の豚と自然の中で育った中国の豚との協力や、㈡コレステロールや中性脂肪の値を下げる腸内菌の発見や、㈢血栓防止に海藻や高等植物の中から物質を探し出したことは、先端科学が自然界の不思議さと驚異を私たちに教えてくれたのと同時に、自然の摂理と融合し始めていることを示しているようです。

まさに、人類の素晴らしき英知が働き、「自然と社会」「自然と科学」がバランスよく共存しようとしているのです。従来の科学は自然征服的要素がありましたが、ここに来て、科学は自然と協調し、自然との接点を探し出そうとしているかのようです。この現象は、西洋的思想が東洋的思想に近付きつつあるのに似ています。この六節で、「第五番目の物差し」としての「自然と社会」・「自然と科学」から見た食品、という物の見方・考え方は、相対的一元論の一つの具体的な例なのです。

第六章

推測編・内部環境から推測した子どもの能力

前章を通して、子どもの内部生命力に大きな影響を与えている食生活を、三章で述べた相対的一元論による物の見方・考え方の具体的な例である「五つの物差し」で捉えてみました。ここ六章では、内部生命力の一つである子どもの能力が食物によって作られた体液（内部環境の一つ）と関係があるであろうことと、その能力が食物によって作られた神経細胞（もう一つの内部環境）と関係があるであろうことを予測してみます。

第一節　内部環境の体液から推測した子どもの能力

一　体液は脳に影響を与えるのか

現代の子どもたちは、欧米の食生活に極端に偏り過ぎて、米・海藻・小魚・豆類・緑黄色野菜そして糠（ぬか）等を食べなくなり、一方、精製し過ぎてしまった白砂糖を清涼飲料水等から摂り過ぎています。その結果、無機質（ミネラル）のカルシウム（Ca）・ナトリウム（Na）・カリウム（K）や、ビタミンA・B_1・B_2・DそしてビタミンE等の副栄養素が、

図１　小腸内壁と柔突起の構造

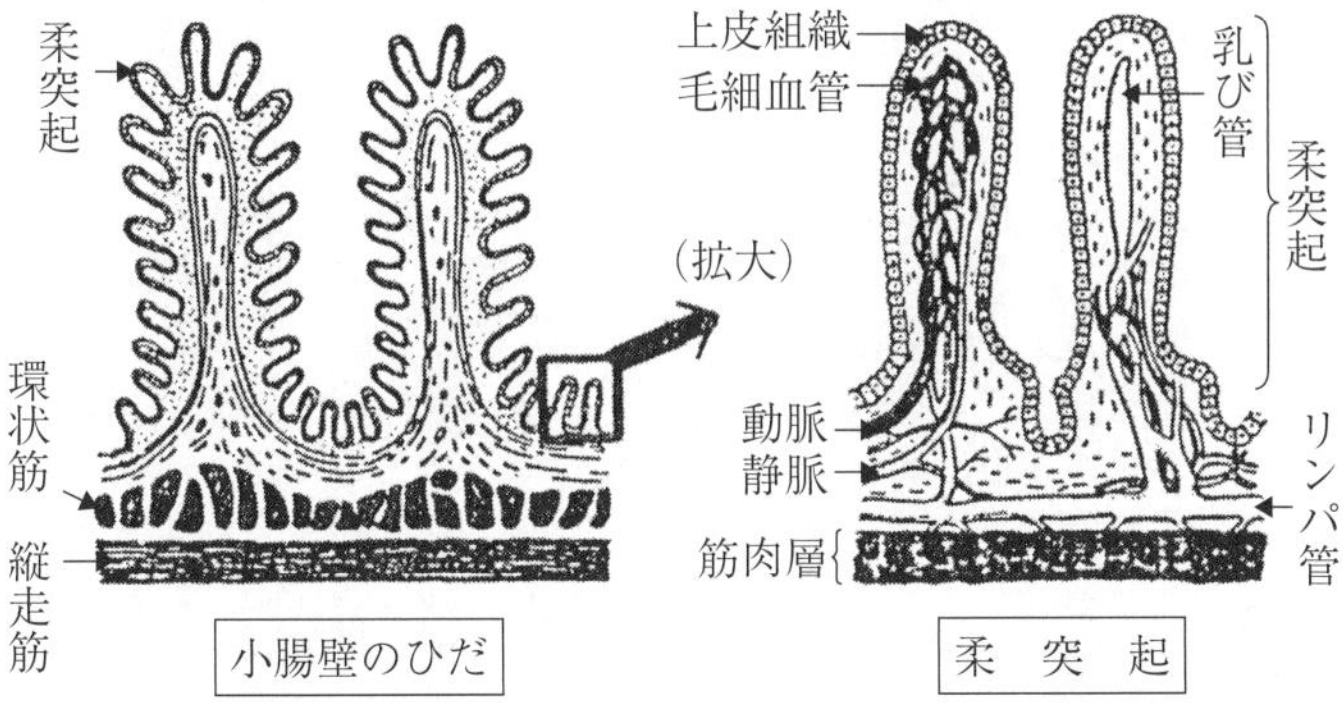

食物から必要とされるだけ摂りにくくなっているようです。

ところで、内部環境を作り出している食物は、人間の体内でどのように変化していくのでしょうか。三大栄養素の炭水化物はエネルギー源、タンパク質は原形質の主成分や皮膚・骨格筋・内臓などの組織、そして酵素・ホルモン等の要素になり、脂肪はエネルギー源や脳・神経等を作る成分となるように変化しています。また、副栄養素のミネラルは生理作用として、一方ビタミンは補酵素となって体内のいろいろな生理作用を調節しています。そして、これら栄養素は各器官の消化液の働きで変化し、小腸等で吸収されています。

消化された養分は、小腸壁の柔突起にある毛細血管やリンパ管で別々に吸収されています。すなわち、デンプン・ショ糖はブドウ糖や果糖として、タンパク質はアミノ酸として、その他のミネラルや水溶性ビタミンも柔突起にある毛細血管より吸収されているのです。また、脂肪は脂肪酸とグリセリンとして、柔突起にあるリンパ管から吸収されているのです。このように、食物が口から入り、変換されて小腸で毛細管やリンパ管に吸収され、血液循環にのって全身へ送られています。そして、あるものは肝臓等に蓄えられ、人間の生命活動に使われています。

まさに、人間の生命活動は食生活等より作られた体液（血液・リンパ液・組織液）の影響を受けているのです。ですから、生命活動の中心的課題である健康的に生活することと、生命活動の一つである教育活動とが、食生活による体液に影響を受けていると言えるわけです。すなわち、健康と教育と食生活が三位一体なのです。しかも、これらが体液という段階で影響しあっていると考えられるのです。

もちろん、外部環境や心身の状態により自律神経やホルモンが働いて、呼吸・循環・排出などの体内機能を自動的に変化させ、この体液が一定に保たれています（恒常性）。ですから、血液の血糖量・pH（酸性・アルカリ性）そして脈はく数や体温等の生理機能が一定に保たれているわけです。しかし、非健康人には高血圧や低血糖症等が認められるように、生理機能や体液の恒常性が正常になされていないのです。

そして、このような重要な体液は組織や細胞を取り囲んでいます。ですから、生命活動の一つである教育活動を担っている脳は、食生活等の変形である体液の影響を受けているのです。ですから、内部環境の一つである体液という段階から、教育について考える必要があるのです。

二　体液の世界にも症状が現れた

文部科学省の助成のもとで、昭和三十五年から一〇年ごとに全国レベルで実施していたコレステロールの測定結果を、東海大学医学部・五島雄一郎教授らの研究グループが分析し、次のようなことを発表しました。それによると、日本人の十代・二十代における若者の血液コレステロールが、最近急激に増加し、同年代の米国のそれを上回ったということです。そして五島教授らは、この原因として㈠動物性タンパク質・脂肪の摂取量の増加、㈡野菜・炭水化物の摂取量の減少などを挙げています。特に、二〇歳以下の者にはこの傾向が強く現れているとも述べています。

次に厚生労働省の調査データによると、子どもたちの一五～二五％の者が高コレステロール血症になっているとのことです。前述しましたように、心筋梗塞や狭心症の虚血性心臓病による死亡者が増加しており、その原因としては高コレステロール血症・高血圧・肥満等による動脈硬化でした。

この二つの調査では、この高コレステロール血症が食生活の偏りによるものであり、特に動物性脂肪の取り過ぎが目立つこと、カルシウム・ビタミンB_1の充足率が低く、しかも野菜不足であったことを指摘しています。

以上のことから推測すると、子どもたちの体全体を流れているもの自体に問題が起きているのです。ということは、血管を流れている血液、リンパ管を流れるリンパ液、そして組織の細胞間にある組織液に問題があるということです。もっと簡単に述べれば、血液・リンパ液・組織液の総称である体液に問題が起きていると考えられるのです。それは、体液に三大栄養素が過剰となり、その結果が先ほどのように高コレステロールの値を高くしたり、血管壁に中性脂肪を付着させたりしているのです。また、正常な尿にはグルコース(ブドウ糖)が平均〇・〇五%の微量しか排出されないが、血糖が〇・一七%を越えると、尿中に出てくるわけです。このような尿の持ち主が糖尿病患者です。ここにも、例の三大栄養素の一つである糖質が過剰となって、体液に現れてきたのです。

まさに、体液の世界は超過保護になり、量や力としての三大栄養素である脂肪・タンパク質・糖質等が支配していたのです。質としての生理作用に関与し、微量しか存在していないビタミンやミネラルが、この体液の世界で活躍できなかったのです。このような現象は、三章の三節で述べた左脳（三大栄養素に対応）と右脳（副栄養素に対応）との関係に似ています。すなわち、脳の世界でもスピードと量が重視されて、論理や言葉等を担っている口数の多い左脳が支配していたのです。しかし、偏った左脳教育重視が今日徐々に問題点を露呈してきたように、この体液の世界でも矛盾が現れてきたのです。今後は左脳と右脳が共に活躍できるようと述べてきたように、この体液の世界では、支配者であった三大栄養素とともに、ビタミンやミネラルである副栄養素が活躍する必要があるのです。

三　「体液の酸性・アルカリ性」と「食品の酸性・アルカリ性」とは無関係か

「体液の酸性・アルカリ性」は、第五章四節の「第三の物差し」である「食品の酸性・アルカリ性」と無関係なのでしょうか。私は、次の(a)と(b)の二点の事柄から、この両者が大いに関係しあっているものと推測し、さらに食物に関係がある体液が子どもたちの脳細胞に影響を与えているものと考えています。

(a)　体液を調節している腎臓は、内部環境としての体液や細胞自身によって生かされている。（相対的な関係にある）

前述したようなことで体液の恒常性が維持されていますが、肺や腎臓等が健全にその役割を果たしているのはどうしてでしょうか。どんな臓器も体液の中に存在し、その臓器の生命活動は、体液を調節しながらも、それを使って行われています。この肺や腎臓は体液に影響を与えながら、この体液に依存しています。ですから、三つの自動制御装置は食物等の変形である体液を管理しながらも、相対的に、この体液に浸りながら管理されているのです。ただ単に、この自動制御装置が機械的・固定的に体液を調節していると捉えるのではなく、相対的に体液の影響を受けているものとして捉える必要があるようです。

(b) 体液を調節するためには、アルカリの性質を示す元素イオンNa^+、K^+、Ca^{2+}そしてHCO_3^-を使っています。

第二番目としては、体液の酸性・アルカリ性において、腎臓がどのような材料を利用しているのかを考えてみましょう。それは、数々の事柄で酸性化しやすい体液をアルカリ性の体液に戻すために、アルカリ性を示す炭酸水素イオン（HCO_3^-）やナトリウムイオン（Na^+）そしてカリウムイオン（K^+）を実際に使っていたのです。このHCO_3^-・Na^+・K^+等はどこから生じてくるのでしょうか。これらは二酸化炭素・水・食物等を土台にして作られているのではないのでしょうか。もちろん、体の一部が作り出したものもあるでしょうが。しかし、体の一部である臓器は、遺伝子という設計図のもとで、食物が変形して作られたものではないのでしょうか。仮に、HCO_3^-、Na^+・K^+等が体の一部である臓器だけが作り出していものとしても、必ず何らかの形で補給が必要でしょう。「無」から生じることはないからです。ですから、五章で述べたようにバランスを取って食べることは、このようなHCO_3^-・Na^+・K^+等の材料を適度に補給して、腎臓等が自らの役割を行う上で、非常に大切なこととなのです。

以上、(a)と(b)の二つの推論から、さらに一つの推測的な事柄を導いてみます。「体液の酸性・アルカリ性」は、五章で述べた「食品の酸性・アルカリ性」と直接関係がないように思われますが、腎臓や肺臓等が食物の影響下で作られ、今でも食物の変形である体液に浸り、しかも腎臓等が体液の調節に使う原料等が食物の一部であるということから、「食品の酸性・アルカリ性」と大いに関係があるであろうと推測できます。

すなわち、「体液の酸性・アルカリ性」は、「第三の物差し」と無関係ではないようです。ですから、このような意味において、普段から食生活をバランスよく取る必要があったのです。さらに重要なこととして、食品等が作った体液は、脳だけには影響を与えていないのでしょうか。当然ながら、脳もこのような体液という世界の中で相互に依存しあっているのです。

四　体液から推測する「子どもの五類型」

五章の五節では、食品における「NaとKの比の値」によって、食品をバランス良く摂ることについて述べましたが、その際の根拠として述べた事柄は次の三項目だったのです。

㈠　副栄養素において、Na（ナトリウム）とK（カリウム）は他の成分より多く含まれていること。

㈡　Na^+（ナトリウムイオン）とK^+（カリウムイオン）が体液の浸透圧に関与していること。

㈢　Na^+とK^+等が刺激に対する興奮伝達に関与していること。

次に、この三項目の事柄や五章四節の「酸性・アルカリ性による食生活」、そして四章一節の二と四章二節の五で述べた事柄とを関連させて、子どもの類別を次ページ表1のようにまとめ、以下グループごとにその特徴を推論してみます。

A　グループ

この安定型に入る生徒は、四章一節の二と二節の五で述べたように、持久力と瞬発力

表1

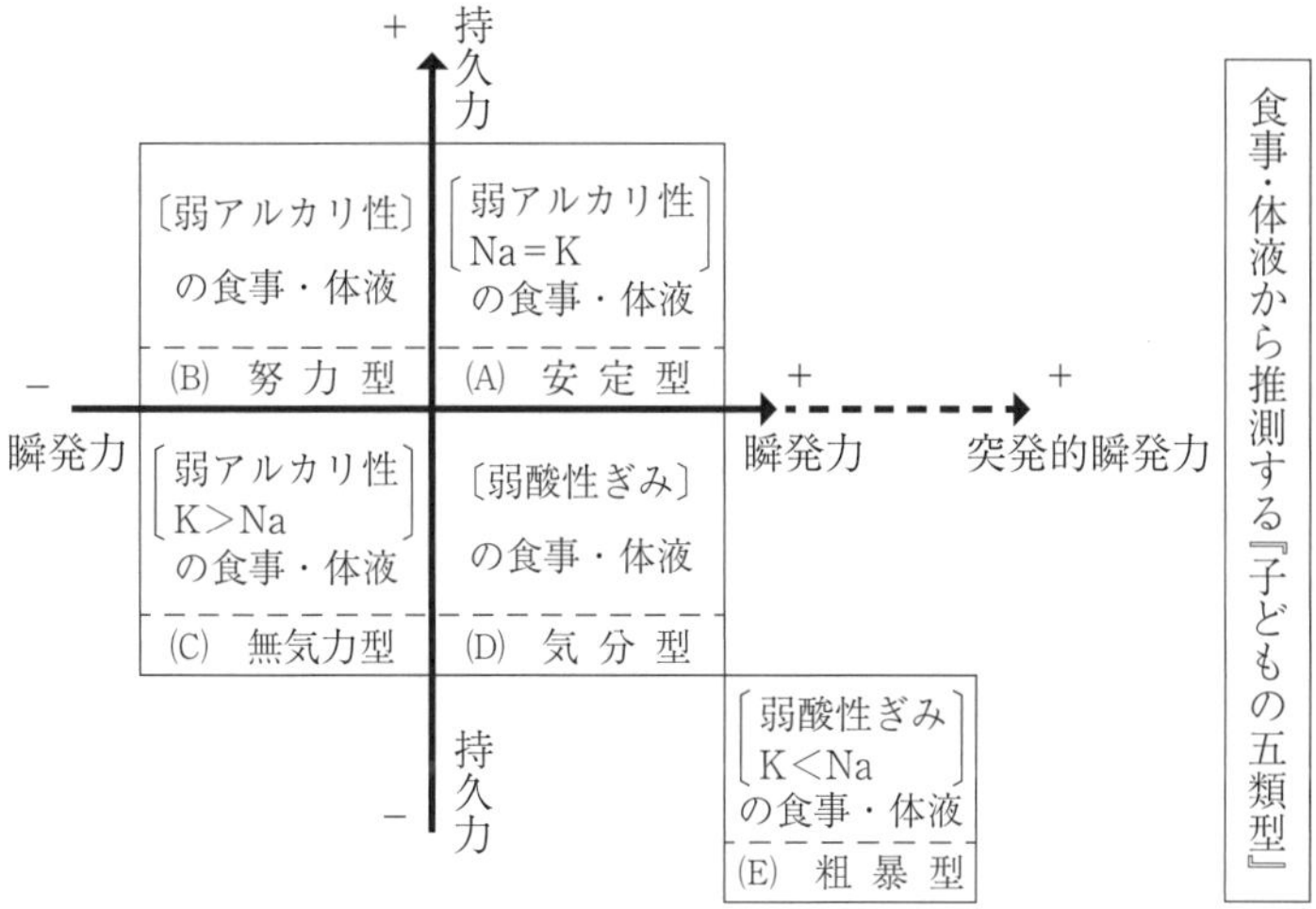

（集中力）の両面を適度に備えていますが、「第三の物差し」や「第四の物差し」から判断してバランスの良い食生活を行い、多分「体液の酸性・アルカリ性」と「体液のNa^{+}とK^{+}の比による値」がより理想的な者なのかもしれません。すなわち、このAグループの生徒は、理想的食生活（中庸としてのバランスが取れた食生活）によって、脳細胞内外のNa^{+}とK^{+}の各々の和が同じくらいであり、しかも脳周辺の体液が理想的な弱アルカリ性なのであろうと推測しています。

C　グループ

持久力と瞬発力の両面を備えていない無気力型に入る生徒は、「第四の物差し」

から判断すると、バランスを崩した食生活を行っていたため、多分「体液のNa^+とK^+の比による値」が理想値から離れている者なのかもしれません。すなわち、このCグループの生徒は、NaよりKの多い食生活であったり、もしくは母親が体内に赤子を宿した際に、そのような食生活をしていたために、理想値から少し離れた体質になっているのかもしれません。そのために興奮伝達が緩慢になり過ぎたのではないかと推測しています。

E グループ

意識下にない突発的瞬発力は備えているが、持久力をあまり備えていない粗暴型の生徒は、「第三、四の物差し」から判断して、バランスを欠いた食生活であったために、多分「体液の酸性・アルカリ性」も「体液のNa^+とK^+の比による値」も共に理想的値から離れた者なのかもしれません。すなわち、このEグループの生徒は、Cグループの生徒とは正反対に近い者で、KよりNaの多い食事を行い、しかも極端な動物性食品に傾いた食生活をしていた者かもしれません。もしくは、胎児の時に母親がそのような食事を中心に摂ったとも考えられます。そのため、体液はA・B・Cグループより弱酸性寄りの中性で、Cグループとは反対に、脳細胞内外のNa^+とK^+の各々の和において、Na^+の方がK^+より多いのではないでしょうか。すなわち、Na／Kの値が理想値一より大きくなっているのかもしれません。

B　グループ

このグループの者は、AとCグループの中間くらいに位置する体液を持つ者と予測します。

D　グループ

このグループの者は、AとEグループの中間くらいに位置する体液を持つ者と予測します。

以上の推論を検証することは、学者や医師の方々にお願いしておきますが、なにゆえにこのような推論をしたのかといえば、すでに何度となく述べてきたように、教育の場から見て教育効果が上がる生徒と上がりにくい生徒がいるという事実と、前者と後者とが随所で異なる点を持っている事実があるからです。この違いは遺伝的事柄や家庭教育・学校教育等の他に、食物の変形体である脳細胞と体液にあるものと考えられるからです。

次に、教育効果が上がりにくい生徒は、以下に述べるような特徴があるように見受けられます。その特徴を箇条書きにして、体液との関係を予測してみます。

教育効果が上がりにくい生徒の特徴は、大きくａ、ｂ二つのタイプがあって、各々次のような傾向があるようです。

ａ　教育効果が上がりにくい生徒の特徴㈠

・精神面から見て
㈠　瞬発力（集中力）・持久力が弱い。
㈡　無気力・無関心である。
㈢　けじめがない。
㈣　決断力が弱い。
㈤　忘れ物をすることが多い。

・肉体的面から見て
㈠　目・声に力強さがない。
㈡　姿勢が悪い。（顎を出す）
㈢　頭痛・肩こり・冷え症等の症状を訴える。
㈣　骨を折った経験がある。
㈤　霜焼けになりやすい。

・何　型

㈠　Bグループの努力型に入る者に多い。

㈡　Cグループの無気力型に入る者に多い。

・体液と食事を予測

㈠　精製し過ぎた白砂糖や、「K」を多く含んだ果物類を多食するが、糠漬け・塩漬け小魚等が食べられない。

㈡　体液は、「第三の物差し」ではあまり狂っているとは言えないが、「第四の物差し」では少し狂っているのではないでしょうか。ですから、脳細胞周辺の体液のpH（ペーハー）は弱アルカリ性であっても、五章五節の表18・19の中で述べた「NaとKの比による値」は、少しKがより多い方に傾いているのではないでしょうか。

b　教育効果が上がりにくい生徒の特徴㈡

・精神面から見て

㈠　瞬発力はあるようですが、持久力が弱い。

㈡　突発的瞬発力（意識下にない、感情に左右され易い瞬発力）がある。

㈢　気分屋である。

㈣　けじめがない。
㈤　短気である。
・肉体面から見て
㈠　赤ら顔である。
㈡　毛穴が脂肪でふさがれた、いわゆるにきび等の吹き出物が多い。
㈢　鼻がつまる。
㈣　のぼせ症で、極端な暑がり屋である。
・何　型
㈠　Ｄグループの気分型に入る者に多い。
㈡　Ｅグループの粗暴型に入る者に多い。
・体液と食事を予測
㈠　肉・卵等の動物性食品や「Na」を多く含んだ加工食品を過食し、「Ｋ」の多い野菜や果物等が少ない。
㈡　多分、Ｅグループの者は、「第三、四の物差し」が共に狂っていたため、脳細胞周辺の体液は弱酸性寄りの中性で、しかもそれは、「Na^+とK^+の比による値」が少しNa^+がK^+より多い方に傾いているのではないでしょうか。

(三)　また、Dグループの者は、「第四の物差し」というより、「第三の物差し」が狂っていたために、脳細胞周辺の体液が弱酸性寄りの中性なのかもしれません。

以上、四章一節の二、二節の五で述べた事柄である「持久力と瞬発力による類型」を、「体液の酸性・アルカリ性」と「神経細胞内外のNa^{+}とK^{+}の比による値」とによって関連させながら、教育効果が上がりにくい生徒の特徴を述べてみたわけです。そして推論した理由は、(一)Na^{+}とK^{+}等が刺激に対する興奮伝達に関与していること、(二)「エネルギーを作る食品である穀物・肉類・魚類等が酸性食品であることは、活動するためには体液を酸性にさせる必要があることを示しているのでしょう」と推論したこと、(三)「粗暴化している生徒は、Naの多い加工食品や酸性食品である動物性食品への極端な偏食者である」ということの三項目によるのです。

一般に、子どもの持久力・瞬発力（集中力）に関しては、家庭における躾（しつけ）の有無等から論じられています。もちろん、このような外部環境としての家庭教育も必要でしょう。しかし、子どもが姿勢を悪くし、無気力で瞬発力・持久力等を欠くようになったり、肉体的症状を現しているのは、第一章の家庭教育や第二章の心の教育が欠如している以外の事柄によるものなのです。このような子どもの心や体が病んで、教育効果が上がりにくいのは、その子ども自身の内部が病んでいるからなのです。その内部とは、私たちの内部生命力（細胞自身が持っている力）を生み出すのに貢献している体液のことです。ですから、この体液が病み始めていることが、今日の最大の教育問題なのです。

第二節　内部環境としての細胞から推測した子どもの能力

この節では、子どもの能力が食物等によって作られた細胞（内部環境の一つ）と関係があるのであろうことを推論してみます。特に、教育において最も重要である脳については、第二章の中で「暗示教育」、第三章の中で「右脳と左脳」という立場で触れましたが、この第六章二節では、食物を媒体とした立場から脳について推測してみます。

一　脳よ、汝自身を知れ

脳だけは他の器官や臓器とは別格な存在なのでしょうか。脳は一定に働き、他の器官や臓器のようにリズムを崩して機能しないことがないのでしょうか。もし脳もリズムを崩し、

図2　脳の区分

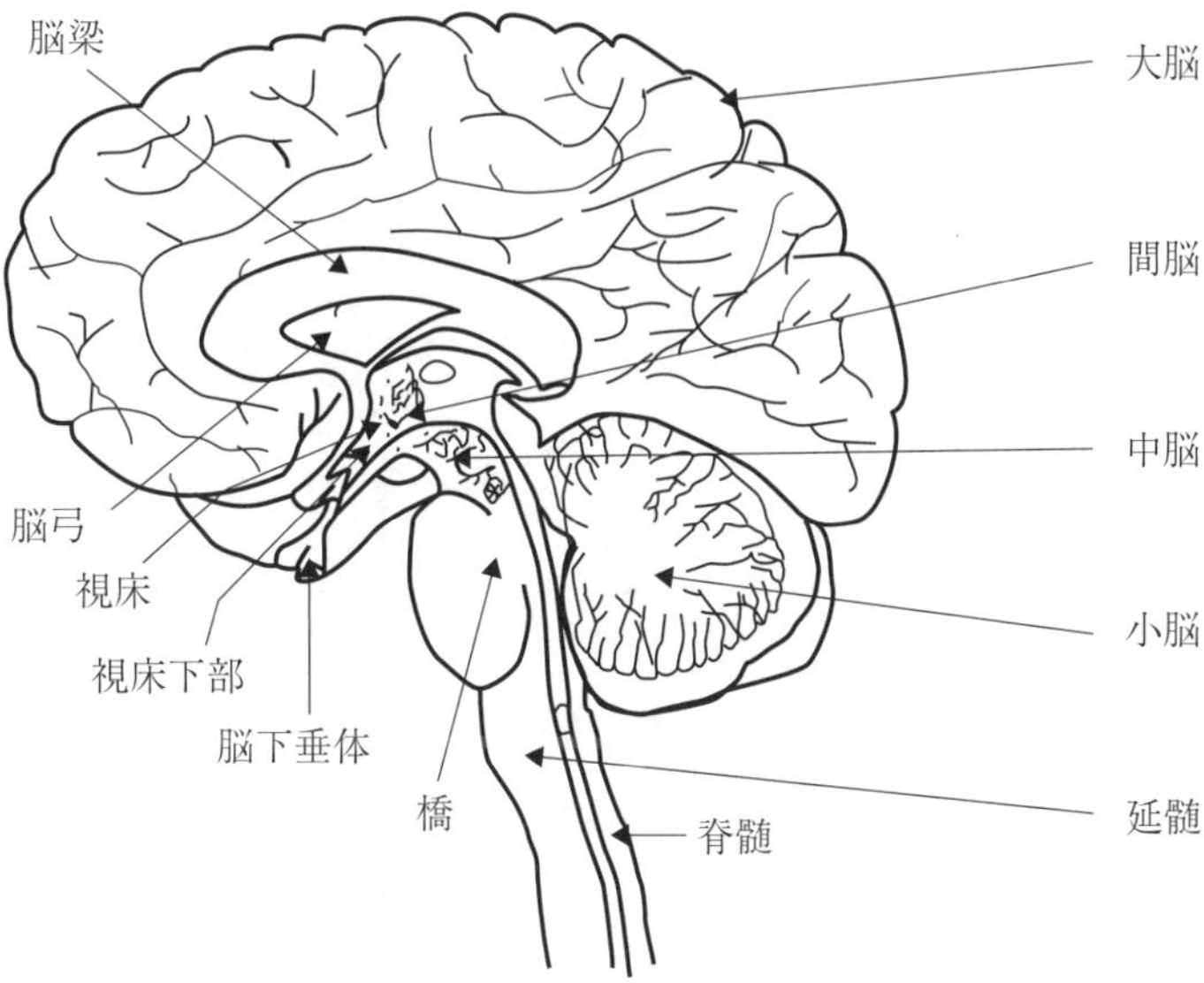

機能しない時があるとすれば、大学受験や高校受験の日にそのようなことが起きたらどうでしょうか。ただ単に、運命だと諦められるものでしょうか。

また、脳が他の臓器のように慢性的疾患に陥ってしまうことはないのでしょうか。もし脳の慢性的疾患があれば、そのような子どもの教育は、いくら外部環境を整えても効果が出ないのではないでしょうか。私たちの中には、遺伝的事柄や妊娠中における特殊な薬物により、生まれながらにして精神的・肉体的ハンディキャップを持った子どもがいます。妊娠中は、小さな精子と卵子の結合によってできた細胞体にとって、例の五八〇年という内部生命的時間で考えていただければ、特殊な薬物だけでなく食物によっても影響を受ける時期なのです。そして、糖尿病・心臓病のような肉体的症状と脳の働きとの直接的関係は見つけにくいが、悲劇的ハンディキャップを持った段階の子どもにおいては、「体と脳」との両者が相関関係にあることが認められます。すなわち子どもの現状を見ていると、健康体の子どもの方が、そうでない子どもより頭の働きが良いのです。

以上を考え合わせてみると、脳自体は別格な存在ではなく、他の器官や臓器のように健康を害し、時として活動してくれないことがあるのです。その現れでしょうか、今日では脳の疾患である、脳軟化・脳腫瘍・蜘蛛膜下出血等で死亡する者が増加しています。

ところで、学生の粗暴化やモラルの低下の原因は躾という心の問題だけではなく、むしろ食物によって生かされている脳自体に問題があるのではないかと思われます。もう少し具体的に述べますと、間脳（視床脳）の一部である、視床下部と関係があるのではないかと思われるのです。何故ならば、この間脳の一部である視床下部は、㈠人間をはじめとする動物の怒り、恐れ、不安、快楽等の情動反応と、㈡食事をしたり、水を飲んだり、性行動を取ったり、攻撃的行動をしたりする本能的行動とを、支配しているからです。

ここで脳の一部である視床下部が情動反応や本能的行動を支配していることを、二つの例を挙げて示しておきます。ネコの視床下部に電極を差し込んで電気刺激を与えると、このネコは毛を逆立てて、うなり声をあげたと報告されています。しかも、視床下部の一部（外側核）に刺激を与えるとネコは近くにいたネズミに襲いかかり、それを引き裂くようにかみ殺したとのことです。また、ネズミの交尾行動も本能的行動ですが、雄ネズミの視床下部の一部を同様に刺激すると、このネズミは性行動を起こし、一方、雌ネズミの視床下部（腹内側核）を長い間電気刺激すると、その雌ネズミも背中をそらせ、性行動がしやすい姿勢を取ったとのことです。

以上、脳の一部である視床下部に電気刺激を与えると、ネコやネズミは攻撃的行動や性行動を起こしたのです。もちろん、ネコ・ネズミと人間は大脳において大きな違いがありますが、情動反応や本能的行動を支配している間脳の世界では、類似点が多いのです。こうして考えてみると、今日の学生の粗暴化（攻撃的行動）やモラルの低下（性行動）の原因は、躾としての心に問題があるだけではなく、脳自体（間脳の一部、視床下部）に問題が起きているのではないかと思われます。それも電気刺激によるのではなく、脳の中を流れている体液やホルモンの刺激によって、脳自体が冒されているのではないかと推測しています。

私は、脳について次のように述べておきます。

「脳よ、汝自身を知れ！　お前は手・足・心臓と同じ兄弟ではないか。お前は、兄弟と同じように遺伝子という設計図のもとで、〝宇宙のちり〟や〝食物の変形体〟により生まれ、今でも食物を原料に兄弟によって作られた体液やホルモン等で生かされているではないか。お前は兄弟が病気にかかったことにはすぐ気付くが、自らが衰えていることには気付いていないようだね。お前自身も病んでいるではないか」

二　脳の働きは、脳自体と周囲の体液によるのか

脳は、固定的に単独で存在するのではなく内部環境の一つである体液を通して、すべての器官や臓器と関係しあっているのです。人間の神経系は、中枢神経（脳・脊髄）と末梢神経（脳神経・脊髄神経）からできています。脳は諸器官の中でも最も弱く、頭蓋骨と脊柱の中にあり、粘膜組織と体液が外部の振動を柔らげ、この脳を大切に守っています。

人間の脳の研究は大変難しいそうです。というのは、死体の研究では生きた人間の脳を直接理解することができないからです。死体の組織では、体液の循環がないため、本来の脳の機能が現れていないのです。しかも脳は、数十分間の貧血状態でも、多大な影響を受けるからです。しかし、生きた肉体の中では随所に体液が流れ、酸素・栄養物・老廃物の

ています。そして、このような脳も例外ではなく、やはり体液の中で存在し交換がなされているのです。

脳を生かしている体液が器官によって作られる分泌物や食物から作られた栄養物等で構成されているが故に、現在の脳の活動は、㈠脳細胞自身の他に、㈡食物と、㈢諸器官等の総動員で行われているわけです。ですから脳細胞の構造と機能は、この体液に影響を与えながらも、同時にこの体液の化学的状態に影響を受けているのです。脳は固定的に単独で存在し、機能しているわけではなく、体液を媒介にして相対的に存在し、働いているのです。すなわち、脳に影響を与え脳に影響を与えられている体液は、食物の変形体の一部であったのですし、脳細胞自身や諸器官も食物の変形体の一部ですから、脳細胞の構造と機能は食物の影響を少なからず受けているものと考えられます。

ところで多くの人が経験されるように、健康を害していれば、勉強や仕事等の活動を行う気力が出ません。また、仮にそのような状態の時に行ってみても活動の効果が少ないようです。さらに、酒や特殊な薬物を口にすれば、脳細胞が麻痺したり、興奮し過ぎることがあります。これは、内部環境の一つである体液がもう一方の細胞、特に、脳細胞に影響を与えたからではないでしょうか。

ですから、脳の活動は、㈠脳細胞の構造状態、㈡諸器官が作り出している化学成分（分泌物）や食物の変形体による化学成分によって構成されている体液――等によって行われていると述べてきたわけです。

今日までの教育は、ペスタロッチ・デューイ・エレンケイにせよ、脳細胞や心そして肉体に、教育技術・教育方法等のように外部環境からの刺激活動を中心に行い、さらに賞やスパルタ式のような一時的方法や、左脳への詰め込みとしての量やスピードを速めることに専念し過ぎていたように思われます。もちろん、各時代においては、そのような外部環境としての方法が効果を上げたのです。しかし、いかなる方法でも矛盾は出てくるものです。

今日の世界状勢を見ると、欧米や日本の社会は飽食の時代の中にあり、また食生活においても栄養過多です。このようなことは、内部環境の社会である体液や脳細胞自身にも言えるようです。ですから、矛盾としての形態が、六章の一節二の中で述べたように、悪玉コレステロールや中性脂肪を体液の世界に現したのです。すなわち、これらが、体液の中で過剰になったために、血管壁に付着しはじめているのではないでしょうか。まさに、血管の中も栄養過剰になっていたのです。

このような飽食の時代の中で、これからの教育問題を考えるには、脳細胞と体液という内部環境を重要視することから行う必要があります。ですから、脳の活動を良くするには、

表2

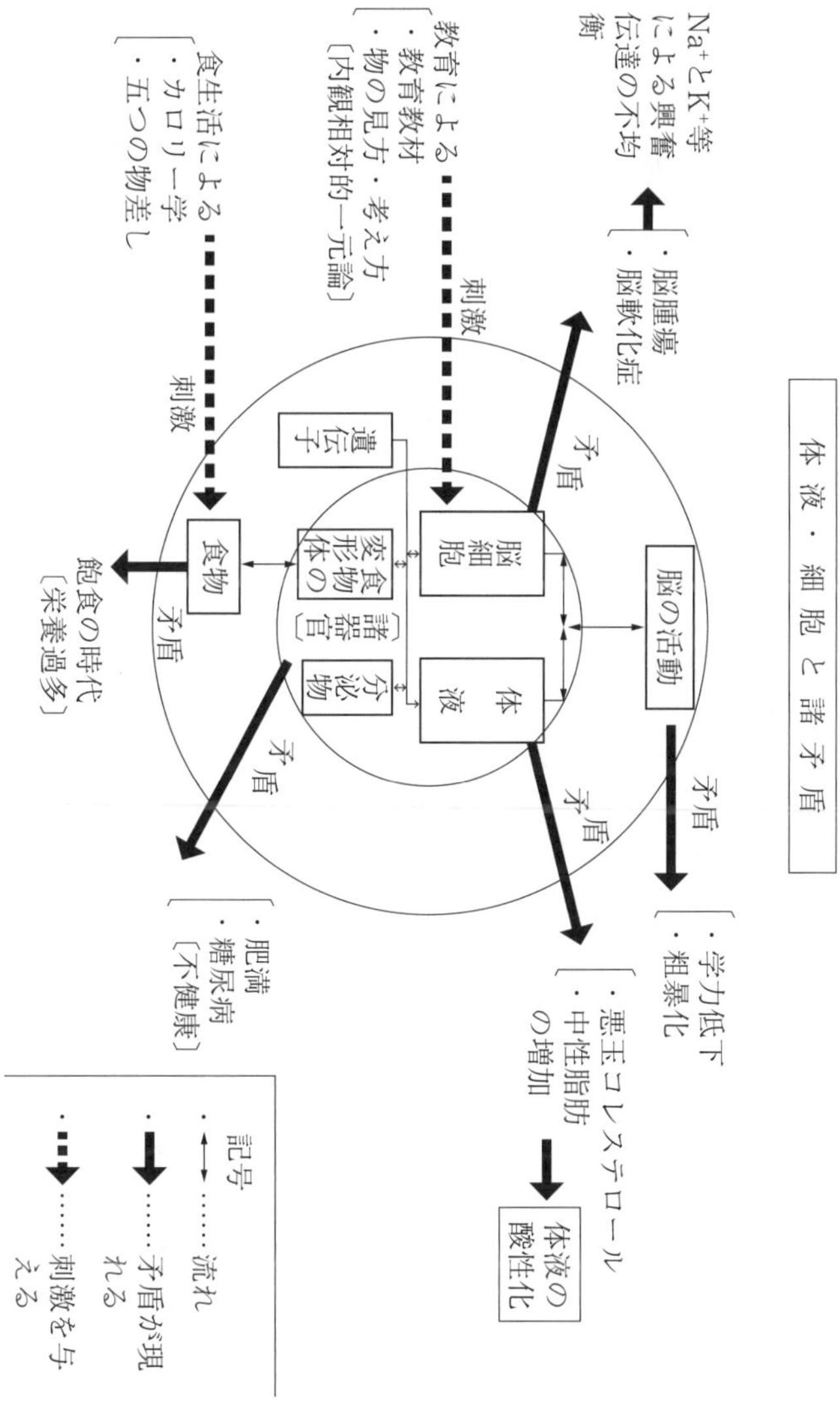
体液・細胞と諸矛盾
脳の活動
脳細胞
体液
遺伝子
諸器官
〔食物の変形体〕
分泌物
食物
矛盾
矛盾
矛盾
矛盾
矛盾
刺激
刺激
Na+とK+等による興奮伝達の不均衡
・脳腫瘍
・脳軟化症
・学力低下
・粗暴化
・悪玉コレステロール
・中性脂肪の増加
体液の酸性化
・肥満
・糖尿病
〔不健康〕
飽食の時代〔栄養過多〕
教育による
・教育教材
・物の見方・考え方
〔内観相対的一元論〕
食生活による
・カロリー学
・五つの物差し
記号
・……流れ
・……矛盾が現れる
・……刺激を与える

脳自体を箱のように捉えて、その中にものを詰め込むかのような、教育者の指導技術や教材等だけに頼ることではないと述べてきたわけです。むしろ、脳細胞・体液・諸器官等が食物の変形体であり、さらにこれらが互いに影響を与えあっていることを、私たちは自覚する必要があります。そして、脳の教育活動を考えるには、食生活・運動・精神的活動・教育（物の見方、考え方）の四大要素から捉える必要があるのです。

また、人間の体が約一五〇億年前の宇宙のちりによる産物であったことや、今なお宇宙からの影響を受けた食物によって生かされていることを考え合わせると、子どもの教育には、「自然の摂理」をも自覚させることも必要なのかもしれません。いずれにせよ、脳の活動は脳細胞自体だけによるのではなく、食物の変形体の体液中で総合的・統一的に生かされているようです。

三　脳と体液から、どんな疑問点が生じるか

脳と体液に関しては、次のような事実があります。

㈠　大脳の中心は、神経物質のみでなく、体液という血液・リンパ液・組織液によって構成されています。

(二)　この体液は食物が変形したものを含み、さらに体のあらゆる器官より作り出された分泌物によってできています。

(三)　この体液は、母乳と同じように中性か弱アルカリ性です。

(四)　体内でコレステロールが多く付着している箇所は、脳・神経組織・副腎・肝臓・腎臓・皮膚の順であり、脳や神経組織が最も多い所なのです。

(五)　興奮伝達に関与しているNa^{+}とK^{+}等は、神経細胞内外において、その比の値が、母乳と同じく「一」に近いのです。

(六)　細胞間のリンパ液は、循環が遅くなったり、止まったりすると酸性に傾きます。

(七)　体液の循環が止まると、他の器官以上に脳は重大な影響を受けます。脳は貧血を起こして約二〇分で死に、たったの一〇分でも重大な障害を起こします。

それではこれらの七項目の体液と脳細胞に関する事柄をもとにして、子どもの内部環境という立場から教育的事柄を推論してみます。もちろん、頭脳が外部環境や遺伝によって影響を受けていることは、否定できないでしょう。しかし、以上の七項目の事実を考えると、内部環境という立場から教育を考えなければならないと思われます。

ここで、話の複雑化をさけるために、今まとめた七項目の事柄等から生じる疑問点を、ⓐ～ⓖのように列挙してみます。

ⓐ ㈠、㈡、㈢で示したように大脳が神経物質でできていて、神経細胞内外のNa^+とK^+等が刺激の伝達に関与していることを考慮すると、大脳も体液同様に「食物のNaとK等」の影響を受けているのではないでしょうか。それは、脳自体が体液の中に浸り、体液の影響を受けているからです。（例・酒と脳）

ⓑ ㈡で述べたように体液は食物の変形であり、あらゆる器官より作り出された分泌物等によって構成されていますから、腎臓・心臓等が病に冒されていれば、その器官や臓器が作りだす毒素が頭脳に影響を与えているのではないでしょうか。すなわち肉体的に健康でないことが、頭脳に影響を与えるのではないでしょうか。（不健康な体と脳）

ⓒ ㈣で述べたように体内のコレステロールが脳や神経組織に多く付着していることは、刺激の伝導の効率を悪くすることがないのでしょうか。（食物と脳）

ⓓ また、コレステロールが脳に付着していることは、体液中の酸素・二酸化炭素・栄養物の脳への交換率を悪くしているようなことがないのでしょうか。それにより、脳の不活性化を起こすことはないのでしょうか。（食物と脳）

ⓔ 前述した五島雄一郎教授や厚生省の調査データ等による報告が示すような子どもたちの血清コレステロールの急増は、頭脳にも必要以上の栄養が行き渡っているこ

図3

血液とニューロンを結びつけるグリア細胞

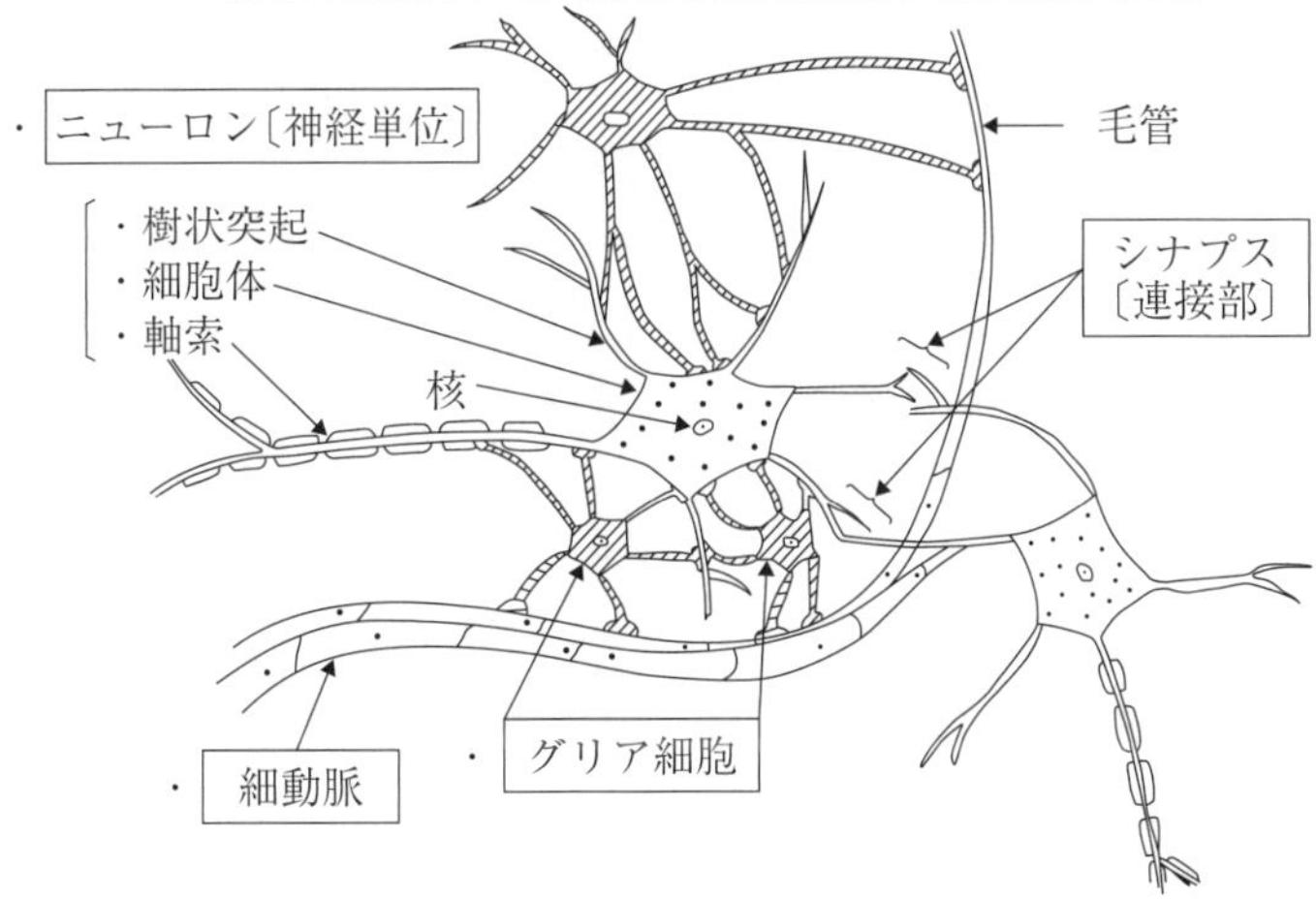

とを示すのではないでしょうか。
それが脳や神経組織に負担をかけていることはないのでしょうか。

(栄養過多と脳)

ⓕ　栄養豊かな食生活のために、体液の中では栄養過剰現象が現れ、特に動物性の悪玉コレステロールや中性脂肪等が血管壁に付着し、しかも体液自体が粘性を持つようになったのではないでしょうか。
こうしたことが血液循環の悪化を招き、㈥により体液の酸性化が起きているのではないでしょうか。

(体液の酸性化)

ⓖ　㈦で述べたことから、酸性化した体液は脳に重大な影響を与えな

いのでしょうか。体液の循環の悪化が手・足の指先を冷やしたり、場合によっては頭髪を失わせたりしているように、粘性のある酸性化した体液は、脳細胞自体に矛盾を与えているのではないでしょうか。

以上、㈠～㈦の七項目の「脳と体液」に関する簡単な事実から、このようなⓐ～ⓖの七項目の疑問点を推論してみたわけです。もちろん、専門的な事柄は学者や医師にお願いしておきます。

四　体液と脳は、助けを求めている

胎内にいた時から今日に至る日まで、食物等によって作られた体液は、あらゆる器官や臓器が作り出している化学成分を含んでいます。この体液の段階で、前述のⓐからⓖまでの七項目による推論をもとに、生徒の能力を内部環境の改善によってより良い方向へ導く方法を考えてみることにいたします。

まず、三のⓐで述べたように、大脳も体液同様に食物の影響を受けているのですから、脳細胞の刺激伝達を良くして教育効果を高めるためには、量や力としての脂肪・タンパク質・糖質だけに目を向け過ぎずに、質としての生理作用を担うミネラルやビタミンをより一層重視することです。また、食物における「NaとKの比による値」を重要視する必要があるようです。さらに、一つの推論をしてみると、胎児期・乳児期のように脳や体が作られる高度成長期には、数々の器官を作り上げるため、量としての三大栄養素がより必要なのですが、成人期以降のように、脳や体が作り上げられた後の低安定成長期には、数々の器官を維持し、それらが効率よく働いてくれるように、質としての副栄養素がより大切なのです。まさに、体液の世界は、世界経済に歩調を合わせるかのように、三大栄養素を基本にしながらも副栄養素で捉えることが必要な時代に入ったのです。

次に、三のⓑで述べたように、体液は食物の変形であり、あらゆる器官から作られた化学成分（ホルモン・赤血球等。しかしこれらも基本的には食物によって作られたのではないでしょうか）によって作られていましたから、頭脳は、食物のもつ力の他に、不健康な体にも影響を受けるものと考えられます。ですから、子どもの脳への教育を行う前に、健康な体であることが必要なのです。すでに述べたように教育効果が高い生徒は、目・声等に力強さがあり、姿勢も良く、その他、肉体的症状を訴えて欠席するようなことが少なかったのです。

さらに、三のⓒ・ⓓ・ⓔで述べたようにコレステロールが脳や神経組織に多く付着していることや、研究者が示した子どもの血清コレステロールが急増していることは、脳や神経組織が多くの負担を強いられているのかもしれません。このことが刺激の伝導や酸素・二酸化炭素・栄養素等の効率を悪化させているのかもしれません。多分、教育効果が上がりにくい生徒は、体液におけるコレステロールや中性脂肪が多いグループに属するものと予測します。一般に、教育効果の高い生徒は中肉中背です。さらに予測すると、コレステロールや中性脂肪が多い子どもは、赤ら顔で、吹き出物があり、しかも鼻等に病気があるのではないでしょうか。また、本書では触れませんが、爪の三日月型にも現れているものと考えています。多分このような子どもは、動物性タンパク質・動物性脂肪・糖質が多く、海藻・緑黄色野菜・シイタケ等をあまり食べない偏食型なのでしょう。

そこで、このようなコレステロールや中性脂肪が多いことが一因で、教育効果が上がりにくいのであろうと考えられる生徒には、五章六節の四で述べたように、体液のコレステロールを取り除くであろう物質が海藻や葉の中に多いということから、海藻・緑黄色野菜を多く食べることを勧めます。それにより、脳や神経組織に付着したコレステロール等を取り除き、刺激の伝達や脳への栄養物等の効率を良くしてあげることです。

次に三のⓕ・ⓖで述べたように、体液自体が粘性を持つため、循環が悪化し、その結果体液は酸性化してしまうのです。この主な原因は、現代の子どもが欧米型の動物性食品を過食し、「食品の酸性・アルカリ性」のバランスを欠いたためではないでしょうか。もちろん、体内では炭酸水素イオン（HCO_3^-）を使って、モーレッツ社員のように腎臓等が働いていますが、時折それは病に陥っているようです。

本来、人間の体液は中性か弱アルカリ性であるべきなのに、このようなことで酸性化し、しかもコレステロールが脳や神経組織に付着していては、脳細胞はどれほどの影響を受けているのでしょうか。今日の子どもの脳細胞が過保護になっているとは、このような意味なのです。こうした体液に浸った細胞では、力強い内部生命力は生まれてこないのではないでしょうか。また、不安定な内部生命力では、数々の厳しい外部環境に左右されやすくなるのではないでしょうか。（外部の細菌や温度差等に影響されて、病気などになりやすい）ですから、同一の外部環境下でも同じような結果にはならないものと思われます。

以上の事柄を食生活と関連させて、次のように簡単にまとめておきます。

A　脳細胞について

㈠　Na^+・K^+・Cl^-等により電位差が生じて、刺激の伝達が異なるものですから、細胞は食品の「NaとKの比の値」に影響を受けるものと考えられます。

㈡　コレステロールが脳や神経組織に多く付着しているので、これを取り除くためには、海藻や緑黄色野菜そして植物油等でバランスを取ることが必要だと思われます。

㈢　コレステロールや中性脂肪を多く含んだ食品は一般に、重要なタンパク質（動物性）をも備えています。しかし、この両者を恐れるあまり、重要なタンパク質が摂取できなくなるので、良質の植物性タンパク質・脂肪等の補給には豆類を食べる必要があります。その際、豆類はK（カリウム）をNa（ナトリウム）より圧倒的に多く含んでいるので、「NaとKの比の値」一に近づけるように工夫して下さい。

B　脳周辺の体液について

㈠　体液は食物の変形したものであり、さらには器官等が作り出したものです。この体液は脳細胞や臓器を生かしているものですから、これらに負担をかけないようにするために、「食物の酸性・アルカリ性」という段階で食物をバランス良く取り、中性か弱アルカリ性の理想的なものに近づけるように努力することです。

㈡　体液の栄養物・老廃物・酸素等の効率を高めるために、血行を良くすることです。例えば、運動・温泉・指圧・針・灸・ヨガ等があります。

最後に、現代の指導者や両親は、「子どもの教育が根本的に見直される時期に入った」と自覚する必要があるのです。

〝西暦二〇五〇年に向かって、子どもたちが健康的に生活し、社会がより健全に機能するために〟

並河君のこと

彼とは、横浜市立大学での同期であり、尺八研究会という、どちらかといえばマイナーなクラブで知り合ったのが最初である。どちらも尺八の腕は大したことはなかったが、よく部室で顔を合わせることが多かった。そのせいか、今に至るまで、暇を見つけては話をするという仲である。彼はとても機敏で、よく気のつく、温厚な性格である反面、几帳面で物事を矛盾なく、合目的に捉えようとする性格のようでもあった。当時から健康や食物に関する話題を好み、玄米や砂糖の効用や害について熱心に説明する彼の姿が今も記憶に新しい。しかし、まさか、その興味を持続させ得たことに改めて敬服している。今思えば、その頃からすでに彼の頭の中には現在の健康や食物に関する概念が芽生えていたのであり、数学という専門を利用して、また、卒業後の教育分野における豊富な実地経験を活用してそれをさらに発展、充実させてこの本が生まれたのである。

教育の荒廃が叫ばれている今日はまた、飽食の時代であるとも言われている。一見、無関係に見えるこの二つの出来事を、もう一度見つめ直すことも決して無意味な努力ではないと思われる。

昭和六十一年六月

長田道哉（歯科医師）

参考文献一覧表

アレキシス・カレル（桜沢如一訳）『人間この未知なるもの』　角川書店
〃　　（渡辺昇一訳）『　　〃　　』　三笠書房
バーネット（出隆・宮崎幸三訳）『プラトン哲学』　岩波書店
毛沢東（松村一人・竹内実訳）『実践論・矛盾論』　岩波書店
エンゲルス「田辺振太郎訳」『自然の弁証法』　岩波書店
F・カプラ（島田裕巳・中山直子訳）『タオ自然学』　工作舎
ライアル・ワトソン（木幡和枝・村田恵子・中野律子訳）『生命潮流』　工作舎
アメリカ合衆国政府（逸見謙三・立花一雄訳）『西暦二〇〇〇年の地球』１・２　家の光協会
P・C・W・デイヴィス（戸田盛和・田中裕訳）『宇宙における時間と空間』　岩波書店
カール・セーガン（木村繁訳）『COSMOS』上・下　朝日新聞社
鈴木大拙『禅の思想』　春秋社
〃　『東洋的な見方』　春秋社

〃『東洋の心』春秋社
〃『大拙つれづれ草』読売新聞社
〃『禅と日本文化』岩波書店
〃『禅による生活』春秋社
立花大亀『禅者のことば』徳間書店
尾関宗園『不動心』徳間書店
〃『大死一番』徳間書店
〃『平常心』徳間書店
〃『スッキリ禅』徳間書店
〃『親孝行』主婦と生活社
広中平祐『学問の発見』佼成出版社
江崎玲於奈『創造の風土』読売新聞社
守屋　洋『中国古典の人間学』プレジデント社
会田雄次『日本人材論』講談社
〃『事実と幻想』講談社
〃『日本人の意識構造』講談社

Ｄ・カーネギー（香山晶訳）『道は開ける』　創元社
〃　（山口博訳）『人を動かす』　創元社
シーラ・オストランダー　リン・シュローダー（平井富雄訳）『スーパーラーニング』　朝日出版社
高橋浩『頭の健康法』　日本実業出版社
保坂栄之介『記憶力・集中力がつく本』　こう書房
海棹忠夫『知的生産の技術』　岩波書店
龍岡資明『間違いだらけのＴＱＣ』　ダイヤモンド社
『生物学辞典』　岩波書店
鈴木恕・毛利秀雄『解明新生物』　文英堂
川烏四郎『まちがい栄養学』　毎日新聞社
女子栄養大学出版部『アルカリ性食品の効用』　女子栄養大学出版部
貝原益軒（石川謙校訂）『養生訓・和俗童子訓』　岩波書店
飯田彬『食養道』　東京正食庵
桜沢如一『新食養療法』　日本ＣＩ
〃　『宇宙の秩序』　日本ＣＩ
〃　『食養人生読本』　日本ＣＩ

参考文献一覧表

アメリカ上院栄養問題特別委員会（今村光一訳）『いまの食生活では早死にする』タツの本
武者宗一郎『恐るべき食品汚染』講談社
マグフル・アハマド・ムニーブ『豚肉を禁じられているのか？』日本アハマディア・ムスリム協会
T・R・ブレークスリー（大前研一訳）『右脳革命』プレジデント社
角田忠信『日本人の脳』大修館書店
池田大作『生命を語る』1　潮出版
伊藤正男『脳と行動』放送大学
太田次郎『人間の生物学』放送大学
木原弘二『生命のしくみ』I　放送大学

著者紹介

並河俊夫　Toshio Namikawa
横浜市立大学、理学部数学科卒業後、数学高校講師として勤務。また、子供たちの教育として塾経営を行うため、修育会並河塾を設立。1971年から独自の健康論・食事論・教育論を研究。著書出版、博士号取得（2001年）、TV 出演、150回以上を越える講演活動を経て今に至る。

徳川家（一橋家）の御殿医を先祖にもつ影響で、東洋医学の研究を行う。石川良鶴先生に師事し、気功法を習得。2010年、米国にて東洋科学健康療法士として認証される。現在足裏マッサージ・健脳食・気功法・整体・生活習慣改善・電気治療・低遠赤療法・光治療等の８本柱からなる《並河式：足 食 気功法》を指導している。

趣味
硬式テニス、旅行、ゴルフ、音楽鑑賞、算命学、尺八（琴古流尺八師範）、美食会。
研究分野位相幾何学専攻（トポロジー）、食・教育・健康コンサルタント

論文・著物
『体内戦争』（日貿出版）
『580年間に作られた脳』（博士号論文）
『Human Lifespan is 660 Years』（博士号論文）
『続・脳が病む―西洋医学的病理を視点変更で捉える―』（愛知教育大学哲学会61号／2013）

所属学会日米協会
ハワイ支部（元理事）元日本ユネスコ協会
元連盟維持会員　博士号取得パーティ明仁親王殿下奨学金財団主催晩餐会

並河俊夫 Facebook
https://www.facebook.com/toshio.namikawa0421/

並河チャンネル
https://www.youtube.com/@namikawashiki

なみかわ健康チャンネル
https://www.youtube.com/@user-xb 8 js 1 ds 3 z

［超復刻版］体内戦争

病気のしくみは「酸性」と「アルカリ性」and『Naイオン』と『Kイオン』で明快にわかる

第一刷　2023年4月21日

著者　並河俊夫

発行人　石井健資
発行所　株式会社ヒカルランド
〒162-0821 東京都新宿区津久戸町3-11 TH1ビル6F
電話 03-6265-0852　ファックス 03-6265-0853
http://www.hikaruland.co.jp　info@hikaruland.co.jp
振替　00180-8-496587
本文・カバー・製本　中央精版印刷株式会社
DTP　株式会社キャップス
編集担当　TaKeCO／ソーネル

ISBN978-4-86742-209-0

2023年3月31日

イッテル本屋
グランドオープン！

みらくる出帆社
ヒカルランドの

ITTERU BOOKS
イッテル本屋

イッテル本屋がヒカルランドパークにお引越し！

神楽坂ヒカルランドみらくる 3F にて

皆さまにご愛顧いただいておりました「イッテル本屋」。

2023 年 3 月 31 日より

ヒカルランドパーク 7F にてグランドオープンしました！

さらなる充実したラインナップにて

皆さまのお越しをお待ちしています！

〒162-0821　東京都新宿区津久戸町 3-11 飯田橋 TH1 ビル 7F　イッテル本屋

ヒカルランド　好評既刊！

地上の星☆ヒカルランド　銀河より届く愛と叡智の宅配便

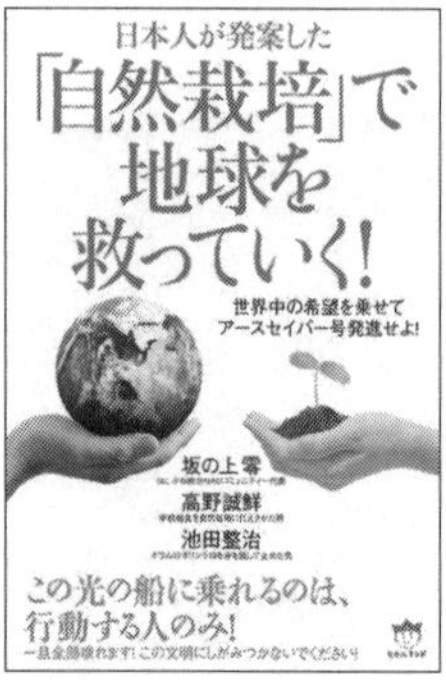

「自然栽培」で地球を救っていく！
著者：坂の上零／高野誠鮮／池田整治
四六ソフト　本体1,800円+税

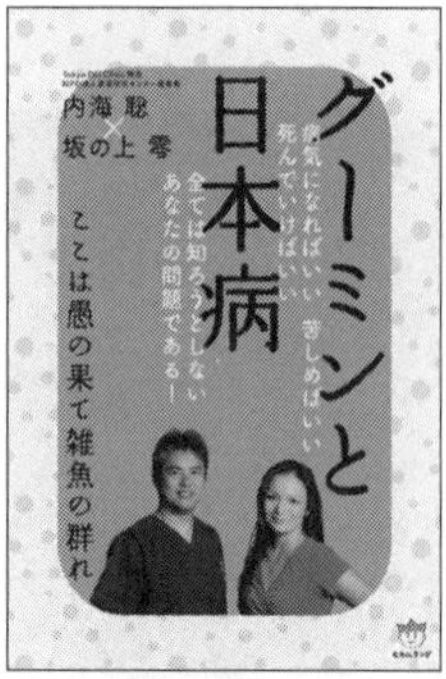

グーミンと日本病
ここは愚の果て雑魚の群れ
著者：内海 聡／坂の上零
四六ソフト　本体1,815円+税

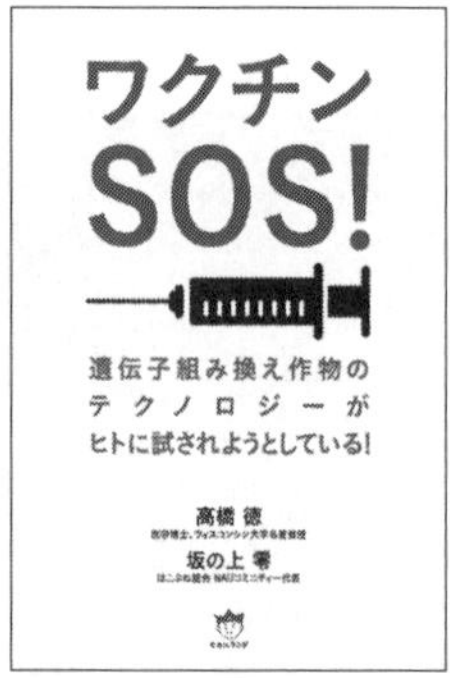

ワクチンSOS！
著者：高橋 徳／坂の上零
四六ソフト　本体2,000円+税

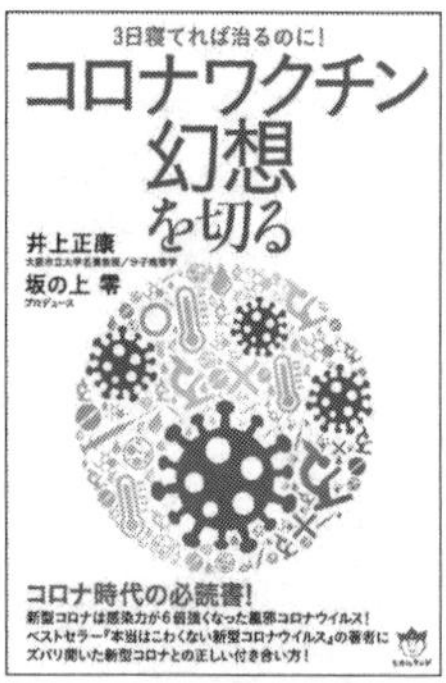

コロナワクチン幻想を切る
著者：井上正康／坂の上零
四六ソフト　本体1,600円+税

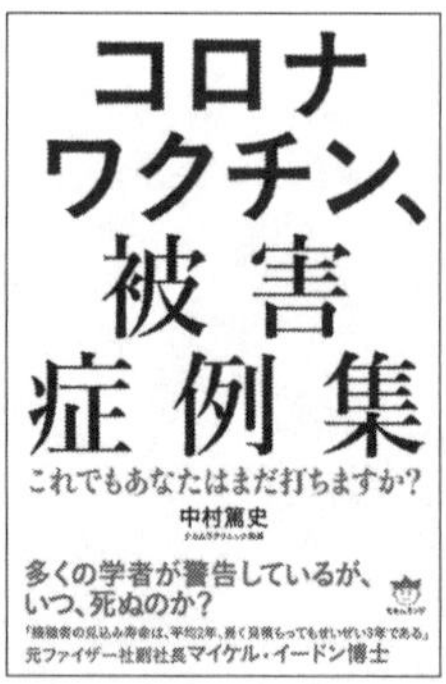

コロナワクチン、被害症例集
著者：中村篤史
四六ソフト　本体1,500円+税

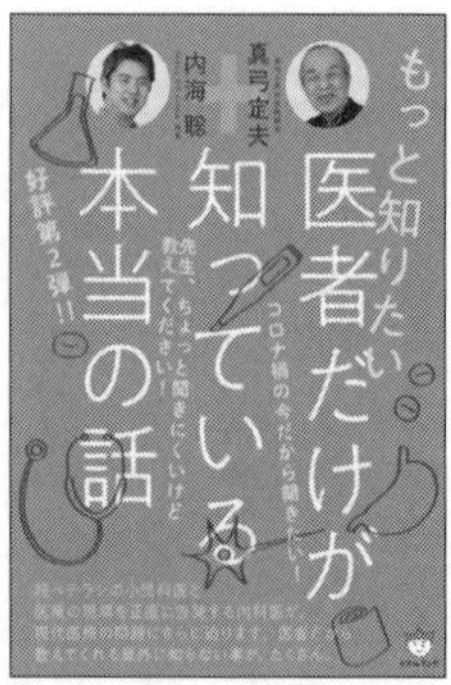

【新装版】もっと知りたい
医者だけが知っている本当の話
著者：内海 聡／真弓定夫
四六ソフト　本体1,700円+税

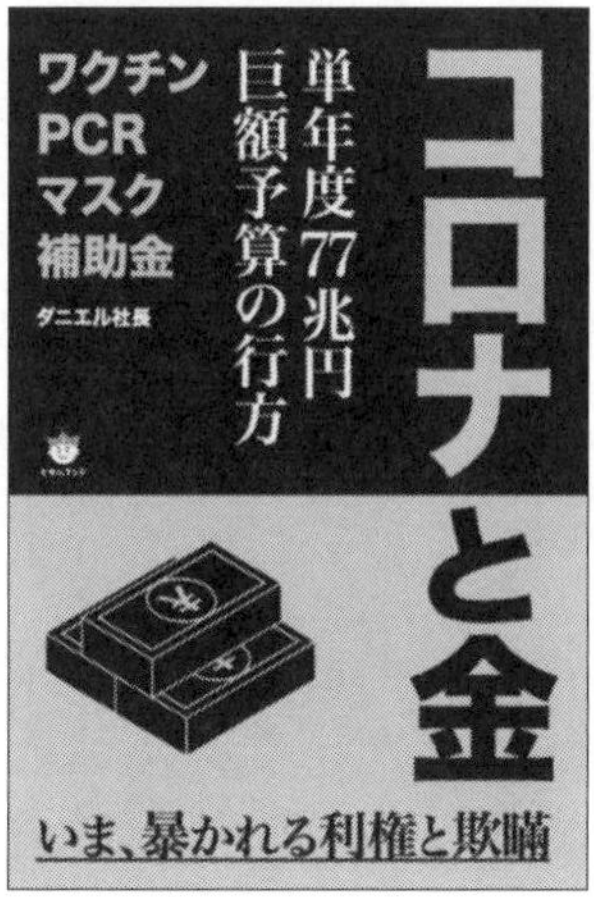

コロナと金
著者：ダニエル社長
四六ソフト　本体1,700円+税

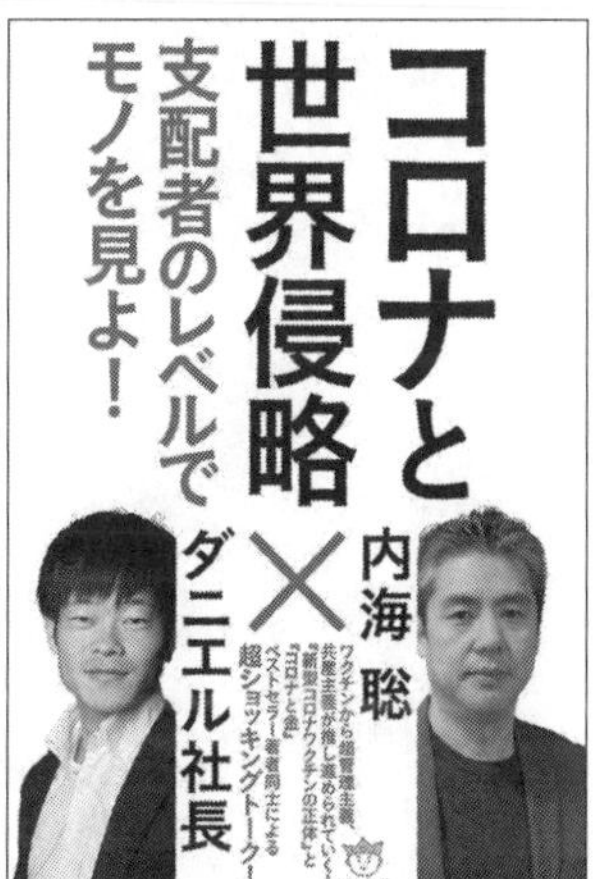

コロナと世界侵略
著者：内海 聡／ダニエル社長
四六ソフト　本体1,700円+税